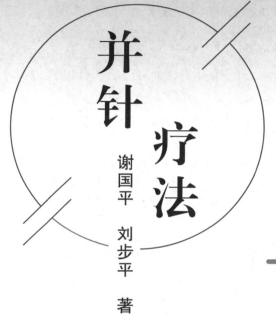

并针 疗法

谢国平 刘步平 著

U0212527

人民卫生出版社

·北京·

图书在版编目（CIP）数据

并针疗法 / 谢国平，刘步平著 . —北京：人民卫生出版社，2020.10

ISBN 978-7-117-30585-3

Ⅰ.①并… Ⅱ.①谢… ②刘… Ⅲ.①针刺疗法 Ⅳ.①R245.3

中国版本图书馆 CIP 数据核字（2020）第 193914 号

人卫智网	www.ipmph.com	医学教育、学术、考试、健康，购书智慧智能综合服务平台
人卫官网	www.pmph.com	人卫官方资讯发布平台

并 针 疗 法

Bingzhen Liaofa

主　　编：谢国平　刘步平

出版发行：人民卫生出版社（中继线 010-59780011）

地　　址：北京市朝阳区潘家园南里 19 号

邮　　编：100021

E - mail：pmph @ pmph.com

购书热线：010-59787592　010-59787584　010-65264830

印　　刷：三河市博文印刷有限公司

经　　销：新华书店

开　　本：710×1000　1/16　印张：18

字　　数：259 千字

版　　次：2020 年 10 月第 1 版

印　　次：2020 年 11 月第 1 次印刷

标准书号：ISBN 978-7-117-30585-3

定　　价：68.00 元

打击盗版举报电话：010-59787491　E-mail：WQ @ pmph.com

质量问题联系电话：010-59787234　E-mail：zhiliang @ pmph.com

序

　　针灸是我国深具原创优势的独特卫生资源,吸纳了中国历代科技的优秀成果,融合了中国诸家思想精华,有着众多治疗新法,目前已传至全球180多个国家和地区,被联合国教科文组织列入"人类非物质文化遗产代表作名录",成为"最具代表性"和"最具推广价值"的中国符号,广受各界认可和推崇。世界卫生组织自20世纪80年代开始,已多次公布针灸治疗的优势病种,鼓励全球患者选择针灸疗法。当此良时,针灸同仁尤应奋发作为,凝聚天下英才,融通各家精髓,为保障人类健康做出应有的贡献。

　　谢国平博士和刘步平博士拥有不同的专业背景,均30余岁就晋升正高职称,为了解除患者病痛,勤学不辍,经常探索交流,积极反思实践,多有创见新论。谢国平博士从事中医骨伤科临床近20年,坚持双针并刺、筋骨同治、中西汇通,融合激痛点、肌筋膜链、小针刀、干针等理论方法,提出"并针疗法",广泛用于临床,大受患者青睐。两位博士拒绝将创见秘之金匮,缕析理论,深入实践,编撰是书,以广福田,殊为可贵,乐为之序。

　　身处协同创新的新时代,能不携手并进、勠力同行?期待针灸理论研究和实践创新均取得更多有全球影响的突破,为建立人类健康共同体提供经得起历史检验的特色路径。这是我们矢志追求的目标,当是世界共同期待的目标!

中国针灸学会副会长
广州中医药大学副校长、博士生导师　**许能贵**
2019年4月

前 言

　　疼痛与功能障碍是大多数骨伤科患者求医的主要原因,缓解疼痛和改善功能是医生诊治的主要目的。众所周知,慢性软组织损伤(属于中医"经筋病")和退行性骨关节疾病(属于中医"骨痹")是引起躯体疼痛与功能障碍的主要疾患,是中医骨伤科和针灸科常见的病种。中医骨伤科学和针灸学是中医药学的重要组成部分。手法、固定、药物和练功被誉为中医骨伤科的"四大法宝",不仅广泛运用于骨折、脱位,也运用于急慢性软组织损伤、退行性骨关节疾病等。针灸是中医药体系中独具特色的疗法,能够缓解疼痛、改善功能以及整体调理。

　　随着现代医学技术的发展,疾病诊疗手段不断丰富,诊断水平也随之提高,治疗方法也逐渐增多。在骨伤科领域中,特别是慢性软组织损伤和退行性骨关节疾病,我们利用传统疗法和/或现代治疗技术均能缓解症状和控制病情进展,却无法得到根治。自古以来,人们一直在探索寻求缓解病痛和改善功能的治疗方法,并在临床实践中逐渐形成了一系列的理论与方法。唐代孙思邈《备急千金要方》曰:"有阿是之法,言人有病痛,即令捏(掐)其上,若里(果)当其处,不问孔穴,即得便快成(或)痛处,即云阿是。灸刺皆验,故曰阿是穴也。"首次记载"阿是穴"这一命名,指出以阿是穴为刺激点,用针刺疗法解除病痛。后代医家在继承前人经验的基础上,以经络学说为根本,结合各自的临床实践,创新发展并形成了电针、皮肤针、三棱针、皮内针、火针、头针、芒针、腹针、筋针、铍针、钩针等新的疗法,极大地丰富了针刺疗法的内容。尽管它们有着各自的特点,针刺方法不同,针刺工具进行了改良,但都秉持着一条主线——以经络学说为指导,以疏通经络、调和阴阳、行气活血为目标,与现代医学理论泾渭分明。

为了更好地护佑人类健康,近代以来诸多名家试图融合中医与西医两套理论,提出了诸多创见。20世纪70年代,国内针刀创始人朱汉章教授提出了慢性软组织损伤动态平衡失调理论,并继承古代"九针"理念,借鉴现代手术的原理,以针代刀,发明了中西医结合的小针刀疗法,正式奠定了针刀医学的理论与实践基础。1981年国内著名骨科专家宣蛰人教授创立了软组织外科新学说,并发明了银质针。美国著名物理治疗师Ida Rolf提出了肌筋膜链理论,并由其学生、国际著名手法治疗大师Thomas W.Myer通过解剖实践加以验证,整理编著成*Anatomy Trains*(中文《解剖列车》)一书;从系统论和整体观的角度出发,跳出了肌肉孤立论的框架,打破了传统机械论和还原论的观点,认为人体有一个存在于肌肉骨骼系统的整体模式,是人体众多规律和谐模式中的一种。1942年美国临床医生Janet Travell通过大量的临床观察和治疗后,首先提出肌筋膜触发点(又称激痛点)理论,认为肌筋膜触发点是一个在骨骼肌上能够激惹疼痛的位置,通常可以摸到一个拉紧的紧张带和条索样的结节,触压时有疼痛并伴有远处牵涉痛。肌筋膜疼痛综合征是以激痛点为主要临床特征,通过对激痛点的间断性冷喷、缺血性压迫、深部按摩、Lewit技术、注射技术等处理,可以消除或缓解骨骼肌疼痛。以上这些新理论和新方法不仅促进骨伤科疼痛和功能障碍的解决,也推进了骨伤科疾病发病机制的阐述。

　　骨伤科疾病的治疗方法虽多,但概而言之,不外乎非手术疗法与手术治疗两大类,彼此各有优势与不足。手术治疗具有直观性强、针对性强、可以直接作用于病损处等优势,但存在一定的手术风险和创伤,术后可能发生粘连、瘢痕及挛缩,影响手术治疗的远期效果。非手术疗法可谓多种多样,包括药物、手法、针刺、针刀等。药物治疗多以消炎镇痛药物为主,具有起效快、镇痛效果较好,但有些患者需要长期服药,容易引起胃肠道反应,增加心脑血管不良事件的发生。手法是指医者运用手、肘或肢体其他部位作用于患者体表的特定部位,通过各种特定的操作技巧,激发经气、松筋解结、矫正筋歪或出槽、整复错缝,以达到防治疾病的目的,具有简单、方便、有效、无损伤等优点。但手法之力经皮下、筋膜、肌肉、骨骼等组织到达治疗靶点或病损处,在其力量传递过程中有部分被皮下组织、肌肉、筋膜等软组织所吸收和分散，故手法之力很难完全精准作用于靶点或病损处。传统针刺疗法是指运用各种针具刺激人体经络腧穴，激发经气、疏通经络、调和阴阳，以达到防治疾病的目的，具有简单、有效、无创等优点，深受各界喜爱，但其作用机制尚未完全阐明，其临床疗效也有待进一步提高。小针刀疗法是一种介于手术方法和非手术之间的闭合性松解术，能够精准作用于病损处，且损伤较少，但亦存在一定的手术风险和创伤，术后可能发生新的粘连、瘢痕及挛缩，远期效果尚缺乏高质量的临床研究证据支持。

我从大学毕业后一直从事骨伤科的临床与研究工作。在长期的临床实践中系统对比了非手术疗法和手术方法的优劣，吸取和借鉴前人的经验教训，结合自身的临床体会，以中医骨伤科学（包括经筋理论）、解剖学、生物力学等为基础，吸纳现代医学的新理论和新成果，引入现代精准靶点治疗理念，创立了一种以双针为载体，结合独特的手法技巧于一体的新型针刺疗法，命名为"并针疗法"。"并针"之含义在于：其一，治疗形式上，体现"双针并刺、齐头并进"，用双针（保持平行或交叉）同时刺入治疗点，区别于常规针刺的单针刺入。其二，治疗思维上，注重"针骨并用、筋骨并治"，促进中医骨伤科手法的治疗原理与针刺疗法的辨证论治紧密结合（针骨并用）；以双针为载体，通过独特的手法技巧，松解局部粘连、瘢痕、挛缩、堵塞，松筋解结，矫正筋歪或出槽，整复错缝，使筋骨归位于正常的解剖位置，以期实现软组织与骨骼的动态平衡（筋骨并治）。其三，理论阐述上，强调"中西交融、兼容并蓄"，整合经筋理论、经络学说等中医学精髓和现代医学中临床解剖学、生理病理学、生物力学以及软组织外科学、激痛点、肌筋膜链等理论，古为今用、洋为中用，兼容并蓄，推陈出新。

并针疗法的主要创新之处在于：①在理论上，以中医骨伤科学相关理论和经络学说为基础，整合软组织外科学、激痛点、肌筋膜链等新的理论，提出了腧穴力敏化点、腧穴四维时空观等新的观点。腧穴力敏化是指在疾病状态下相应的腧穴产生力敏化现象，而此现象以腧穴力敏化点为中心，向周围逐渐淡化，且有一定的边缘。腧穴四维时空观是指腧穴具有一定的三维空间位置和结构，还具有一定的时效性。②在治疗上，将中医骨伤科手法的治疗原理贯穿于针刺治疗过程中，即寓手法于针下；利用双针并刺、直达靶点的针刺方式，捻转双针针柄，使双针针体与周围软组织形成黏滞／锁定状态，再行提插、牵抖、震颤、摇摆等手法操作，松解局部粘连、瘢痕、挛缩、堵塞，恢复软组织与骨骼的力学平衡，矫正筋歪或出槽，整复错缝，解除周围神经、血管的受压，改善局部组织血液循环，促进新陈代谢，加快代谢产物排出及炎症因子吸收，以达到治疗疾病的目的。

本书分为上篇（总论）和下篇（各论）两部分。上篇部分：提出腧穴力敏化点、腧穴四维时空观、寓手法于针下等新观点；详细阐述了并针疗法的理论基础，以现代解剖学和生物力学为依托，以腧穴力敏化点为主线，整合力学平衡失调、激痛点及肌筋膜链理论，构成该疗法的四大理论基石；阐述了并针疗法的来源、适应证、禁忌证、注意事项、治疗选点、操作方法、作用机制以及临床检查等。下篇部分：详细介绍了20种常见骨伤科疾病的概述、解剖结构、病因病理、临床表现、诊断要点、治疗方法、预防调护、典型病例等。

理论来自于实践、指导实践，并接受实践的检验。全书立足于中医骨伤科的临床实践，既有新技术、新方法的实践，又有新观点、新理论的提出。并针疗法是中医骨伤科学和针灸学相结合的产物，是针刺疗法的继承与创新，是一种新的针刺疗法。本书适合于骨伤科、针灸科、康复科、疼痛科等专科医师及相关科研人员使用。

在本书出版之际，我要特别感谢医院领导的支持与帮助，感谢每一位患者对我的信任与支持，感谢家人的默默奉献。感谢我的合作者刘步平研究员，不仅充满激情、果敢严谨，让人一见如故；更具有深厚的多学科知识储备和多理论融合能力，协助丰富和完善本书的理论架构，并参与了部分撰写工作。感谢我校七年制硕士齐劲同学，参与了本书的图片制作、视频拍摄等工作。

由于本人的能力和经验不足，书中难免有疏漏和欠缺之处，恳请各位专家和读者予以斧正。

广州中医药大学第一附属医院　谢国平

2019 年 5 月 1 日

目 录

上篇 总 论

下篇　各　论

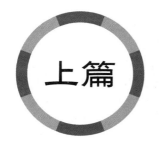

上篇

总　　论

第一章

并针疗法的起源

第一节　并针疗法的来源

　　21 世纪是信息时代,互联网成为人类生活不可或缺的工具。通过互联网,人们可以进行各种医学知识和信息的咨询、交流或学习,也可以获取或传播医学研究的最新成果,还可以享受远程医学诊疗的便利。互联网不仅带给人们便捷的生活方式,也带给医生便捷的交流学习、诊疗和研究方式。然而,人类在享受这些便捷的同时,也不得不承受生活节奏迅猛提速、交往互动日趋频繁等对健康造成的损害,更加迫切地希望从继往开来中创造更多护佑生命的新法、新术。

　　继往是开来的基础。当我们把目光转回古代先贤,便会被中华民族创造的中医药瞬间吸引。早在远古时代,我国劳动人民就用砭石作为治疗工具,通过切割脓肿、排脓放血来防治疾病。进而随着冶炼技术的发展,我国古人又制作了金属针具,形成并产生了现代针刺疗法的雏形。更为难得的是,我国古代医家经过反复实践,逐渐形成了经络学说。后代医家在继承前人经验的基础上,结合各自的临床经验,创新和发展了针刺疗法,衍生出一系列的新理论和新疗法。

　　我们在网上搜索"针""针刀""针灸"等关键词,可以检索出几十种与"针"或"针刀"相关的疗法。根据不同的理论依据,将针刺疗法大致分为三大类:第一类,以传统经络学说为理论依据的针刺疗法,如芒针、火针、筋针、铍针、浮针、耳针、腕踝针、头针等；第二类，以软组织外科学或软组织动态失衡为主、同时结合传统经络学说为理论依据的针刺疗法，如小针刀、刃针、银质针、靶向针灸、黄帝针、水针刀等；第三类，以肌筋膜触发点为理论依据的针刺疗法，如干针（又称为激痛点针刺）。相关研究表明，激痛点与传统经络系统中的穴位（包括经穴、奇穴、阿是穴）在解剖位置、临床主治、循行走向等方面具有高度的一致性；干针疗法的操作与传统针刺也是基本一致的。从这种程度上说，干针是中医针刺的再发现，应被列入现代针灸疗法。

　　笔者从大学毕业后一直从事骨伤科的临床与研究工作，除了掌握经筋理论、骨科生物力学、手法等中医骨伤科理论与技术外，还掌握了现代临床解剖学、生理病理学、手术学等现代骨科学知识，自觉理论基础尚好。然而在骨伤科门诊时常遇到这样一些患者：有的患者跑了很多家大医院诊疗，症状却未得到任何改善；有的患者术后很快就复发了；有的患者迁延难愈，令人感到十分困惑。于是，笔者从临床实践出发，以中医骨伤科理论与实践为基础，广泛吸取和借鉴现代多学科理念，逐渐形成了一种不同于传统针刺的新疗法，命名为"并针疗法"。该疗法是以双针为载体，以腧穴力敏化点、筋结点、病灶点、激痛点等作为治疗靶点，以双针并刺、直达靶点的针刺方式，通过捻转双针针柄，使双针针体与周围软组织形成黏滞状态（又称锁定状态），然后根据局部病变情况施行提插、牵抖、震颤、摇摆等手法操作；或者通过双针快速透皮、刺入靶点、疾进疾出、极速松解；松解局部粘连、瘢痕、挛缩、堵塞，解除周围神经、血管的受压，恢复局部软组织的力学平衡，松筋解结、矫正筋歪或出槽、整复错缝，以达到消除或缓解骨骼肌肉疼痛和恢复躯体活动功能的作用。

　　骨伤科常用的治疗方法包括手术、手法、固定、药物、练功等。在临床实践中依据患者疾病情况的不同，分别采取不同的治疗方法；对于一些病情较复杂的患者，可以联合运用多种治疗方法。然而针刺疗法作为极具特色的中医疗法，并不被大多数的骨伤科医生所采纳。在临床工作中经常有骨伤专业的学生提问："老师，您作为一名骨伤科专家，怎么想出来创立'并针疗法'呢？"首先，让我们回顾中医医学史，早在《黄帝内经》时代，古人就开始使用针刺疗法治疗各类伤科疾病，且积累了大量经验。可惜由于缺少完整理论体系支撑，这些经验被削足适履，强行纳入经脉学说的理论框架，降低了经脉理论的自恰性和解释力。更令人遗憾的是，后来针刺疗法在伤科领域中的发展逐渐停滞下来。话说并针疗法的来历，笔者认为与本人特殊的行医经历有关，也有来自灵感与巧合的因素。笔者就读大学本科时开始学习中医骨伤科，毕业后供职于广州市某区中医医院，有幸跟师于当地正骨名医。其诊治特点是手法为主、能中不西，能手法解决的尽量少用药物。在此期间，笔者熟练掌握了常见骨伤科疾病的诊治要点，尤其在手法方面积累了较多的认识和体会。两年后又考上骨伤专业硕士，全面系统地学习了中西医防治骨关节疾病的理论知识和临床技术。硕士毕业后供职于某省级中医医院，当时医院的规模还不算大，骨伤科病床数量 40 多张，不分专业组，大多数患者（约 60%）以保守治疗为主，30%~40% 的患者采取手术治疗。在此期间系统研习了中医正骨、理筋手法、针灸、小针刀、注射疗法等多种中医特色疗法以及手术方法，结合自身的临床经验，开始探索中医骨伤科与针刺疗法相结合的一种新疗法，后来取名为"并针疗法"。当然，叙说并针疗法的来历，还必须从以下两例患者的诊疗经过说起。

　　第一例患者刘某，男性，57 岁，广东人，退休干部，以左肘外侧疼痛 2 周，加重 2 天为主诉就诊。患者自诉 2 周前开始出现左肘外侧酸痛不适，自行外用药膏后，症状未见减轻，疼痛逐渐加重，拧毛巾时疼痛加剧，遂到当地医院求诊。当地医生诊断为左侧肱骨外上髁炎（又称网球肘），予以局部封闭、外用药膏、红外线照射等处理，疼痛得到缓解。于 2 天前突然出现左肘外侧剧烈疼痛，不敢用力提水壶，影响日常生活。查体见：左侧肱骨外上髁处压痛明显，左侧前臂伸肌紧张试验阳性；结合病史、症状及体征，诊断为左侧肱骨外上髁炎。众所周知，肱骨外上髁炎多为前臂旋转用力不当所引起的肱骨外上髁桡侧伸肌腱附着处劳损；治疗方法主要有封闭、手法、小针刀、膏药、理疗等。封闭是常用的治疗方法，对大部分患者均有较好效果，但也有些患者的疗效并不令人满意；小针刀治疗亦有一定效果，但它毕竟是一种闭合性松解术,存在一定的手术风险和创伤,多用于治疗一些难治性网球肘。考虑到该患者近期已进行封闭、药膏、红外线等治疗,建议尝试行小针刀治疗。于是与患者探讨治疗方案,患者对小针刀极度恐惧,主动要求试行针刺疗法。从理论上讲,小针刀属于针刺疗法的一种类型,其作用机制是利用小针刀切割、剥离或铲除病变组织,松解局部粘连、瘢痕、挛缩、堵塞,以恢复软组织的动态平衡;传统针刺疗法的作用机制是利用各种针具刺激人体经络腧穴,以激活经气、疏通经络、调理脏腑等。笔者当时产生一个奇妙的想法:小针刀和毫针都可以直达病所,能否用毫针代替小针刀来松解病变组织呢?熟知"滞针"是针灸中的一种不良操作,其实质是针体被周围的肌纤维缠绕所致,刺之不入、拔之不出。是否能"反其道而行之"呢?就是将毫针刺入病灶点或病损处,通过捻转针柄使针体被周围的肌纤维所缠绕,产生类似"滞针"的效果,使针体与周围软组织之间形成一个相对的整体;然后行提插或牵抖动作,通过针体的运动来带动周围软组织的运动,周围组织间产生相应的牵拉力,以松解局部粘连、瘢痕、挛缩、堵塞等。日常生活中"以点带面""两点一线"的基本常识,说明一个点可以带动一个面,两个点则可以确立一条直线。小针刀疗法是以针代刀,精准作用于病损处,通过针刀的线性切割、剥离或铲除,以松解局部病变组织。由此想到两点可以确立一条直线,使用双针并排刺入病损处,借鉴"滞针"的原理,能否实现"线性松解"呢?从理论上分析,"滞针"可以使双针与周围软组织之间形成一个相对的整体,然后行提插或牵抖手法操作,针体运动可以带动周围软组织的运动,局部组织间产生牵拉作用力,通过线性牵拉以松解局部病变组织,与小针刀的线性松解作用十分类似。因此,用双针松解病变组织具有理论上的可行性,且双针操作的风险极低。于是与患者深入探讨此构想,并得到患者的全力支持与配合。具体操作如下:患者取端坐位,详细诊查,触及左肱骨外上髁处压痛点,左侧桡侧腕长伸肌和肱桡肌的筋结点,并做好标记;常规安尔碘消毒,右手持两根毫针(规格 0.3mm×25mm,两针平行,间距 2mm),快速透皮,刺入左肱骨外上髁处压痛点,待针尖碰到骨面,退出稍许,捻转双针针柄,使双针针体与周围软组织形成锁定状态(与"滞针"类似);然后行上下提插操作,各

3次，拔针；采用同样的方法对左桡侧腕长伸肌和肱桡肌的筋结点进行针刺治疗，以松筋解结。经治疗后左肘外侧疼痛显著减轻。1周后复诊时症状明显减轻，再次行双针针刺治疗，经治疗后左肘外侧疼痛基本消失，提物有力，活动自如。随访3个月，未见复发。

第二例患者林某，男性，43岁，浙江人，厨师，以扭伤致腰痛伴右下肢放射痛、活动受限2天为主诉就诊。患者自诉2天前搬重物时不慎扭伤致腰部剧痛，并放射至右下肢，活动困难，遂到当地医院求诊，急诊行腰椎CT检查，结果示腰4/5椎间盘突出。故诊断为腰4/5椎间盘突出症，建议入院行手术治疗。因患者拒绝手术治疗，遂由其家人携带CT片到多家医院骨科咨询，结果均建议尽早手术治疗。后来经朋友推荐前来就诊，就诊时症见：腰部剧痛，并放射至右下肢，活动困难。查体见：腰椎生理前凸消失，腰肌紧张，腰4、5棘突旁压痛明显，右侧下肢直腿抬高试验40°，加强试验阳性；左侧下肢直腿抬高试验80°，加强试验阴性；右侧踇趾背伸肌力4级，左侧踇趾背伸肌力5级；腰椎CT片示腰4/5椎间盘突出、右侧神经根受压。结合病史、症状、体征及CT检查，诊断为腰4/5椎间盘突出症。患者临床症状严重，腰椎CT片示腰4/5椎间盘突出、右侧神经根受压，完全符合手术指征；但考虑到患者系初次发作，尚未经过系统保守治疗，可以尝试先行系统规范化的保守治疗。常用方法有手法、小针刀、药物（以脱水、消肿、止痛为主）、牵引、理疗、针灸等。该患者腰椎CT片示腰椎间盘突出明显、右侧神经根受压，手法复位风险较大。小针刀疗法对轻、中度腰椎间盘突出症患者有较好疗效，创伤小、见效快，其作用机制是通过小针刀切割、剥离或铲除局部病变组织，松解局部粘连、瘢痕、挛缩、堵塞，解除神经根受压，恢复脊柱腰段的动态平衡。考虑到该患者症状严重，CT片示腰椎间盘突出、右侧神经根受压明显，小针刀毕竟是一种闭合性松解术，存在一定的手术风险和创伤，有可能加重神经根受压症状，故不符合小针刀疗法的最佳适应证。传统针刺疗法对重度腰椎间盘突出症患者的疗效不够理想。对于重度腰椎间盘突出症患者来说，除了手术方法外，还有其他治疗方法吗？笔者当时产生一个想法：毫针直径极小，其针刺对周围组织的损伤很小，能否用毫针代替小针刀来松解局部组织呢？设想以双针为载体,以双针并刺、直达靶点的针刺方式,借鉴"滞针"原理,利用逆向思维方法,使双针针体与周围软组织形成一个相对的整体结构,然后行提插或牵抖动作,以双针运动来带动周围软组织的运动,局部组织间产生牵拉作用力,通过线性牵拉以松解局部组织,恢复脊柱腰段的动态平衡,与小针刀的线性松解作用十分类似。于是与患者及家属深入探讨此方法,得到患者同意与配合。具体操作如下:患者取俯卧位,详细诊查,腰4、5棘突旁压痛明显,尤以右侧为甚,在右臀部环跳穴旁触及一筋结点,并做好标记;常规安尔碘消毒,右手持双根毫针(规格 0.3mm×25mm,两针平行,间距 2mm),快速透皮,刺入压痛点或筋结点,捻转双针针柄,使双针针体与周围软组织形成锁定状态(与"滞针"类似),然后行提插或牵抖操作,各 3 次,拔针。经治疗后,患者腰痛及右下肢放射痛有所减轻。3 天后患者复诊时腰痛得到明显减轻,右下肢直腿抬高试验 60°,加强试验阳性。以后采用同样的方法针刺治疗,每周 2 次,连续 4 周,治疗后腰痛及右下肢放射痛完全消失,活动自如。随访 1 年,未见复发。

以上两例患者经针刺治疗获得了戏剧性的疗效,激发了笔者对针刺疗法的研究兴趣,重新审视针刺疗法在骨伤科领域中的临床运用。近年来,笔者专注于伤科针刺的探索与实践,由于使用双针并刺、齐头并进的刺入方式,故命名为并针疗法。"并针"之含义在于:其一,治疗形式上,体现了"双针并刺、齐头并进",即用双针(保持平行或交叉)同时刺入治疗点,区别于常规针刺的单针刺入;其二,在治疗思维上,注重"针骨并用、筋骨并治",促进中医骨伤科手法的治疗原理与针刺疗法的辨证论治紧密结合(即针骨并用),以双针为载体,通过独特的手法技巧,松解局部粘连、瘢痕、挛缩、堵塞,松筋解结,矫正筋歪或出槽,整复错缝,使筋骨归位于正常的解剖位置,恢复软组织与骨骼的力学平衡(即筋骨并治);其三,在理论阐释上,强调"中西交融、兼容并蓄",整合经筋理论、经络学说等中医学精髓和现代医学中的临床解剖学、生理病理学、生物力学,以及软组织外科学、激痛点、肌筋膜链等新的理论,古为今用、洋为中用,兼容并蓄,推陈出新。

理论来自于实践、指导实践,并接受实践的检验。新理论或新方法的形成与发展是建立在前人经验的基础上,同时结合各自的临床实践,借鉴现代科学技术的最新研究成果,是多学科、多领域交叉融合的产物。实践是检验真理的唯一标准,新理论或新方法还必须接受并经得起临床实践的检验。笔者曾经学习、工作或研修于多家医学院校及附属医院,系统地学习并掌握了创伤、脊柱、关节、运动、康复等现代骨科学的研究进展,以及临床解剖学、生理病理学、生物力学、手术学等相关知识和技术,为并针疗法的创立和发展打下了扎实的理论根基。为进一步深入研究并针治疗技术,笔者于 2017 年 3 月 18 日拜我国著名中医骨伤专家韦贵康教授(现国医大师)为师,并有幸得到韦老的亲自传授,研习了韦氏骨伤手法,以实现手法与针刺的融合。同时,特地请教了多位相关专业的老师和同道,查阅了大量的国内外文献资料,以实现针刺理论上的中西交融,更好地阐释并针疗法的作用机制。此外,《解剖列车》和《肌筋膜疼痛与功能障碍——激痛点手册》两本专著对笔者探索研究并针疗法也有一定的借鉴意义。

《解剖列车》,Thomas W.Myers 编著,该书跳出了肌肉孤立论的框架,打破传统机械论和还原论的观点,提出肌筋膜链理论。认为人体有一个存在于肌肉骨骼系统的整体模式,是人体众多规律和谐模式中的一个;尽管肌肉可以独立运作,但它总会通过筋膜网对整体的连续性有功能性作用。人体肌肉骨骼系统是一个双囊袋构架,内袋为骨头,外袋包绕着肌肉;同时亦是一个张力均衡的结构,骨骼系统形成了结构的外形,行走在骨骼间的肌肉(肌筋膜链)则起到维持结构外形的作用,肌筋膜链的张力调整整个结构的平衡。人在功能上的整体性是由连续的筋膜网络构成,形成"有迹可循"的肌筋膜经线。目前在人体身上已发现有 12 条肌筋膜经线,这些经线类似于中医经络的传导路径,用于指导骨骼肌肉系统的康复训练,制订出科学合理的运动处方,使患者获得有效的肌筋膜训练,调整神经肌肉的动态平衡,以防治疾病。

《肌筋膜疼痛与功能障碍——激痛点手册》,David G.Simons,Janet G.Travell,Lois S.Simons 编著,该书详细地阐述了肌筋膜激痛点基本理论和临床应用。认为激痛点是骨骼肌内的过度应激点,伴随紧绷肌带内可触摸的过度敏感结节出现，受到压迫时会引起疼痛，并引发特征性引传痛。激痛点是引起肌肉骨骼疼痛最常见的原因。该书从现代解剖学、电生理学、组织病理学等多方面阐述了肌筋膜激痛点的本质是骨骼肌纤维内功能障碍的运动终板，而且阐述了激痛点的临床特征、诊断方法、治疗方法及操作技巧等。相关研究表明激痛点与传统经络腧穴在位置分布、临床主治、感传痛路线等方面具有高度的一致性。有学者认为激痛点是中医穴位的偏移。在骨伤科临床实践中，有些疾病的发病机制尚未清楚，常规治疗的临床效果不佳。笔者用激痛点理论可以解释部分骨伤科疾病的发病机制，并且通过针刺激痛点可使患者获得满意的效果，进一步验证了激痛点与部分骨伤科疾病存在一定的相关性，扩大了并针疗法的适应证。

笔者近年来专注于并针疗法的临床探索、理论创新及推广应用，至今已采用该疗法治疗各类骨伤科疾病患者达 4 万人次，多数为慢性软组织损伤和退行性骨关节疾病，其临床疗效可靠、安全。由此可见，并针疗法来源于临床实践，并在临床实践中不断总结、加以完善，以现代解剖学和生物力学为依托，以腧穴力敏化为主线，整合力学平衡失调、激痛点、肌筋膜链等新的理论，逐渐形成和发展为一种新型的针刺疗法。

第二节　并针疗法的启示

一、关节"四轮定位"

膝骨关节炎（knee osteoarthritis，KOA）是中老年人常见的关节疾病。随着我国人口老龄化程度日益加深，KOA 患病人数逐年攀升。该病早期表现为膝关节酸痛不适、打软腿，尤以上下楼梯时膝痛明显，伴随病情加重，膝关节肿胀、疼痛、活动受限，严重可致行走困难、畸形等。膝关节 X 线负重位片示膝关节退行性改变、关节间隙狭窄等。目前治疗 KOA 的方法颇多，但仍缺乏根治性手段。笔者在临床实践中发现膝关节退变与汽车车轮老化过程十分类似，经常用汽车车轮来打比方，阐释 KOA 的病变过程，结果更容易被患者所理解和接受。人体膝关节与汽车车轮的类似性在于：在功能方面，两者均属于运动装置，主要的功能在于运动；在保养方面，两者均需要重视保养；在退化方面，车轮使用久了会出现磨损、老化，随年龄增大或膝关节运动过度也会出现磨损、老化。对于早、中期退化，两者均可通过添加"润滑油"来改善运动功能：汽车出现车轮运转不流畅时，通过添加润滑油可使车轮运转更流畅；早期 KOA 出现关节酸痛、活动不利时，通过关节腔内注射玻璃酸钠以润滑关节，可减轻疼痛和改善膝关节功能。对于晚期退化，两者均可通过"置换"来改善运动功能：汽车车轮出现严重老化、变形，可以通过更换车轮 / 轮胎来改善汽车运行功能；膝关节出现严重退化、变形，可以通过人工关节置换来改善膝关节活动功能。

众所周知，膝关节为全身最大的承重关节，周围软组织的动态平衡是维持膝关节稳定的重要保证。外来暴力、慢性劳损、感受风寒等因素导致膝关节周围的肌肉、韧带、筋膜等软组织损害，肌肉痉挛，局部产生充血、水肿、渗出等无菌性炎症反应，日久形成粘连、瘢痕、挛缩、堵塞等，膝关节周围软组织的力学平衡失调，关节面应力分布不均衡，关节软骨退化、骨质增生等膝关节退行性病变，引起膝关节疼痛、肿胀、活动受限等。对于早中期 KOA 患者，采用并针疗法处理，即使用双针并刺、直达靶点的针刺方式，通过捻转双针针柄，使双针针体与周围软组织形成锁定状态，然后施行提插、牵抖、摇摆等手法操作，松解局部粘连、瘢痕、挛缩、堵塞，恢复膝关节的力学平衡，膝关节回归至正常的运动轨迹上，关节面应力分布均衡，从而延缓关节退化，减轻关节疼痛、改善关节功能。汽车出现跑偏、转向精度变差、方向盘不正、"啃胎"严重等现象，在"动平衡"正常的前提下，可能与定位角度不准确有关，可以通过四轮定位来调整汽车的动态平衡，降低轮胎异常磨损，延缓轮胎使用寿命。受此启发，KOA 病变过程与车轮老化具有高度的类似性。并针疗法是通过松解病变组织、恢复膝关节的力学平衡来治疗 KOA，其原理与汽车"四轮定位"十分类似，故戏称膝关节"四轮定位"法。

二、寓手法于针下，精准靶点疗法

当前我国大多数中医院都开设了骨伤科和针灸科，慢性软组织损伤和退行性骨关节疾病是两个专科门诊的常见病种。骨伤科是以中医基础理论为根本，同时结合现代解剖学、生理病理学、生物力学等现代医学知识，在治疗方面，除了手法、固定、药物、练功等传统伤科疗法外，并不排除手术的合理运用。手术方法具有直观、针对性较强、能精准作用于病损部位的特点，也存在一定的手术风险和创伤，术后可能发生粘连、瘢痕及挛缩，影响手术治疗的远期疗效。药物治疗多以消炎镇痛药物为主，虽起效快、止痛效果较好，但有些患者需要长期服药，容易引起胃肠道反应，增加心脑血管疾病事件的发生。伤科手法分为正骨和理筋两大类，是中医骨伤科的特色与优势所在。正骨手法多用于骨折、脱位等。理筋手法多用于急慢性软组织损伤、颈椎病、肩关节周围炎、腰椎间盘突出症、膝骨关节炎等。理筋手法是指医者用手、肘或肢体其他部位直接作用于患者体表肌肤，通过揉按、弹拨、牵抖等手法技巧，以松解局部粘连、瘢痕、挛缩、堵塞，矫正筋歪或出槽，整复错缝，使筋骨归位于正常的解剖位置，恢复软组织与骨骼的力学平衡，从而达到治疗疾病的目的。理筋手法在伤科领域中的运用由来已久，特别是在慢性软组织损伤和退行性骨关节疾病方面，疗效确切，且无毒副作用，但存在治疗周期较长、易复发等不足之处。手法之力直接作用于患者体表肌肤，需要经过皮下组织、筋膜、肌肉、韧带、骨骼等最终抵达病损处，其中有部分作用力被肌肉、韧带、筋膜等软组织所分散和吸收，故手法之作用力很难完全精准作用在病损处。传统针刺疗法是指在经络学说指导下利用各种针具刺激人体经络腧穴，产生一定的治疗作用，以达到防治疾病的目的。在行针过程中，医者需要密切观察患者是否有酸、麻、胀、重等"得气感"，通过运针手法调节针感的强弱，以及使针感沿一定方向传导扩散。传统针刺疗法具有简单、方便、损伤小等优点，但治疗周期较长，有些疾病的临床疗效有待进一步提高。小针刀疗法为朱汉章教授发明，经过数十年的临床实践，已逐渐形成并发展成为一门独立的学科，称为针刀医学，继承和发展了现代针刺技术。小针刀疗法毕竟是一种闭合性手术疗法,存在一定的手术风险和创伤,术后可能形成新的粘连、瘢痕及挛缩,影响小针刀疗法的远期疗效。

笔者大学毕业后一直从事骨伤科临床与研究 20 余年,系统比较了手术方法与非手术疗法在骨伤科领域中的优势与不足,继承了前人的经验教训,结合自身的临床经验,以中医骨伤科学的理论与实践为根本,吸取并借鉴现代医学发展的新理论、新成果,引入现代精准靶点治疗理念,创立了一种以双针为载体的新型针刺疗法,命名为"并针疗法"。该疗法将中医骨伤科手法的治疗原理贯穿于针刺治疗过程中,简称寓手法于针下。该疗法以双针并刺、直达靶点的针刺方式,运用独特的手法技巧(包括锁定手法和松解手法),松解局部粘连、瘢痕、挛缩、堵塞,恢复软组织与骨骼的力学平衡,使筋骨归位于正常的解剖位置,以达到治疗疾病的目的。

根据手法的功能不同,将手法分为锁定手法和松解手法。医者手持双针,并排刺入治疗点,捻转双针针柄,使双针针体与周围软组织形成黏滞状态,与"滞针"类似,此种状态称为锁定状态,实质上是双针针体被周围的肌纤维或筋膜缠绕所致,使双针针体与周围软组织形成一个相对的整体结构,此种操作手法就称为锁定手法。当双针针体与周围软组织形成锁定状态时,医者持双针施行提插、牵抖、摇摆、震颤等手法操作,通过针体的运动来带动周围软组织的运动,局部组织间产生相应的牵拉作用力,以松解局部粘连、瘢痕、挛缩、堵塞,或使腧穴去力敏化等,此种操作手法就称为松解手法,又称去敏化手法。在传统针刺疗法中,运针的目的是增强针感、激发经气、产生得气感;而在并针疗法中,手法操作的目的是松筋解结、矫正筋歪或出槽、整复错缝,恢复软组织与骨骼的力学平衡,或使腧穴去力敏化。故并针疗法可看作是伤科手法的延续,是一种中医精准靶点治疗技术。

第二章

理 论 依 据

2012年国内樊代明院士率先提出了"整合医学"的概念,即从人的整体出发,将医学各领域最先进的知识理论和临床各专科最有效的实践经验加以有机整合,使之成为更加符合、适合人体健康和疾病诊疗的新的医学体系,是医学发展的必然方向和必由之路。多学科、多领域的交叉融合成为医学发展的必然选择。并针疗法是中医骨伤科学与针灸学相结合的产物,以双针并刺、齐头并进、针骨并用、筋骨并治、中西交融、兼容并蓄为特点,整合中医骨伤科和针灸学的精髓,还整合软组织外科学、激痛点、肌筋膜链、脊柱相关疾病等现代医学新理论和新成果,逐渐形成并发展成为一种新的针刺疗法。它是以解剖学和生物力学为依托,以腧穴力敏化为主线,结合力学平衡失调、激痛点、肌筋膜链等新理论,共同构成该疗法的四大理论基石。

第一节 腧穴力敏化

一、腧穴的源流

(一)经络

针灸是针法和灸法的总称,是指在经络学说(理论)指导下借助金属制成的针具或艾条等通过一定的手法或热力等方式刺激人体经络腧穴,疏通经脉、调和营卫气血、调节脏腑功能,以达到防治人体疾病的目的。针灸是中医药学中最具特色的疗法之一。

经络是经脉和络脉的总称,是运行全身气血、联络脏腑形体官窍、贯穿上下、沟通内外、感应传导信息的通道系统。《灵枢·海论》曰:"夫十二经脉者,内属于腑脏,外络于肢节。"指出经脉是联系脏腑与肢体、沟通内外的通道。《灵枢·经脉》云:"脉道以通,血气乃行。"说明脉道与气血的关系,经脉具有运行气血的作用,并以通为用。《灵枢·脉度》曰:"经脉为里,支而横者为络,络之别者为孙。"指出脉按大小、深浅的差异分别称为"经脉""络脉""孙络",络脉是经脉支横别出的分支部分,而孙络则是由络脉分出来的细小分支。

《灵枢·经别》云:"夫十二经脉者,人之所以生,病之所以成,人之所以治,病之所以起……"说明经脉对人体生理、病理、诊断、治疗等方面的重要意义。《灵枢·经脉》曰:"经脉者,所以能决死生,处百病,调虚实,不可不通。"进一步说明经脉在人体生理、病理和防治疾病方面的重要性。由于经脉具有联络内外、运行气血的作用而能"决死生",具有反映病症、抗御病邪的作用而能"处百病",具有传导感应、激活经气、补虚泻实的作用而能"调虚实"。

（二）腧穴

腧穴是指人体脏腑经络气血输注出入于体表的特殊部位。"腧"与"输""俞"意音相通,有转输、输注之义,喻脉气如水流转输、灌注。"穴"有孔隙的含义,喻脉气至此如居空洞之室。在古代文献中,有关腧穴名称并不完全一致:在《黄帝内经》中称为"节""会""骨空""气穴""气府"等;在《针灸甲乙经》中称为"孔穴";在《太平圣惠方》中称为"穴道";在《金兰循经》中称为"经穴";在《神灸经纶》中称为"穴位",在宋代王惟一《铜人腧穴针灸图经》则通称"腧穴"。

《素问·气府论》曰:"足太阳脉气所发者七十八穴……足少阳脉气所发者六十二穴……足阳明脉气所发者六十八穴……手太阳脉气所发者三十六穴……手阳明脉气所发者二十二穴……手少阳脉气所发者三十二穴……督脉气所发者二十八穴……任脉之气所发者二十八穴……冲脉气所发者二十二穴……足少阴舌下,厥阴毛中急脉各一,手少阴各一，阴阳跷各一，手足诸鱼际脉气所发者，凡三百六十五穴也。"指出腧穴为"脉气所发"，阐述手足三阳经、督脉、任脉、冲脉等经脉之气交会之处的腧穴数目及分布概况。《灵枢·九针十二原》云："节之交，三百六十五会……所言节者，神气之所游行出入也，非皮肉筋骨也。"说明腧穴的实质是神气之所游行出入，而非皮肉筋骨等实质性结构。《灵枢·小针解》曰："节之交，三百六十五会者，络脉之渗灌诸节者也。""节"即骨节，"节之交"即关节间隙，"会"即腧穴，指气血汇聚之处。细小的络脉分布到各个腧穴，具有渗灌气血的作用，是骨节部分营养供应的主要通道。

据考证，针刺疗法起源于新石器时代。《山海经·东山经》曰："其中多箴鱼，其状如儵，其喙如箴，食之无疫疾。又南四百里，曰高氏之山，其上多玉，其下多箴石。"《素问·异法方宜论》云："故东方之域……其病皆为痈疡，其治宜砭石。故砭石者，亦从东方来。"说明远古时代人们用砭石刺破痈疡、排出脓液、刺络放血、按摩经络等方法来治疗疾病，以解除病痛。《灵枢·经筋》曰"以痛为输"。《灵枢·五邪》云："以手疾按之，快然，乃刺之。"说明古人以疼痛、压痛或按之快然处为腧穴，作为治疗的刺激点。

战国至秦汉时期，我国古代生产力的发展、科学技术的进步、古代哲学思想的形成，推动了中医药学的形成与发展。远古时代，人们采用砭石、骨针、竹针等刺激人体体表肌肤来防治疾病。随着我国古代冶炼技术的发展，各式各样的金属针具相继出现，广泛用于防治各类疾病，扩大了针灸的适用范围。先秦时期，人们广泛使用针砭、火灸、药熨等治疗各种疾病。1973年长沙马王堆汉墓出土的医学帛书《足臂十一脉灸经》和《阴阳十一脉灸经》，两书记载了十一条经脉的循行、病证、灸法治疗等，反映了经络学说的早期面貌。《黄帝内经》是我国现存最早的医学经典，记载了十二经脉的循行走向、属络脏腑以及其所主病证，奇经八脉、十二经别、十五络脉、十二经筋和十二皮部的分布、走向、功能，以及160个左右穴位的名称、位置及主治等，标志着经络学说的初步形成。《素问·骨空论》云："视背俞陷者灸之，举臂肩上陷者灸之，两季胁之间灸之，外踝上绝骨之端灸之，足小指次指间灸之，腨下陷脉灸之,外踝后灸之。缺盆骨上切之坚痛如筋者灸之。"说明古人以肌肤凹陷、筋结等作为取穴标志。《素问·骨空论》曰:"譩譆在背下侠脊旁三寸所,厌之令病者呼譩譆,譩譆应手。"阐释了譩譆的位置及其名称的意义。《灵枢·九针十二原》云:"五脏有疾,当取之十二原。十二原者,五脏之所以禀三百六十五节气味也。五脏有疾也,应出十二原,十二原各有所出,明知其原,睹其应,而知五脏之害矣。"说明十二原穴是五脏禀受全身三百六十五节经气集中之处,五脏发生病变,就会反映到十二原穴上,十二原穴各有所属的内脏,只有明确各原穴的特性,观察腧穴部位的形色变化、按压痛点、扪查阳性反应物等,推测五脏功能的盛衰、气血盈亏的变化,以辅助诊断。原穴是脏腑原气输注、经过和留止于十二经脉四肢部的腧穴。原气是人体生命活动的原动力,是十二经脉维持正常生理功能之根本。十二经脉在腕、踝关节附近各有一原穴,合为十二原穴。针刺原穴能使三焦原气通达,调节脏腑经络功能,从而发挥其维护正气、抗御病邪的作用。《灵枢·九针十二原》曰:"欲以微针通其经脉,调其血气,营其逆顺出入之会。"说明针刺腧穴后,通过疏通经脉、调和气血,以达治疗疾病的目的。《灵枢·邪气脏腑病形》云:"刺此者,必中气穴,无中肉节。中气穴,则针游于巷,中肉节,则皮肤痛。"说明针刺正确取穴的重要性,针刺中穴道会有"针游于巷"的感觉,即施术者手下感觉刺在一空隙之中,犹如针在穴道内游移。刺不中穴道而刺中"肉节"只会引起皮肤痛。《灵枢·小针解》曰:"机之动不离其空中者,知气之虚实,用针之徐疾也。"说明气机的活动情况会在腧穴上表现出来,根据诊查到的气机虚实变化的情况,正确运用徐疾补泻的针刺手法。《灵枢·经筋》曰:"治在燔针劫刺,以知为数,以痛为输……"说明火针针刺以快进快出为特点,针刺强度以出现针感为标准,针刺部位以疼痛或按痛处作为腧穴。

晋代皇甫谧的《针灸甲乙经》是我国现存最早的针灸学专著,该书全面系统地继承和总结了晋代以前针灸学的辉煌成就,对十四经穴作了全面系统的归纳整理,穴位增加到 349 个。隋代杨上善《黄帝内经明堂》云:"中府者,府,聚也,脾肺合气于此穴,故曰中府。"阐释中府穴名的意义。唐代孙思邈《千金翼方》曰:"刺凡诸孔穴,名不徒设,皆有深意。故穴名近于木者属肝,穴名近于神者属心,穴名近于金玉者属肺,穴名近于水者属肾,是以神之所藏,亦各有所属,穴名府者,神之所集;穴名门户者,神之所出入;穴名宅舍者,神之所安;穴名台者,神所游观。穴名所主,皆有所况,以推百方,庶事皆然。"说明古人对腧穴的名称赋予一定的意义。唐代王冰校注《素问》云:"鸠尾,其正当心蔽骨之端,言其垂下,如鸠鸟尾形,故以为名也。"阐释了鸠尾穴名的意义。清代岳含珍《经穴解》曰:"血气俱盛者,胃经也,而有络焉以通于足太阴,则必盛之极者,而始溢焉络而入于他经,曰丰隆者,言盛之极也。"记载丰隆穴名的释义。

　　腧穴大体分为经穴、经外奇穴和阿是穴三大类。经穴是指归属于十四经脉系统(十二经脉和任、督脉二脉合成为十四经脉)的腧穴,又称"十四经穴",具有固定的名称、位置、归经和主治症,既可反映所属脏腑的生理、病理变化,也可治疗本经及相应脏腑的病证。经外奇穴是指既有一定的名称,又有明确的位置,但尚未归入或不便归入十四经脉系统的腧穴。其主治范围比较单纯,多数对某些病证有特殊的疗效。阿是穴,又称"不定穴""天应穴""压痛点",是指疾病在体表的反应点,既无固定名称,亦无固定位置,而是以压痛点、病变局部或其他反应点等作为施术部位的一类腧穴,病起而生,病愈而消。一般认为经外奇穴是在阿是穴基础上发展而来的。

　　腧穴是人体脏腑经络气血输注出入于体表的特殊部位,通过经络系统与体内的脏腑和有关部位相联系。在正常生理情况下,腧穴反映人体内脏腑和有关部位的生理功能变化;在疾病状态下,腧穴反映人体内脏腑和有关部位的病理变化。当人体脏腑器官发生病理变化时,就会通过经络系统的传输功能反映在经络腧穴上,主要表现为腧穴部位的形态学改变和功能变化,即"内应于外"。通过针刺、艾灸、按摩、药物等刺激人体相关的经络腧穴,激发经气、疏通经络、调和阴阳,达到治疗脏腑疾病的目的,即"外应于内"。因此,腧穴既是疾病的反应点,也是针灸、推拿、按摩等治疗疾病的刺激点。临床上,针灸、推拿、按摩、艾灸等外治法的疗效与选穴、定位等有着密切的关系。历代医家十分重视腧穴的定位,先后创立了骨度分寸、体表标志等取穴方法。近代以来,西方医学传入我国,不少学者引入临床解剖学、生理病理学等现代医学知识来研究经络腧穴的位置、结构及功能,促进了经络学说与现代医学的结合,推动了腧穴理论的现代化研究。

二、腧穴力敏化

(一)力敏化现象和去力敏化现象的发现

在诊疗骨伤科疾病时,首先应询问患者的病史,包括主诉、发病原因、临床症状、处理情况以及既往史等;依据问诊情况进行相关体格检查,重点应放在专科检查;然后依据四诊资料,完善必要的辅助检查,如 X 线、CT、MRI、PET 等影像学或实验室检查。最后根据所得到的临床资料,系统分析疾病的情况,以明确诊断,了解病位、病性、病情轻重、预后、转归等,根据患者的具体情况和要求,确立治疗策略,制订治疗计划,如中医药、手术等。

慢性软组织损伤和退行性骨关节疾病为骨伤科门诊最常见的病种。笔者在诊疗骨伤科疾病时,除了常规体查(包括专科检查)外,经常会切诊与疾病相关联的经络腧穴。譬如诊疗腰痛患者时,除了问诊、常规体查及专科检查外,还经常沿足太阳经、足少阳经、督脉等与腰痛相关联的经脉的循行走向,以病损处及周围为中心,切诊相关的腧穴。比较观察患者两侧相应腧穴部位的形态学改变及功能变化,观察发现足太阳经、足少阳经和督脉上有的腧穴部位出现隆起、凹陷、皮肤色泽等形色改变,有的腧穴部位出现疼痛、疼痛过敏等异常感觉,有的腧穴部位出现条索、硬结等阳性反应物,有的腧穴按压时出现下肢放射痛。特别是有些腧穴用较轻的力量按压 / 叩击时会引起疼痛、疼痛过敏等异常感觉,笔者将这种现象称为力敏化现象。而这些已力敏化的腧穴就称为力敏化腧穴。常见的腧穴有膀胱俞、小肠俞、关元俞、大肠俞、腰宜、上髎、次髎、中髎、下髎、十七椎、腰阳关、委中、承山、环跳等。临床上,笔者用手法刺激这些力敏化腧穴可使局部产生酸、麻、胀、重等异常感觉,与针灸中的"得气感"十分相似,局部痛敏降低,条索、结节等阳性反应物缩小,质地变软。有时用毫针、小针刀等针刺这些力敏化腧穴也可使局部痛敏降低、阳性反应物缩小、质地变软、局部张力下降,笔者将这种现象称为去力敏化现象,又称为消敏。

此外,笔者观察发现在不同的疾病之间,力敏化腧穴的分布各有特点,与疾病相关联的经络有关。譬如比较腰椎间盘突出症与肩周炎的力敏化腧穴的分布,腰椎间盘突出症在足太阳、足少阳和督脉上发生腧穴力敏化的概率较高,而在手三阴经、手三阳经上发生腧穴力敏化的概率较低;肩周炎在手三阴经和手三阳经上发生腧穴力敏化的概率较高,而在足太阳、足少阳和督脉上发生腧穴力敏化的概率较低。

（二）腧穴敏化的研究

1. **腧穴敏化的古代认识**　腧穴敏化是指腧穴的状态、性质和功能在生理、心理和外界环境的刺激作用下,快速发生的应对性变化而形成新的状态、性质和功能。虽然在古代文献中没有"敏化"一词,但早在《黄帝内经》中已有敏化现象的描述。《灵枢·经筋》曰:"以痛为输。"说明古人以疼痛或按痛之处为腧穴,反映了古人对痛敏化的早期认识。《灵枢·背腧》云:"欲得而验之,按其处,应在中而痛解,乃其腧也。"《素问·缪刺论》曰:"疾按之,应手如痛,刺之。"反映了古人对力敏化的早期认识。《灵枢·五邪》云:"邪在肺,则病皮肤痛……背三节五脏之傍,以手疾按之,快然,乃刺之,取之缺盆中以越之。"说明"按之快然"也是腧穴敏化的一种表现形式。

腧穴源于疾病的反应点。当人体发生疾病时,其体表相关的部位就会产生病理反应,这些病理反应随疾病的发生而产生,随病情的好转而减轻,随疾病的痊愈而消失,这些部位在病理反应期间就称为疾病反应点。《灵枢·本脏》曰:"视其外应,以知其内脏,则知所病矣。"通过观察人体外部的表现,推测人体内脏的病理变化,以了解疾病的病位、病性,认清内在的病理本质,以解释显现于外的症候。朱丹溪《丹溪心法》云:"欲知其内者,当以观乎外;诊于外者,斯以知其内。盖有诸内者,必形诸外。"指出人体内脏腑的病理变化反映于外部,通过观察、收集患者外部的表现,综合分析各个相关的临床症候,了解体内脏腑的病变情况,以得出证,体现了体表与内脏的相关性以及人体的整体性。唐代孙思邈《备急千金要方》曰:"有阿是之法,言人有病痛,即令捏（掐）其上,若里（果）当其处,不问孔穴,即得便快成（或）痛处,即云阿是。

灸刺皆验,故曰阿是穴也。"指出按压痛处为阿是穴,"阿是穴"一词首见于此,为疾病的反应点和治疗点。阿是穴是腧穴发展的早期阶段,无固定的位置、穴名及归经,随病而生、随愈而失,是动态变化的。十四经穴、经外奇穴很可能就是由阿是穴发展而来的。

2. 腧穴敏化的近代研究　承淡安《针灸薪传集》云:"以手按中府,痛者为肺病……"说明按压中府穴出现疼痛者,表示有肺经病变。肺经病变反映在手太阴肺经中府穴上的病理反应,表现为腧穴功能的力敏化改变。近代医家在继承古代医家学术经验的基础上,不仅创新形成了新的针具器械及针刺手法,如金针、温针、伏针等;而且大力发展了腧穴理论体系,如腧穴解剖定位。腧穴是人体脏腑经络气血输注出入于体表的特殊部位,是疾病的反应点、感应点,以及刺激点。人体脏腑经络气血的变化通过经络的传输功能反映在相关的腧穴上,表现在相应腧穴的形态学改变和功能变化。腧穴形态学和功能状态与患者体质强弱、病邪轻重、正邪消长等因素有一定的关系。因此,通过观察腧穴部位的形态和功能变化,可协助诊断,并推测疾病的病位、病性、病情轻重等情况。

3. 腧穴敏化的现代研究　1971年7月26日《纽约时报》头版刊登了一篇标题为《我在北京进行的手术》的文章,当时引起了美国公民对中国针灸的极大关注,同时 开启了美国的针灸热潮。此后,针灸便成为全球传统医学研究的热点,而有关经络本质的问题成为研究的重点和难点。20世纪30年代,日本清小芳太郎用测定皮肤电阻的方法发现经络具有低电阻、高电位的特性。1950年日本中谷义雄博士发现经络有低电阻性,腧穴比周边区域皮肤的电阻值低。此后,人们利用生物电阻抗技术和生物物理学手段探索研究经络腧穴的实质。从20世纪50年代以来,不少国内外学者从电、声、光、磁、热等生物物理学方面研究经络的实质,通过大量临床试验证实了经络腧穴具有一定的生物物理特性。20世纪80年代,国内有学者提出了"腧穴敏化"的概念,认为腧穴敏化是腧穴的本质属性之一。我国灸学家陈日新教授认为人体的穴位存在静息态和敏化态两种,在正常情况下穴位处于静息态,在疾病状态下穴位处于敏化态。当人体发生疾病时,体表腧穴会发生敏化,敏化态的穴位对外界相关刺激反应灵敏、效应扩大,呈现"小刺激大反应"。热敏化是腧穴敏化的一种类型,艾灸是热敏化腧穴的最佳刺激方式。我国针灸学家朱兵教授则认为穴位具有功能可塑性,在疾病状态下穴位呈现敏化状态,其位置是动态的,面积明显增大,临床有规律可循。疾病通过在相关的敏化穴位局部形成"穴位敏化池",呈现出神经肽 – 肥大细胞 – 致敏物质释放的病理反应过程,激活中枢神经的不同水平发生敏化。穴位功能是动态的,会因相应功能状态的变化而使其处于相对的"静息态"或"激活态",从而实现其"开 / 合"功能。穴位敏化是穴位功能增强的外在表象,是小刺激引起大效应的作用载体,是撬动人体自稳态调控的杠杆,是机体稳态调控和级联反应的触发点。

腧穴敏化的形式多种多样,主要有形态改变和功能变化。在形态学方面,主要表现为皮肤凹陷或隆起、浅表血管改变、色泽改变、斑疹、皮屑、条索或结节等。在功能状态方面,可表现为力敏化(包括压痛点位置、面积、敏感度)、痛敏化、热敏化、电敏化、光敏化、局部生物活性物质等。临床上,评估腧穴功能状态,主观性指标较多,而客观性指标偏少。腧穴敏化是个体化的、动态的。近年来,腧穴敏化备受国内外学者的广泛关注,相关研究项目得到了国家自然科学基金的大力支持,并且产生了不少研究成果。譬如胃病患者在胃俞穴附近出现穴位反应远较肝病患者多而且明显,反之肝病患者在阳陵泉附近的反应又比胃病患者多。

（1）腧穴热敏化:国内陈日新教授最早提出了"腧穴热敏化"的概念。腧穴热敏化是指人体在疾病状态下,相关的腧穴对于艾热异常敏感,产生一个或多个非局部和 / 或非表面的热感(透热、扩热、传热等),甚至非热感(酸、胀、压、重、痛、麻、冷等),简称热敏。这些已热敏化的腧穴就称为热敏化腧穴。热敏灸是通过点燃艾材,产生艾热,悬灸热敏态的腧穴,激发局部透热、扩热、传热、局部不(微)热远部热、表面不热深部热,以及非热感(酸、胀、压、重、痛、麻)等,以个体化的饱和消敏灸量,提高艾灸疗效的一种新灸法。灸感传导之处病症随之缓解;呈现"小刺激大反应"的特点。只有与病变局部或脏腑相关的腧穴对艾热刺激产生感传现象，而其他非相关的腧穴对艾热刺激只会在局部皮肤表面产生一般的温热感。国内付勇等采用热敏灸疗法治疗腰椎间盘突出症，结果表明热敏灸大肠俞－腰俞－对侧大肠俞的临床疗效显著，且优于传统的灸法。

（2）腧穴痛敏化：腧穴痛敏化是指人体脏腑或相关部位发生病变时，相应腧穴部位对疼痛的敏感性增加，痛阈降低，以一定的力量按压便会产生疼痛，呈现"小刺激大反应"，简称痛敏。《黄帝内经》云"以痛为输"。《备急千金要方》曰："有阿是之法，言人有病痛，即令捏（掐）其上，若里（果）当其处，不问孔穴，即得便快成（或）痛处，即云阿是。灸刺皆验，故曰阿是穴也。"反映了古人对腧穴痛敏化的早期认识，压痛点或阿是穴都可以看作为痛敏化腧穴的表现形式。现代医学认为轴突反射理论是痛觉过敏的重要机制之一，病变内脏与分布体表的传入神经进入脊髓同一节段并在后角发生联系，来自内脏的痛觉冲动直接激发脊髓体表感觉神经元，引起相应的体表区域的痛感，即牵涉痛。国内陈晟等研究发现原发性痛经患者的地机穴在经期和非经期的压痛发生率、经期的视觉模拟评分均显著高于健康对照组，经期压痛阈值显著低于健康对照组。国内漆学智等研究发现功能性肠病患者在足三里、上巨虚、下巨虚等腧穴的压痛阈值较健康对照组显著降低。

（3）腧穴电敏化：腧穴电敏化是指人体脏腑或相关部位发生病变时，相应腧穴部位的皮肤电位、电阻、电势差或导电量值发生增高、降低、左右失衡等改变，简称电敏。国内丁宇等研究发现腰椎间盘突出症患者的膀胱经原穴束骨和肾经原穴太溪穴的伏安特性曲线异常率显著高于其他原穴，其左右终值及差值在针灸治疗后较治疗前降低，表明本病与膀胱经及肾经密切相关；原穴的伏安特性曲线的曲度越大，经络愈趋向于热证。腧穴电敏化反映机体脏腑功能的变化，通过测定腧穴的生物电信号变化，以推测机体脏腑功能的变化。

（4）腧穴光敏化：腧穴光敏化是指人体脏腑或相关部位发生病变时，相应腧穴部位在超微弱发光强度、漫反射光谱特性及红外辐射光谱特性上发生显著变化，简称光敏。当人体发生疾病时，与病变脏腑或局部相关的腧穴在光学仪器的照射下，其明暗程度完全不同于非相关腧穴。国内杨文英等研究发现健康对照组左右两侧腧穴发光值无明显差异,处于平衡状态;支气管哮喘和慢性胃炎患者相应腧穴两侧的发光强度在发作期间有明显差异,显示失平衡状态,缓解期呈现恢复趋势。提示疾病对腧穴发光的影响具有脏腑–腧穴相关性。国内刘汉平等研究发现手足部原穴的漫反射光谱随妇女月经周期的变化而呈现经前漫反射率居中、经期最高以及经后最低的规律性变化,表明腧穴漫反射光谱的变化与机体气血变化有着密切的关系。

（5）腧穴声敏化:腧穴声敏化是指人体脏腑或相关部位发生病变时,相应腧穴部位的音乐声波接收敏感性发生增强或减弱的变化,简称声敏。国内刘芳研究发现不同经络不同腧穴对音乐声波传导接收敏感性存在差异,功能性消化不良患者的脾胃经腧穴对宫调音乐声波的接收弱于健康对照组（大学生）,脾经腧穴的宫调音乐声波值高于同一水平的膀胱经、胆经及肾经腧穴,而胃经腧穴的宫调音乐声波值低于同一水平的肝经及胆经腧穴。比较动力障碍型与非动力障碍型功能性消化不良患者的脾胃经腧穴的宫调音乐声波接收强度,除了地机穴存在差异性外,其他腧穴均无差异性。国内魏育林等研究发现肺经原穴太渊对音乐声波接收具有特异性,女性心包经原穴大陵和心经合穴少海对音乐声波的接收强度高于男性。

（6）腧穴微循环敏化:腧穴微循环敏化是指人体脏腑或相关部位发生病变时,相应腧穴部位的皮肤微循环流量及血管通透性发生改变。国内郑洪新等用激光多普勒微循环流量计检测胃脘痛肝郁脾虚证患者和健康人的脾胃经募穴、背俞穴、输穴、合穴等腧穴部位的皮肤微循环流量,结果发现胃脘痛肝郁脾虚证Ⅰ、Ⅱ型相关各穴皮肤微循环流量值均非常明显低于正常对照组,而且脾虚为主的Ⅱ型比肝郁为主的Ⅰ型该穴流量值明显减低。

（7）腧穴生物化学敏化:腧穴生物化学敏化是指人体脏腑或相关部位发生病变时,相应腧穴部位的组胺、5– 羟色胺、H^+浓度、pH 值、氧分压,及细胞外 K^+、Na^+、Ca^{2+} 浓度等内环境发生改变,简称生化敏。

（三）腧穴力敏化的探讨

1. **经筋理论** 经筋理论是经络系统的组成部分,包括手三阴经筋、足三阴经筋、手三阳经筋及足三阳经筋,总共十二经筋。十二经筋是十二经脉之气结聚散落于筋肉骨节的体系,是十二经脉的外周连属部分。连缀四肢关节、约束骨骼、维络周身、主司运动,补充和延伸了十二经脉在体表分布循行及功能上的不足。"经筋"一词首见于《灵枢·经筋》。《素问·痿论》曰:"宗筋主束骨而利机关也。"经筋为病,多为转筋、筋痛、弛纵、痹证等,针灸治疗多局部取穴,且多用燔针劫刺。《灵枢·经筋》曰:"治在燔针劫刺,以知为数,以痛为输。"经筋理论广泛运用于骨伤科疾病的诊断与治疗,有助于腧穴力敏化的探索与研究。

（1）理论的起源:经筋理论源于石器时代,形成于战国、秦汉时期。《说文解字》曰:"筋,肉之力也。从力、从肉、从竹。竹,物之多筋者""腱,筋之本,附着于骨"。"筋"意指能产生力量的肌肉,"腱"是"筋本",是筋附着于骨骼的部分。这些描述反映了古人对经筋的早期认识。经筋相当于躯干、四肢部位的软组织,包括现代医学中骨骼肌及由肌肉周围的结缔组织分化形成的筋膜、韧带、腱鞘等附属组织,具有约束骨骼、主司运动的作用。《周礼·天官》曰:"以酸养骨,以辛养筋,以咸养脉,以苦养气,以甘养肉。"反映筋脉疾患的治疗法则。1973年长沙马王堆出土的竹帛古医书《足臂十一脉灸经》和《阴阳十一脉灸经》,是现存最早的经脉学文献。"经络"一词首见于此书,两书记载了十一条经脉的循行、病候和灸法治疗,标志着经筋理论的萌芽。

（2）理论的形成:《黄帝内经》的问世,是先秦至西汉医学发展的必然结果,系统阐述了十二经筋的循行走向、生理、病候以及治法,标志着经筋理论体系的形成。《灵枢·经筋》叙述了"十二经筋"在机体循行的部位和途经,提出"以痛为输"的选穴原则以及"燔针劫刺"的经筋针刺方法。《素问·痿论》曰:"阳明者,五脏六腑之海,主润宗筋,宗筋主束骨而利机关也。"经文说:阳明者,水谷血气之海,五脏六腑皆受气于阳明,故为脏腑之海。宗筋者,前阴也。前阴者,宗筋之所聚,太阳、阳明之所合也。诸筋皆属于节,主束骨而利机关,宗筋为诸筋之会,阳明所生之血气为之润养,故诸痿独取于阳明。说明宗筋具有约束骨节、滑利关节的作用。《素问·长刺节论》云:"病在筋,筋挛节痛,不可以行,名曰筋痹。"说明经筋病的症候特点,表现为筋挛、关节疼痛、屈伸不利等。《灵枢·经筋》曰："经筋之病，寒则反折筋急，热则筋弛纵不收，阴痿不用，阳急则反折，阴急则俯不伸。焠刺者刺寒急也，热则筋纵不收，无用燔针。""治在燔针劫刺，以知为数，以痛为输……"论述了经筋病（筋急、筋纵）的病因、症候以及治法。明代杨继洲《针灸大成》云："火针，一名燔针。"指出燔针为火针之别名。

（3）理论体系的成熟：东汉张仲景《伤寒论》曰："太阳病，发热无汗，反恶寒者，名曰刚痉。太阳病，发热汗出，不恶寒者，名曰柔痉……背反张者，痉病也。"发展了《黄帝内经》对痉证的认识，提出了刚痉与柔痉之分，进一步丰富了经筋理论。晋代皇甫谧的《针灸甲乙经》是我国现存最早的一部针灸学专著，该书详细论述了经筋的始末、循行分布、病理和治则，是对《黄帝内经》和《难经》中有关经筋理论的完善和补充。隋代巢元方《诸病源候论》云："凡筋中于风热则弛纵，中于风冷则挛急，十二经筋皆起于手足指，循络于身也，体虚弱，若中风寒，随邪所中之筋则挛急，不可屈伸，其汤熨针石，别有正方，补养宣导。"论述了经筋病的病因病机、病候特点、治疗方法及调养护理。

明代张介宾《类经》曰："十二经脉之外而复有所谓经筋者，何也？盖经脉营行表里，故出入脏腑，以次相传，经筋连缀百骸，故维络周身，各有定为。"指出经筋有别于十二经脉，两者各司其职，经筋是十二经脉之气濡养筋肉骨节的外周连属部分，具有联络四肢百骸、主司关节运动的作用。"大趾上三毛际，大敦次也。行蹀上，与足太阴之筋并行，结于内踝前中封之次""上行结于手腕外侧腕骨、阳谷之次，上循臂内侧，结于肘下锐骨之后小海之次"。该书首次用穴名加"之次"来记载筋结点的位置，如"中封之次""小海之次"，对经筋理论的发掘、整理及提高有着重要的意义。明代楼英《医学纲目》云："以知为数，以痛为输者，言经筋病用燔针之法，但以知觉所针之病应效为度数，非如取经脉法有几呼几吸几度之定数也，但随筋之痛处为输穴，亦非如取经脉法有荥俞经合之定穴也。"此为对《黄帝内经》中"燔针劫刺"治疗经筋病的进一步说明，即以局部"以痛为输"治疗为主，针刺以感知效应为度，与经脉的取穴、操作有别。清代叶霖《难经正义》曰："人身皮内之肌，俗名肥肉，肥肉内夹缝中有纹理，名曰腠理，又内为瘦肉，瘦肉两头即生筋,筋与瘦肉为一体,皆附骨之物也,故邪犯瘦肉,则入筋而骨节疼痛。"从解剖学的角度对经筋理论进行了诠释。清代吴谦《医宗金鉴·正骨心法要旨》曰:"夫手法者,谓以两手安置所伤之筋骨,使仍复于旧也,但伤有轻重,而手法各有所宜……盖一身之骨体,既非一致,而十二经筋之罗列序属,又各不同,故必素知其体相,识其部位,一但临证,机触于外,巧生于内,手随心转,法从手出。"论述了手法治疗筋骨疾病的原则方法,进一步丰富和发展了经筋疗法。

（4）十二经筋的分布规律:十二经筋是十二经脉之气结、聚、散、络于筋肉关节的体系,是十二经脉的外周连属部分,与经脉结成"筋与脉并为系"的有机联体。隋代杨上善《黄帝内经太素》曰:"十二经筋与十二经脉,俱禀三阴三阳行于手足,故分为十二。但十二经脉主于血气,内营五脏六腑,外营头身四肢。十二经筋内行胸腹廓中,不入五脏六腑。"论述了十二经筋与同名经脉循行分布基本一致,其循行走向均从四肢末端走向头身,行于体表,不入内脏。其分布是成片的,有结、聚、散、络的特点,多结聚于关节、骨骼部,走向头身。各经循行于踝、腘、膝、股、髀、臀、腕、肘、臂、肩、颈等关节或肌肉丰隆处,并与邻近的他经相联结。十二经筋有刚（阳）筋和柔（阴）筋之分。

刚（阳）筋分布于项背和四肢外侧,以手三阳经筋、足三阳经筋为主。手三阳经筋包括手阳明经筋、手少阳经筋和手太阳经筋,起于手指,循臑外上行结于角（头部）。足三阳经筋指足阳明经筋、足少阳经筋和足太阳经筋,起于足趾,循股外上行结于烦（面部）。

柔（阴）筋分布于胸腹和四肢内侧,以手三阴经筋、足三阴经筋为主。手三阴经筋包括手太阴经筋、手厥阴经筋和手少阴经筋,起于手指,循臑内上行结于贲（胸部）;足三阴经筋指足太阴经筋、足厥阴经筋和足少阴经筋,起于足趾,循股内上行结于阴器（腹部）。

（5）十二经筋的生理病理:十二经筋纵横交错,连缀四肢百骸,结聚散落,分布于四肢、头面和躯干,具有约束骨节、主司运动、保护脏器,以及保持人体正常的运动功能。《素问·痿论》云:"阳明者,五脏六腑之海,主润宗筋,宗筋主束骨而利机关也。"《灵枢·经脉》曰:"人始生,先成精,精成而脑髓生,骨为干,脉为营,筋为刚,肉为墙,皮肤坚而毛发长,谷入于胃,脉道以通,血气乃行。"

《素问·长刺节论》云:"病在筋,筋挛节痛,不可以行,名为筋痹。"论述了筋痹的病候特点。《灵枢·经筋》曰:"经筋之病,寒则反折筋急,热则筋弛纵不收,阴痿不用,阳急则反折,阴急则俯不伸。"论述了经筋病的症候特点。经筋为病,主要是在经筋分布之处的筋肉挛急、疼痛、麻木、掣引、痹症、转筋、强直、弛缓、肢体不用等症,临床以痛症为主,多为运动系统损伤;经筋病变累及脏腑经络的气血循行,继发筋性累及性病变,包括神经病变、心血管病变以及其他脏器病变等。

(6)经筋理论在骨伤科领域中的应用:《灵枢·经筋》曰:"治在燔针劫刺,以知为数,以痛为输。"概述了燔针治疗经筋病的原则方法。《灵枢·刺节真邪》云:"一经上实下虚而不通者,此必有横络盛加于大经之上,令之不通,视而泻之,此所谓解结也。"提出"横络解结"方法,用于治疗经筋病。

经筋病和骨痹病为骨伤科、针灸科门诊常见的病种,由于两个不同专科所掌握的专业知识侧重点不同,在治疗上所用的方法也不相同。针灸是在经络学说指导下,以针刺、艾灸为主,配合药物、生物电等疗法,激发经气、疏通经络、活血行气、调和阴阳,以达到治疗疾病的目的。骨伤科是在中医基本理论的指导下,结合临床解剖学、生理病理学、生物力学等现代医学知识,以手法、固定、药物、练功、手术为主,松筋解结、矫正筋歪或出槽、整复错缝,恢复筋骨正常的解剖结构位置,使疾病得以康复。手法是中医骨伤科的一大特色疗法,分为正骨和理筋两类。正骨手法是以恢复骨骼、关节正常的解剖关系为主,主治骨折、脱臼等;理筋手法是以舒筋通络、活血化瘀、矫正筋歪或出槽,以及恢复筋骨正常的解剖关系为主,主治筋歪、筋出槽、关节错缝等经筋病。

经筋理论在中医骨伤科学中的应用:在诊断方面,通过观察筋结点的形态学和功能状态,以了解病变的部位、深浅、性质、病情轻重、预后等,协助诊断。在治疗方面,经筋理论用于指导手法、针刀等治疗各类骨伤科疾病,即刺激/松解筋结点,疏通经络、松筋解结、矫正筋歪或出槽、整复错缝,恢复软组织与骨骼的力学平衡,以实现"筋骨并治""标本兼治"的目的。

2. 力敏化与去力敏化现象

（1）腧穴力敏化与力敏化过程：腧穴敏化反映机体功能变化，具有普遍性、特异性和动态性，是机体脏腑经络之气实时动态的反应。力敏化为腧穴敏化的一种类型。当人体脏腑或相关部位发生疾病时，用较轻的力量按压或叩击相关的腧穴部位会引起疼痛、疼痛过敏等异常感觉，触及条索、硬结等阳性反应物，局部张力升高等，此种现象就称为腧穴力敏化，简称"力敏"。有少数患者表现为舒适感，也属于腧穴力敏化。这些已发生力敏化现象的腧穴就称为力敏化腧穴。

在正常的生理状态下腧穴处于"静息态"，在病理状态下相关的腧穴处于"激活态"（又称敏化态）。当人体发生疾病时，相关的腧穴功能会发生改变，由静息态转化为激活态，产生力敏化现象，这一个过程就称为腧穴力敏化过程，简称"力敏过程"。敏化态的腧穴反映了机体气血的盛衰、虚实，推测疾病的病位、病性、病机、预后等，可协助诊断。力敏化腧穴是指已力敏化的腧穴，对力的刺激反应具有高度的敏感性，呈现"小刺激大反应"的特点。因此，力敏化腧穴是治疗的最佳刺激点。

在疾病状态下，用较轻的力量按压或叩击相关的腧穴会引起局部痛阈降低、疼痛敏感性增强、剧烈疼痛等异常感觉，呈现"小刺激大反应"，此种现象称为疼痛过敏。也有些腧穴部位出现皮肤松弛、凹陷、斑丘疹、脱屑、皮下结节、瘀点、瘀斑、白斑等形态改变。慢性软组织损伤、退行性骨关节疾病等骨伤科疾病的力敏化腧穴主要分布在病损部位及与疾病相关的经络腧穴。如颈椎病患者的力敏化腧穴多见于风池、完骨、天柱、天宗、大椎等腧穴部位。

（2）腧穴去力敏化与去敏化过程：当人体发生疾病时，相关的腧穴会产生力敏化现象。用针刺、小针刀、手法等刺激力敏化腧穴会引起局部疼痛减轻或消失，条索或结节形态缩小、质地变软，局部张力降低等，此种现象就称为腧穴去力敏化，简称"消敏"。经治疗后病情好转或治愈，相关的腧穴功能会发生改变，由激活态（力敏化）转化为静息态，敏化程度减弱或消失，这一个过程就称为去力敏化过程，简称"消敏过程"。

3. 力敏化腧穴的特点　《灵枢·背腧》曰:"背中大腧,在杼骨之端,肺腧在三焦之间……皆挟脊相去三寸所,则欲得而验之,按其处,应在中而痛解,乃其输也。"《素问·缪刺论》云:"疾按之应手如痛,刺之。"《灵枢·五邪》曰:"邪在肺,则病皮肤痛……取之膺中外腧,背三节五脏之傍,以手疾按之,快然,乃刺之,取之缺盆中以越之。"反映了古人对腧穴力敏化的早期认识。《灵枢·邪客》云:"肺心有邪,其气留于两肘;肝有邪,其气流于两腋;脾有邪,其气留于两髀;肾有邪,其气留于两腘。"说明古人观察到人体五脏疾病在肢体上的反应。用循按、触摸方法在体表腧穴部位寻找异常变化,可以测知腧穴所属脏腑或局部病变。

当人体发生疾病时,相关的腧穴部位会出现皮肤凹陷、隆突、硬结、条索、皮屑、丘疹、白斑等形态改变和/或力敏化、热敏化、声敏化、电敏化、痛敏化等功能变化。脏腑病的敏化穴位主要分布于相关经络的特定穴及其附近,如背俞穴、募穴、郄穴、下合穴、交会穴等;经络病的敏化穴位主要分布形式,分为循经分布和病变局部分布两种。

腧穴敏化反映机体功能的变化,力敏化是腧穴敏化的一种类型。力敏化腧穴是以腧穴力敏化点为中心,力敏化点为气血能量聚集之处,并且向周围逐渐淡化,气血能量逐渐减少,且有相对的边缘。慢性软组织损伤、退行性骨关节疾病等骨伤科疾病相关的腧穴功能多以力敏化为主,即对力的刺激反应的敏感性增强,呈现"小刺激大反应"。"小刺激大反应"有两个方面的含义:其一,用较轻的力量按压或叩击腧穴部位会引起疼痛、疼痛过敏等异常感觉;其二,用较轻的力量(小于常规治疗量)刺激力敏化腧穴可产生显著疗效。只有与疾病相关联的腧穴对力刺激产生"小刺激大反应",而其他非相关的腧穴对力刺激只会在局部产生一般的针刺痛觉。因此,力敏化腧穴除了实时动态地反映机体脏腑功能及局部病症的变化外,还能使力刺激的治疗作用被显著放大。

力敏化腧穴的数量、性质、敏化度、范围等与患者病情变化有着密切的关系。腧穴力敏化随疾病的发生而产生,随病情的好转而减弱,随疾病的治愈而消失,随病情的恶化而增强。笔者长期观察慢性软组织损伤、退行性骨关节疾病等骨伤科疾病,发现:起初疾病发展较缓,力敏化腧穴的数量较少或没有,敏化程度(敏感性、反应性、持续时间等)较弱,条索、硬结等敏化产物(阳性反应物)较少、质地偏软、范围较小,局部张力稍高或正常等。随病情进一步加重,力敏化腧穴的数量增多,敏化程度增强,敏化产物增多、质地偏硬、范围扩大,局部张力升高等。经积极治疗后病情好转,力敏化腧穴的数量减少,敏化程度逐渐减弱,敏化产物减少、质地变软、范围缩小,局部张力降低等。如疾病得以痊愈,力敏化腧穴的数量极少,敏化产物极少,或呈现静息态。

4. 力敏化腧穴与经穴　经穴是指属于十四经脉系统的腧穴。腧穴敏化是机体脏腑病变在体表经脉上的反应,力敏化是腧穴敏化的一种类型。在正常生理状态下经穴处于"静息态"。当人体脏腑或相关的部位发生病变时,相关的经穴会发生形态学改变和功能变化,由静息态转化为敏化态。慢性软组织损伤、退行性骨关节疾病等骨伤科疾病相关的腧穴功能会发生相应变化,多以力敏化为主,主要分布于与疾病相关联的经穴上,并且以病损处及周围为中心。

经穴具有固定的名称、位置、归经、主治本经病证等特点。无论在生理状态,还是在病理状态,人体均存在着经穴的分布,而力敏化腧穴只存在于病理状态下。经穴力敏化是指局部损伤或脏腑病变在体表经穴上实时、动态的反应,其经穴功能呈现力敏化态;随疾病的发生而产生,随疾病的加重而增强,随疾病的好转而减弱,随疾病的痊愈而消失。

经穴力敏化与疾病的病位、病性、病情轻重、病程等因素有一定的关系。腧穴力敏化点与经穴解剖定位并不完全一致。临床上,笔者仍然使用经穴作为参考坐标系。但值得注意的是,当腧穴力敏化点与经穴解剖定位完全一致时,直接使用经穴名称来描述腧穴力敏化点的位置;当腧穴力敏化点与经穴解剖定位不一致时,使用相邻的经穴名称后面加上"之次"或"次"来描述腧穴力敏化点的位置。

5. 力敏化腧穴的分布规律　研究力敏化腧穴的分布规律,对临床诊断和治疗选点有着重要意义。《针灸问对》云:"经络不可不知,孔穴不可不识。不知经络,无以知气血往来;不知孔穴,无以知邪气所在。"

说明经络与腧穴的关系及重要性。《灵枢·癫狂》曰:"厥逆,腹胀满,肠鸣,胸满不得息,取之下胸二胁,咳而动手者,与背输,以指按之立快者是也。"指出脏腑病变与背俞的关系。经络系统把全身各脏器连接起来,腧穴是脏腑经络气血输注出入于体表的部位,从属于经络系统;敏化态的腧穴是脏腑病变或局部损伤在体表经络上的反应点。《灵枢·经筋》曰"以痛为输"。《备急千金要方》曰:"有阿是之法,言人有病痛,即令捏(掐)其上,若里(果)当其处,不问孔穴,即得便快成(或)痛处,即云阿是。灸刺皆验,故曰阿是穴也。""阿是穴"即压痛处,体现了《黄帝内经》"以痛为输"的临床应用,反映了腧穴力敏化的早期认识。

腧穴敏化可发生于全身各个部位,分布形式多种多样,具有经穴-脏腑-疾病的相关性,而且遵循一定的分布规律,如经络辨证、脏腑辨证、阿是穴法等。腧穴敏化的分布与病变脏腑或病损局部、病情轻重等有一定的关系。笔者通过长期观察颈椎病、落枕、腰椎间盘突出症、腰椎椎管狭窄症、急性腰扭伤、第三腰椎横突综合征、旋前圆肌综合征等骨伤科疾病相关力敏化腧穴的分布情况,现将有关的分布特点总结如下,以供读者参考。

由于多数骨伤科疾病以骨骼、肌肉、韧带、筋膜等组织的局部损伤为主,力敏化腧穴是以病损处及周围为中心,并与疾病所属经络密切相关,而且沿病证所属经络/经筋的循行走向分布。此外,力敏化腧穴的分布亦与疾病相关的阿是穴、压痛点、筋结点、激痛点等有着密切的关系;主要分布于肌肉、韧带、肌腱等软组织应力集中处,起协同/拮抗作用的肌肉、韧带的起止点,躯体功能活动的应力中心处,腱鞘、脂肪垫、滑囊、滑车等解剖部位,周围神经通道狭窄处等。

椎间盘突出症、颈椎病等退行性脊柱疾病的力敏化腧穴的分布与病灶点密切相关。腰椎间盘突出症的力敏化腧穴主要分布在腰骶部,颈椎病的力敏化腧穴主要分布在颈椎病变部位,如枕骨下缘、患椎棘突旁等。

肱骨外上髁炎、跟腱炎等骨伤科疾病的力敏化腧穴的分布与肌肉起止点密切相关。肱骨外上髁炎的力敏化腧穴主要分布在肱骨外上髁及前臂腕伸肌群附着处,跟腱炎的力敏化腧穴主要分布在跟腱附着处。

冈上肌腱炎、股内侧肌损伤等骨伤科疾病的力敏化腧穴的分布与筋结点密切相关。冈上肌腱炎的力敏化腧穴主要分布在冈上肌腱区,股内侧肌损伤的力敏化腧穴主要分布在股内侧肌区。

膝骨关节炎、肩关节周围炎等关节疾病的力敏化腧穴的分布与筋结点、病灶点等密切相关。膝骨关节炎的力敏化腧穴主要分布在膝眼、犊鼻、阴陵泉、阳陵泉、梁丘、血海等膝关节及其周围,肩关节周围炎的力敏化腧穴主要分布在肩髃、肩髎、臂臑等肩关节及其周围。

尺神经炎、旋前圆肌综合征等骨伤科疾病的力敏化腧穴的分布与周围神经易卡压处密切相关。尺神经炎的力敏化腧穴主要分布在尺神经沟区,旋前圆肌综合征的力敏化腧穴主要分布在旋前圆肌区。

此外,有些骨伤科疾病的力敏化腧穴的分布与肌筋膜经线有关。譬如有的头痛是由于足底筋膜的病变引起局部紧张、痉挛,张力增高,其张力经后表线向上传递,导致帽状腱膜紧张而产生头痛,其力敏化腧穴多分布于后表线上的骨性或肌性结节点。肌筋膜疼痛综合征的力敏化腧穴的分布与激痛点密切相关。

力敏化腧穴分布的数量与脏腑病变/局部损伤有关。疾病起初,发病缓慢,力敏化腧穴的数量较少或无;随着疾病进一步加重,力敏化腧穴的数量逐渐增加;随着疾病的好转或痊愈,力敏化腧穴的数量逐渐减少,甚至消失。

6. 力敏化腧穴的临床表现 研究力敏化腧穴的临床表现,对临床诊断、病情评估及治疗选点有着重要的意义。力敏化腧穴主要表现为疼痛或疼痛过敏等异常感觉,有触压痛或叩击痛,可扪及条索、结节等阳性反应物(又称敏化产物);可伴有皮肤凹陷、隆突、皮屑、丘疹、色泽变化等形色改变。笔者通过观察颈椎病、落枕、腰椎间盘突出症、腰椎椎管狭窄症、急性腰扭伤、第三腰椎横突综合征、旋前圆肌综合征等骨伤科疾病相关腧穴的临床表现,现将主要的临床特征总结如下,以供读者参考。

(1)自我感觉疼痛或疼痛过敏等异常感觉。

(2)按压痛或叩击痛,用较轻的力量按压或叩击相关腧穴部位会引起疼痛、疼痛过敏等异常感觉。

（3）可扪及条索、结节等阳性反应物。

（4）局部组织张力升高。

（5）有些腧穴按压时出现抽搐现象。

（6）有些腧穴按压时出现舒适感。

（7）有些腧穴按压时出现酸、麻、胀、重、蚁行感等。

7. 腧穴力敏化的生物学机制　《灵枢·海论》曰："夫十二经脉者，内属于腑脏，外络于肢节。"说明经络是体表－脏腑相关的结构基础。《素问·调经论》曰："五脏之道，皆出于经隧，以行血气，血气不和，百病乃变化而生，是故守经隧焉。"说明五脏与全身各部分以及五脏之间是由经络运行气血和协调全身的功能联系起来的。如果经络不通、气血运行不畅，就会产生各种各样的疾病。《千金翼方》云："凡孔穴者，是经络所行往来处，引气远入抽病也。"说明腧穴从属于经络，通过经络与人体各部分发生联系，在体表腧穴上施以针或灸的刺激，"引气远入"，以治疗脏腑与经络的病证。目前有关力敏化腧穴的生物学机制尚不清楚。疼痛是大多数骨伤科疾病的主要症状，相关腧穴功能多以力敏化为主。我们推测力敏化腧穴的生物学机制可能与牵涉痛、激痛点有类似之处。目前有关牵涉痛的发生机制存在几种假说，如易化学说、汇聚投射学说、躯体交感神经反射学说等。

（1）易化学说：此学说认为机体内脏传入纤维的侧支在脊髓与接受体表痛觉传入的同一后角神经元构成突触联系，从患痛内脏来的冲动可以提高该神经元的兴奋性，从而对体表传入冲动产生易化作用，使微弱的体表刺激成为致痛刺激，产生牵涉痛。第Ⅲ、Ⅳ型神经伤害性传入纤维对刺激反应增强，从而引起传出神经应答反应超出正常范围。来自皮肤、肌肉或内脏的伤害性传入冲动传导至脊髓中的中间神经元，产生兴奋，使刺激阈降低，易化了正常痛觉阈下的冲动，通过脊髓丘脑束上传到达中枢神经，中枢对这些易化的信号产生判断和反应，产生牵涉痛或紧张度增高。此假说可以解释力敏化腧穴"小刺激大反应"的特性。

（2）汇聚投射学说：此学说认为脊髓中的传出神经元与传入神经

元之间存在两种旁路连接,来自皮肤、肌肉或内脏的伤害性传入冲动传导至脊髓中间神经元,后者连接两种传入纤维,且与传出纤维相联系,可对刺激产生反应。在刺激信息传导至传出纤维之前,皮肤、肌肉或内脏的伤害性传入信号具有一个共同的终末传导通路,传入信号传导至传出纤维,可对刺激产生反应。还通过脊髓丘脑束上传至中枢神经系统,刺激信号传导至中枢后,但中枢神经并不能辨别冲动是来自皮肤、肌肉,还是内脏,我们生活中潜在意识到外来伤害性刺激多数来自于皮肤或肌肉;来自内脏的疼痛刺激经脊髓丘脑束上传至中枢,形成痛觉,其痛觉被错误地认为来自相应节段的皮肤。

(3)躯体交感神经反射学说:此学说认为病变内脏的刺激冲动经过交感神经传入纤维到达所属脊髓节段的后根节,产生兴奋灶,通过交感传出纤维,随之引起同一节段皮肤局部血管收缩或营养障碍等,产生过敏牵涉性疼痛区。当内脏疾病传来的冲动通过轴突反射到神经末梢,释放活性物质,由于神经末梢与肥大细胞"突触样"联系,激活肥大细胞脱颗粒,产生神经源性炎症反应,扩张微血管,增加通透性,组织液、致痛物渗出增多,酸性代谢产物大量堆积,H^+、Na^+、K^+、Ca^{2+} 等离子浓度发生改变,从而形成疼痛过敏。

此外,伤害性感觉器的敏感性与牵涉痛的发生机制有关。

8. 力敏化腧穴的临床应用 力敏化腧穴是机体脏腑疾病或局部损伤在体表经络上的反应点。掌握力敏化腧穴的分布、特点、临床表现等,对疾病诊断和治疗均有着重要的意义。

(1)诊断方面:腧穴敏化反映机体脏腑功能变化、气血虚实盛衰等。慢性软组织损伤、退行性骨关节疾病等骨伤科疾病相关的腧穴功能以力敏化为主,力敏化腧穴的数量、分布、敏化度等与疾病的部位、性质、病情轻重、病程等有关。通过观察力敏化腧穴的分布、数量、形态、大小、范围、力敏化程度、局部张力等情况,推测疾病的部位、深浅、性质等,以协助诊断及评估病情。

(2)治疗方面:根据脏腑 - 经穴相关理论,敏化腧穴是脏腑病变或局部损伤在体表经络上的反应点。经络具有运行气血、调和阴阳和濡养全身的作用。敏化态的腧穴对针或艾刺激存在着高敏感性反应,呈现"小刺激大反应"的特性,可使患者获得更好的疗效,敏化腧穴是疾病的最佳治疗点。慢性软组织损伤、退行性骨关节疾病等骨伤科疾病相关腧穴功能以力敏化为主。故力敏化腧穴是骨伤科疾病的最佳治疗点。

三、腧穴力敏化点

（一）腧穴四维时空观

在物理学或哲学领域中,维度是指独立时空坐标的数目。零维是指一点,没有长度;一维是指直线,只有长度;二维是由长度和宽度组成平面,形成面积;三维是由二维加上高度组成立体空间,形成体面积。四维是指在三维空间的基础上,加上一条时间轴,将时间和空间统一起来,形成一个不可分割的整体,时间作为第四维的坐标。世界著名科学家爱因斯坦认为无论几维空间都离不开时间的支持,没有时间就没有空间,时间与空间是无法分开的。

腧穴是人体脏腑经络气血输注出入于体表的特殊部位,为气血汇聚、转输和出入之处,与脏腑经络之气相通,并随之活动变化的感受点和反应点,亦是疾病的治疗点。腧穴具有反映病证和感受刺激两大功能。治疗选点是否合理、腧穴定位是否准确、针刺方向是否正确、针刺层次是否精准,以及针刺过程中是否有"得气感"等因素与针刺疗法的疗效有着密切的关系。如何实现针刺疗法的最佳效果呢?笔者从骨伤科临床出发,将物理学中的"四维时空观"引入腧穴结构的研究中,认为腧穴具有四维时空特性(即在三维空间的基础上,加上一条时间轴)。三维空间是指腧穴的形态、大小、范围、位置、深度、角度、方向等结构和位置,时间轴是一条虚拟线,即患者病理变化过程。

1. 腧穴的空间特性 《素问·刺要论》曰:"病有浮沉,刺有浅深,各至其理,无过其道。"指出针刺浅深与病位的浮沉有关,反映了古人对腧穴的空间认识。说明腧穴除了体表位置外,还有相应的浅深度,与现代科学中三维空间的特征是一致的。腧穴是以人体体表上的特定部位为标志,并非简单的一个点或平面,而是具有三维空间的"区",又称为"穴区""穴道",有一定的角度、方向、深度及空间度。腧穴的定位与针刺、艾灸、推拿、按摩等外治法的临床疗效有着密切的关系。历代医家十分重视腧穴定位，根据人体体表皮肤的自然标志，先后创立了骨度分寸法、自然标志取穴法、手指比量法等取穴法。

19 世纪西方医学传入我国，不少学者引入现代解剖学来研究腧穴结构和位置，促进并推动了经络腧穴的现代化研究，有利于针刺操作的规范化，以及针灸学术的交流与合作，还有利于年轻医师更好地掌握经络腧穴理论。但也存在诸多问题，有待进一步探讨。譬如在临床上我们无法保证对患者的每一次针刺治疗都从相同的孔道刺入（包括刺入点、方向、深度等），然而患者仍能得到相似的效果。笔者记得实习时曾经遇到一例下腰部疼痛的患者，当时跟诊老师是一名高年资针灸专家，诊断为腰肌劳损，由他亲自进行针刺治疗，严格遵循了针刺的要领，按腧穴解剖定位施行针刺，治疗后腰痛未见明显减轻。第二天由一名骨伤专业实习生施行针刺操作，针刺在偏离腧穴解剖定位约 1cm 的地方，令人惊讶的是患者下腰部疼痛显著减轻，获得了较好的临床疗效，让针灸指导老师感到十分意外。近 30 年来，许多学者从解剖组织、生理病理等角度对腧穴的结构、位置及功能进行了诸多探索与研究，如腧穴组织形态结构、解剖层次结构、三维立体结构等，提出腧穴"三维重建""可视化"等新的观点。国内彭荣琛教授认为腧穴像容器一样具有盛装的功能，为气血积聚之处，由腧穴中心点（即气血高度积聚处）逐渐向外淡化（气血逐渐减少），形状不规则，且有相对的边缘。腧穴具有不规则的立体结构，其形状与所在的凹陷和孔隙的形状相似。同时将此结构分为三层，表浅层有一定量的气血云集，中间层气血积聚较多，深层有调动正气的能力。1942 年 Janet Travell 首次提出了"激痛点"概念，激痛点是指骨骼肌内可触及之紧绷肌带所含有的局部高度敏感的压痛点。国内彭增福教授研究发现激痛点与传统腧穴在解剖位置、临床主治、针刺引起线性感传等方面有着很多相似性。

总之，腧穴不是简单的一个点或平面，而是具有三维空间的结构和位置，且有一定的时效性。腧穴三维空间位置是指腧穴所在的部位、方向、角度、深浅度等；腧穴三维空间结构是指腧穴的形态、大小、方向、边缘等；腧穴三维空间结构的中心为气血能量聚集之处，气血能量由此结构中心向周围逐渐淡化,且有相对的边缘。

2. 腧穴的时效性　腧穴的时效性是指在疾病不同的病理时期,相关腧穴的形态和功能会发生相应变化,包括腧穴的三维空间结构和位置。国内许多学者从组织形态、解剖层次结构、三维空间结构等方面研究腧穴的形态结构,发现正常人腧穴区和非腧穴区在组织形态学和解剖层次上无显著性差异。

在正常生理状态下,腧穴处于"静息态";在疾病状态下,腧穴的功能由"静息态"转化为"激活态(或敏化态)"。当人体发生脏腑病变或局部损伤时,相关的腧穴部位会发生凹陷、隆突、皮屑、丘疹、皮肤色泽等形态改变及力敏化、热敏化、声敏化等功能变化,随着病情的变化(恶化、好转或治愈),相关腧穴的三维空间结构和位置会发生相应变化。慢性软组织损伤、退行性骨关节疾病等骨伤科疾病相关腧穴功能以力敏化为主,且力敏化腧穴是动态变化的。腧穴的空间结构和位置,与病情轻重、病位深浅、病程长短、病性虚实等因素有一定关系。一般来说,疾病早期,病情较轻、病位较浅,力敏化腧穴的数量较少或无,敏化程度较弱,层次较浅,形态较小,质地偏软等;随着疾病进一步加重,力敏化腧穴的数量增加,敏化强度增强,层次渐深,形态变大、质地变硬;经治疗后疾病好转或痊愈,力敏化腧穴的数量减少,敏化程度减弱,层次渐浅,形态缩小,质地变软,或呈"静息态"。因此,切寻骨伤科疾病相关的腧穴时,需要仔细切诊腧穴的分布、数量、位置、深浅、大小、质地、敏化程度、局部组织张力等。若扪查到条索、硬结等阳性反应物,则需要进一步了解其形态、大小、质地、边缘、毗邻等。

(二)腧穴力敏化点

1. 概念　腧穴力敏化是腧穴敏化的一种类型。已发生力敏化现象的腧穴就称为力敏化腧穴。力敏化腧穴是机体脏腑病变或局部损伤在体表经络上的反应点,也是疾病的治疗点。当人体发生慢性软组织损伤、退行性骨关节疾病等骨伤科疾病时,相关的腧穴形态和功能会发生变化,其中腧穴功能多以力敏化为主。力敏化腧穴具有反映病症和感受刺激的作用,其对力刺激的治疗作用被显著放大,呈现"小刺激大反应"。腧穴具有三维空间的结构和位置,且有一定的时效性;腧穴的三维空间结构中心为气血能量聚集之处。力敏化腧穴的三维空间结构中心就称为腧穴力敏化点。力敏化腧穴是以腧穴力敏化点（即气血能量聚集之处）为中心，向周围逐渐淡化，气血能量逐渐减少，且有相对的边缘。腧穴力敏化点为腧穴力敏化程度最强之处，对力的刺激作用呈现"小刺激大反应"，是疾病的最佳治疗点。

2. 腧穴力敏化点、压痛点和激痛点 压痛点是指按压人体体表时所发现的疼痛部位。《宣蛰人软组织外科学》指出压痛点是在人体骨骼各个特定的软组织损害性病变部位存在有规律的压痛点，滑动按压这些压痛点，可以产生与主诉相符合的局限痛。压痛点有三个特点：①解剖特点——规律性地分布于软组织的骨骼附着处；②病理特点——局部存在无菌性炎症；③形成特点——从椎管外软组织松解手术中发掘出来，并经过密集型银质针针刺和强刺激推拿的补充和疗效验证。激痛点是由美国学者 Janet Travell 于 1942 年提出来的，是指骨骼肌内的过度应激点，伴随着紧绷肌带内可触摸的过度敏感结节的出现，受到压迫时会引起疼痛，并引发特征性引传痛、引传压痛、运动功能障碍和自主神经现象。

腧穴力敏化点、压痛点和激痛点均有压痛或疼痛这一共同特征。压痛点主要分布于肌肉的骨骼附着处（即肌肉的两端），压痛点较集中，位置较固定，无放散痛或传导痛。激痛点主要分布于骨骼肌的肌腹，按压它时可激发特征性的整块肌肉痛，并扩散到周围或远隔部位的感传痛。腧穴力敏化点可分布于躯体各部位。压痛点和激痛点可看作腧穴力敏化点的不同表现形式。

3. 腧穴力敏化点的临床运用 腧穴力敏化是腧穴敏化的一种类型，具有反映病症和感受刺激的作用。腧穴力敏化点是力敏化腧穴的三维空间结构中心，为气血能量聚集之处，敏化程度最强。力敏化腧穴是以腧穴力敏化点为中心，向周边逐渐淡化，且有相对的边缘，形成三维空间结构。力敏化腧穴是动态变化的，腧穴力敏化点亦是动态变化的，与病情的轻重、病位的深浅、病性的虚实等因素有关。腧穴力敏化点反映脏腑病证和局部病损。疾病初期，病位较浅、病情较轻，腧穴力敏化点位置较浅，敏化性相对较弱；随着疾病进一步加重，腧穴力敏化点位置渐深,敏化性增强;经治疗后疾病出现好转或痊愈,腧穴力敏化点位置渐浅,敏化性减弱,甚至消失。

研究腧穴力敏化点的分布、位置、敏化性等特征,对骨伤科疾病的诊断和治疗有着重要意义。可使针刺治疗的定位更精准,有效提高临床疗效。在诊断方面,根据腧穴力敏化点的分布、数量、深浅等,推测疾病所属脏腑/经络、病位深浅、病情轻重等,以协助诊断;在治疗方法上,腧穴力敏化点是力敏化腧穴的结构中心,为气血能量聚集之处,敏化程度最强,呈现"小刺激大反应",是针刺、手法等疗法的最佳刺激点。针刺距离腧穴力敏化点越近,敏化度越强,针刺作用越好;针刺距离腧穴力敏化点越远,敏化度越弱,针刺作用越差;一旦针刺超出腧穴三维空间结构的边缘,几乎不会产生治疗作用。

第二节　力学平衡失调

一、概述

运动系统是由骨骼、骨连接和骨骼肌构成,约占成人体重的60%~70%,具有保护、支持、运动等功能。人体以骨骼为杠杆,以关节为支点,以骨骼肌收缩为动力,共同完成躯体的运动。所谓"平衡"就是指在生命活动的制约下,在时间和空间的限制下,在特定的量和度以内活动。所谓"动态"是指人体外在的活动状态和人体运动系统组织器官内在的活动状态。在正常情况下,人体躯干、四肢的活动在其功能范围内是自由的,可以完成它应当完成的动作,这就是动态平衡。当外来暴力、慢性劳损、感受风寒等因素引起躯干、四肢的软组织损伤时,躯干、四肢的活动不能在其功能范围内自由地完成它应当完成的动作,这就是动态平衡失调,简称动态失衡。动态平衡失调分为外动态平衡失调和内动态平衡失调。外动态平衡失调是指人体的躯干、四肢不能自由地完成其功能范围内应当完成的动作,简称外动态失衡。内动态平衡失调是指人体内部层次的各种软组织不能自由地完成其功能范围内应当完成的动作,简称内动态失衡。外动态平衡失调是内动态平衡失调的外在表现,内动态平衡失调是外动态平衡失调的内在特征。外动态平衡与内动态平衡之间是相互联系、相互作用、相互影响的。

人体躯干和四肢的动态平衡是维持正常生命活动的重要保证。慢性软组织损伤、退行性骨关节疾病等骨伤科疾病与软组织动态失衡密切相关。如长期姿势不良、慢性劳损、外来暴力、感受风寒等因素引起局部软组织损伤,肌肉痉挛、部分肌纤维断裂,软组织的力学平衡遭到破坏,肌肉、肌腱、筋膜、腱鞘、关节囊、神经、血管等组织受到挤压、牵拉或松弛,局部产生充血、水肿、渗出等无菌性炎症反应,日久形成粘连、瘢痕、挛缩、堵塞等,削弱了周围关节的稳定性,形成骨质增生、关节微小移位、脊柱退行性病变、神经血管受压等,从而引起相应的症状和体征。

腘窝囊肿、椎动脉型颈椎病等部分骨伤科疾病与流体力学平衡失调密切相关。外来暴力、慢性劳损等外在因素,或缺血、水肿等内在因素,引起局部软组织的损伤,日久形成粘连、瘢痕、挛缩、堵塞等,限制了软组织横向平面的运动及相互之间的交叉运动,同时还限制了血液和体液的正常流动。有的完全被堵塞,使血液和体液在局部相应部位断流;有的部分被堵塞,使血流和体液的流动速度下降、血流量减少,就会造成堵塞处以上血液和体液的潴留,堵塞处以下血液和体液的不足,这就是流体力学平衡失调,简称流体力学失衡。

动态平衡包括软组织动态平衡和骨骼动态平衡。骨骼的力学平衡失调一定会影响软组织的力学平衡;反之,软组织的力学平衡失调也会影响到骨骼的力学平衡。彼此相互联系、相互作用、相互影响。《素问·生气通天论》曰:"阴平阳秘,精神乃治,阴阳离决,精气乃绝。"体现了阴阳平衡是维持人体正常生命活动的重要保证,阴阳失调是产生疾病的根本原因,调和阴阳是治疗疾病的总则。骨骼和软组织的力学平衡与阴阳平衡理论是完全一致的。动态平衡失调是慢性软组织损伤和退行性骨关节疾病等骨伤科疾病发生的根本原因,恢复骨骼/软组织的力学平衡是治疗这些骨伤科疾病的总则。

二、慢性软组织损伤

（一）概述

广义的慢性软组织损伤是指运动系统中的软组织损伤和内脏器官及其相连的神经、血管、筋膜、韧带、大脑、小脑、延髓、脊髓等软组织损伤。狭义的慢性软组织损伤是指运动系统中的软组织损伤。根据损伤原因的不同，将软组织损伤分为暴力外伤、积累性损伤、疲劳性损伤、隐蔽性损伤等，其中积累性损伤较为常见。

（二）病因病机

1. 慢性软组织损伤的发病机制　运动系统由骨骼、骨骼肌及骨连接构成。骨骼在运动中起着杠杆作用，关节为运动的枢纽，骨骼肌是运动的动力器官，韧带、筋膜、关节囊等是维持关节稳定的重要装置，这些结构共同构成人体运动系统，以形成人体体形、保护体内脏器、维持躯体姿势以及完成正常的生命活动。慢性软组织损伤的致病原因很多，但主要的病因是动态和静态的力学平衡失调。

暴力性损伤、积累性损伤、隐蔽性损伤、情绪性损伤等使肌纤维、微细血管、韧带等组织不同程度损伤，软组织的力学状态发生改变，或产生异常张/拉力，肌肉、肌腱、筋膜、韧带、滑囊、神经、动脉管、静脉管、淋巴管这些组织会遭到破坏，或受到挤压、牵拉，从而引起大量的细胞破裂、坏死、渗出，产生无菌性炎症，日久形成粘连、瘢痕、挛缩、硬化、钙化、骨化等。当软组织损伤在机体自我修复和自我调节的限度内，受累组织及邻近关节的功能可以由邻近组织来代偿，可以不出现任何临床症状。当软组织的形态结构异常超过机体自我修复和自我调节的限度时，软组织力学平衡遭到破坏，压迫或刺激周围的神经、血管、脊髓等，影响软组织或骨骼关节的生理功能，从而产生相应的症状和体征。

软组织损伤发生在四肢，肢体周围软组织的力学平衡遭到破坏，关节功能异常改变，引起局部疼痛、关节活动异常，以及周围神经支配区感觉、运动功能异常等。软组织损伤发生在脊柱（颈椎、胸椎、腰椎、骶椎），脊柱周围软组织的力学平衡遭到破坏，压迫或刺激脊髓、神经根、椎动脉等,脊柱功能异常改变,引起脊柱疼痛、活动功能异常,以及脊神经根支配区感觉、运动功能异常、交感神经所支配的脏器功能紊乱等。

2. 慢性软组织损伤的病理变化 慢性软组织损伤的病理过程比较复杂。其病理改变主要包括:粘连、瘢痕、挛缩、堵塞。大体的病理过程为:①外伤或劳损→毛细血管破裂→出血→血肿→组织修复→组织增生、变性→形成瘢痕。②外伤或劳损→毛细血管破裂→炎症反应→组织液渗出→组织水肿→形成粘连(骨骼－肌肉、肌肉－韧带、肌肉－肌肉、肌肉－神经、肌肉－血管、血管－韧带、血管－神经、骨－韧带、骨－神经、骨－血管)。

外力损伤和慢性劳损是慢性软组织损伤的主要原因。其病理过程为:反复的牵拉力或应力积累→肌肉纤维轻微/部分断裂→组织修复→再断裂→形成恶性循环(断裂－修复－再断裂)→继发性损伤过程大于修复过程→出血、渗出、机化→①形成瘢痕→瘢痕累积→炎性细胞侵入→吞噬坏死组织→产生无菌性炎症→局部组织供血不足→代谢产物堆积→刺激局部的感觉和运动神经末梢→产生局部疼痛→肌张力持续升高→痉挛性疼痛→挤压肌肉内血管→缺血性肌肉疼痛→肌张力进一步升高→形成恶性循环;②胶原纤维增生→释放多肽类、单胺类物质→刺激痛觉神经末梢→产生疼痛→肌肉痉挛→痉挛性疼痛/缺血性肌肉疼痛→肌肉痉挛加重→形成恶性循环。

隐蔽性损伤是慢性软组织损伤的重要原因。有些学者认为隐蔽性损伤就是静态残余张力性损伤或静力性肌炎。其病理过程为:长期焦虑、恐惧、紧张等负面情绪或躯体处于某一状态时间过长→肌张力持续增大→产生肌内高压→关节间压力升高→关节周围组织受牵拉→持续时久无舒张状态→肌内循环障碍→结缔组织增生→关节稳定性降低→关节发生微小移位→肌肉在异常状态下活动→反馈加剧收缩→肌肉痉挛→肌张力持续升高→肌内高压进一步加剧→形成恶性循环→肌肉在静力状态下持续收缩→产生无菌性炎症→刺激痛觉神经末梢或形成炎性粘连→肌筋膜紧张、疼痛。临床常见的症状有颈部不适、头痛、头晕、肌肉僵硬、关节活动不利、四肢麻木、腰背酸困等,通常无明显压痛点或扳机点。

（三）临床表现

在正常情况下，人体躯干、四肢的活动功能有一个生理调节的范围，称为功能范围。腰肌劳损、肱骨外上髁炎等慢性软组织损伤是由于软组织的力学平衡失调所致，主要表现为肌肉、肌腱、韧带等软组织在做点、线、面的活动过程中受到阻碍。由于肌肉－肌肉、肌肉－骨膜、肌肉－筋膜、筋膜－骨膜等组织之间形成粘连、瘢痕、挛缩、堵塞等，限制了彼此间的横向平面的运动及相互之间的交叉运动，有些在静止和运动状态下均产生疼痛，有些在运动状态下产生疼痛，但在静止状态下不产生疼痛。当人体躯干、四肢的活动超出其功能范围时，相关的肌肉、肌腱、筋膜、神经、血管等软组织会受到过度的牵拉、挤压而发生损伤，引起肌肉痉挛、部分肌纤维断裂、局部组织无菌性炎症、关节微小移位或错缝、撕脱性骨折等；局部软组织的力学平衡遭受破坏，机体启动自我保护、自我调节和自我修复的代偿机制，修复或重建受损伤的组织。有些受损组织得到完全修复，可完全恢复原组织的结构和功能；有些受损组织得到大部分修复，局部仍形成粘连、瘢痕，修复后组织功能大致正常或减弱；有些受损组织并没有修复能力，只能通过纤维组织再生修复，局部形成粘连、瘢痕，组织形态结构和功能发生改变，主要表现为功能不全或功能完全丧失。当变性组织机械压迫神经根或神经干时，就会引起放射性疼痛和麻木。

（四）并针疗法在慢性软组织损伤中的应用

慢性软组织损伤的主要病因是力学平衡失调。消除异常应力和恢复软组织的力学平衡是治疗慢性软组织损伤的关键。并针疗法是以双针并刺、直达靶点的针刺方式，松解局部粘连、瘢痕、挛缩、堵塞，消除异常应力，恢复软组织的力学平衡，改善局部血液循环，促进新陈代谢，加快代谢产物排出，促进炎症因子吸收，从而消除 / 缓解疼痛和改善躯体功能等。

三、骨质增生

（一）骨质增生和骨质增生症

骨质增生是一种保护性的生理反应，是人体自卫、代偿、再生、修复和重建的正常功能,通常不属于疾病的范畴。绝大多数人的骨质增生并不会引起不适症状,不需要做任何处理。只有在具有骨质增生的同时,又有相应的症状或体征,临床上才能被称为骨质增生症。其实质是骨质增生压迫或刺激周围的神经、血管,或在关节活动时发生摩擦、刺激而引起关节滑膜的充血、水肿、渗出、增生等,或伴有关节不稳、关节错缝、关节间隙狭窄等,或伴有椎间盘膨出、突出、脱出等,或伴有关节软骨破坏、脱落、关节畸形等,引起局部肿胀、疼痛、功能障碍等症状或体征。因此,骨质增生和骨质增生症是两个完全不同的概念,大部分的骨质增生不属于疾病范畴,不需要做任何处理;骨质增生症属于疾病范畴,需要采取相关措施,才能消除症状。两者容易混淆,应该加以区别。

(二)病因病机

1. **骨质增生的病理过程**　过去人们认为骨质增生是人体骨骼自身的退行性改变,是机体衰老的表现,俗称"骨刺",由于衰老是不可避免的,骨质增生也是不可治愈的。现代研究证实,骨质增生与骨关节周围软组织受到的异常应力有关,是人体自我代偿的产物。外来暴力、慢性劳损、感受风寒,或内在压力、张力、拉力等异常应力,引起骨关节周围的肌肉、肌腱、韧带、筋膜、关节囊等软组织的损伤,部分肌纤维断裂、撕裂,局部产生充血、水肿、渗出等无菌性炎症,甚至形成血肿等,骨关节周围软组织的力学平衡遭到破坏,即骨关节力学平衡失调,此时机体就会启动第一套自我修复机制,产生粘连、瘢痕、挛缩。当异常应力超出人体第一套自我代偿的限度,机体就会启动第二套自我代偿机制,产生硬化、钙化、骨化。当骨关节周围软组织受到的异常应力过大(超过正常)时,受损局部产生大量增生的纤维结缔组织,局部变粗、变厚、变大,以对抗异常应力,此阶段称为硬化阶段。当局部软组织的硬化仍然无法对抗持续的强大的异常应力时,软组织应力集中处就会形成大量的钙质聚积,使局部软组织钙化,增加局部软组织的强度,以对抗强大的异常应力,此阶段称为钙化阶段。当局部软组织的钙化仍然不能对抗持续强大的异常应力时,软组织钙化处就会产生大量的骨细胞,使局部软组织骨化,增加局部组织的强度,以对抗强大的异常应力,此时

X线片可见骨质增生,此阶段称为骨化阶段。

2. 骨质增生症的发病机制　　骨关节力学平衡失调是骨质增生症的重要机制。以腰椎骨质增生为例,长期姿势不良、慢性劳损、外来暴力等因素引起腰椎周围的肌肉、韧带、筋膜等软组织损伤,肌肉痉挛,部分肌纤维撕裂、断裂,受损局部产生充血、水肿、渗出等无菌性炎症,腰椎周围软组织的力学平衡遭到破坏,即力学平衡失调,此时机体就会启动第一套自我修复机制,产生粘连、瘢痕、挛缩;当强大的异常应力超出第一套自我代偿的限度,机体就会启动第二套自我代偿机制,产生硬化、钙化、骨化,使腰椎周围软组织的应力集中处形成钙化、骨化,增强脊椎的稳定性,以对抗强大的异常应力,维持脊柱关节的动态平衡,此时腰椎X线片可见骨质增生。绝大多数人的腰椎骨质增生不会产生任何不适症状,不属于疾病范畴。只有少数的腰椎骨质增生,压迫或刺激腰段脊髓、脊神经根等,引起腰痛、活动受限、下肢放射痛等症状或体征,此时才能被称为腰椎骨质增生症,属于疾病范畴,需要采取相关措施,才能消除腰部疼痛和改善腰椎活动功能。

（三）临床表现

骨质增生症发生于膝、踝等四肢关节,主要表现为关节疼痛、肿胀、活动不利/困难、关节畸形等;发生于颈椎,主要表现为颈痛、头痛、头晕、耳鸣、恶心、呕吐,上肢麻木、放射痛,双脚踩棉花样感等;发生于胸椎,主要表现为背痛、胸闷、心慌等;发生于腰椎,主要表现为腰背部疼痛、下肢放射痛、麻木、间歇性跛行等。

（四）并针疗法在骨质增生症中的应用

过去人们对骨质增生症的治疗是以手术切除为主,然而手术切除的治疗效果并不令人满意。我们认为,骨质增生症的主要病因是力学平衡失调。消除异常应力和恢复骨关节力学平衡是治疗骨质增生症的关键。并针疗法是以双针并刺、直达靶点的针刺方式,松解局部粘连、瘢痕、挛缩、堵塞,消除异常应力,恢复骨关节的力学平衡,解除周围神经、血管受压,从而消除/减轻相关的症状或体征,从根本上去除骨质增生的致病因素,而不是简单地切除骨质增生。

四、退行性骨关节疾病

（一）概述

关节是骨与骨之间的连接，由关节面、关节囊和关节腔组成。人体运动系统由骨骼、骨骼肌及骨连接组成，骨骼在运动中起着杠杆作用，关节为运动的枢纽，骨骼肌是运动的动力源泉，关节周围的韧带、筋膜、半月板、盂唇等结构是关节的稳定装置。肌肉除了提供躯体运动的动力外，还能维持关节的稳定。退行性骨关节疾病（本节仅指四肢关节）是指四肢关节的关节面所承受的机械应力分布不均衡或负载过大，导致关节软骨磨损、软骨下骨硬化或囊性病变、骨质增生等，从而引起关节疼痛、肿胀、活动障碍等症状。

（二）病因病机

根据软骨基质中所含纤维不同，软骨可分为透明软骨、弹性软骨和纤维软骨。关节软骨属于透明软骨，表面光滑，呈淡蓝色、有光泽，能减少相邻两骨的摩擦、缓冲运动时所产生的震动。关节软骨由软骨细胞和细胞外基质构成：细胞外基质由软骨细胞合成和分泌，主要成分为Ⅱ型胶原和蛋白多糖；软骨细胞是软骨中唯一的细胞类型，包埋在软骨基质中，具有合成和分泌基质与纤维的功能。

1. 老化 随着年龄的增大，人体骨骼渐渐发生磨损、老化，关节软骨逐渐退化，细胞弹性减少，骨关节在不知不觉中被磨损，特别是活动量大的膝、髋、踝、足等负重关节，周围肌力下降，韧带强度减弱，打破骨关节的力学平衡，关节稳定性下降，关节不稳，产生关节微小移位或错缝，形成异常应力，继而引发骨质增生、关节软骨退变等骨关节退行性改变。

2. 外伤与劳损 外来暴力、慢性劳损、感受风寒等因素造成骨关节周围软组织的损伤，肌肉痉挛、部分肌纤维断裂，关节囊、韧带等组织损伤，受损局部产生充血、水肿、渗出等无菌性炎症，肌力下降，本体感觉变迟钝，削弱了这些组织对关节的保护作用，软组织的力学平衡失调，机体就会启动第一套自我修复机制，产生粘连、瘢痕、挛缩，以对抗异常应力。当修复后仍然无法对抗强大的异常应力，机体就会启动第二套自我代偿机制,产生硬化、钙化、骨化,形成骨质增生等骨关节退行性改变。软组织粘连、瘢痕、挛缩、堵塞等,限制了软组织的纵向运动、横向运动及相互之间的交叉运动,血液循环受阻,局部组织供血不足,代谢产物堆积,导致关节囊炎或滑膜炎。滑膜的炎症刺激,引起关节肿胀、疼痛、肌肉痉挛、活动受限等。所有这些因素导致骨关节的力学平衡失调,关节内应力分布不均衡,存在高应力集中区,造成关节软骨的损害。

外伤所致半月板损伤、交叉韧带损伤等,削弱了关节的稳定性,打破了骨关节的力学平衡,关节内应力分布不均衡,引起关节软骨退变等骨关节退行性改变。

3. 骨骼因素　先天性畸形、下肢骨折畸形愈合、骨骼异常等因素导致骨关节的力学平衡失调,关节内应力分布不均衡,存在高应力集中区,关节软骨变性、退化,细胞代谢异常,打破细胞外基质降解与合成的动态平衡,软骨弹性降低,负载能力下降,加速关节软骨退化,扩大软骨退变的范围;同时可累及软骨下骨、关节囊等,引起软骨下骨硬化或囊性变、滑膜病变、关节边缘骨质增生、关节间隙狭窄、关节畸形等。

4. 其他　骨折或关节脱位后,固定时间过长引起骨关节周围软组织的粘连、瘢痕、挛缩,使软组织形态和结构发生改变,打破骨关节的力学平衡,引起关节软骨退变等骨关节退行性改变。

（三）临床表现

本病是临床上的常见病、多发病。主要表现为关节肿胀、疼痛、僵硬感、活动受限等。

（四）并针疗法在退行性骨关节疾病中的应用

力学平衡失调是退行性骨关节疾病发生的重要机制。消除关节异常应力和恢复骨关节的力学平衡是治疗退行性骨关节疾病的关键。并针疗法是以双针并刺、直达靶点的针刺方式,松解局部粘连、瘢痕、挛缩、堵塞,消除异常应力,恢复骨关节的力学平衡,使关节腔内压力降低,改善局部血液循环,加快新陈代谢,促进炎症因子吸收,降低痛阈,从而缓解疼痛、延缓退化和改善关节功能。

五、脊柱退行性疾病

（一）概述

脊柱退行性疾病主要是指脊椎的椎间盘组织退行性改变及其继发病理改变，累及周围组织结构，出现相应的临床症状，包括颈椎、胸椎和腰椎退变性疾病。临床上，颈椎间盘突出症、颈椎病、颈椎管狭窄症、腰椎间盘突出症、腰椎管狭窄症、腰椎滑脱症等均属于脊柱退行性疾病的范畴。

（二）脊柱解剖结构

脊柱由 7 个颈椎、12 个胸椎、5 个骶椎、3~5 个尾椎，借椎间盘、关节和韧带连结而成，构成人体的中轴，参与胸腔、腹腔及盆腔的构成，具有支持躯体、保护脊髓和脊神经、保护内脏器官等作用。椎间盘由软骨板、纤维环和髓核组成，是脊椎间连接的重要结构。脊柱的运动节段是脊柱的结构单元，由相邻两个椎体及椎间软组织组成，受脊神经和经过椎间孔的窦椎神经前、后分支支配。

脊柱的稳定结构包括内源性稳定结构和外源性稳定结构。内源性稳定结构是由椎体、椎间盘、椎间小关节以及韧带束组成；外源性稳定结构是由脊柱周围肌肉和胸壁、腹壁的肌肉组成。在脊柱运动过程中，椎体的活动范围取决于椎间盘，而活动方向取决于椎间小关节；韧带有助于防止屈曲旋转或前方移位；黄韧带在中立位时对椎间盘施加预应力，可协助脊柱的内在支持。在维持脊柱稳定的静力性结构中，椎间盘和椎间小关节最为重要。肌肉是脊柱稳定的动力，可吸收脊柱有害的应力，以保持脊柱的生物力学平衡。

（三）病因病机

随着年龄的增大，髓核变性、脱水，弹性下降，椎间盘高度下降，周围韧带松弛，椎间关节活动度增大；扭伤、摔伤、运动过度等外力损伤，或长期姿势不良、工作劳累等慢性劳损，导致脊柱的力学平衡失调，椎间盘受力分布不均，引起椎间盘退变，髓核脱水、纤维环破裂，致使椎间盘膨出、突出或脱出，软骨板变薄、破损，若髓核突入骨内，则形成 Schmorl 结节。人体启动自我修复机制，产生骨质增生、韧带增厚，甚至骨化,形成脊柱小关节骨关节炎;关节软骨变薄、椎间盘变性,关节间隙和椎间隙变窄,引起脊椎韧带折叠、脊柱后突或侧突畸形;椎间隙变窄、椎体后缘和小关节边缘的骨质增生,使相应的椎间孔缩小;压迫和刺激脊髓、脊神经根、血管等,引起相应的症状和体征。

（四）临床表现

主要临床表现为脊柱疼痛、活动受限、僵硬感,以及肢体的放射痛、麻木、无力等。受凉或劳累后症状加重。棘旁肌紧张或痉挛,脊柱棘突或棘突旁有压痛。

（五）并针疗法在脊柱退行性疾病中的应用

脊柱力学平衡失调是脊柱退行性疾病发生的重要机制。恢复脊柱力学平衡是治疗脊柱退行性疾病的关键。并针疗法是以双针并刺、直达靶点的针刺方式,松解局部粘连、瘢痕、挛缩、堵塞,消除异常应力,恢复脊柱的力学平衡,矫正关节错缝,解除神经、血管的受压,改善局部血液循环,加快新陈代谢,促进炎症因子吸收,减轻炎症对神经的刺激,以消除或减轻疼痛,恢复脊柱生理功能。

六、脊柱相关疾病

（一）概述

脊柱相关疾病是指脊柱（颈、胸、腰、骶椎）的骨、关节、椎间盘及椎体周围组织出现慢性退变、损伤、无菌性炎症,在一定的诱因下,引起脊椎关节轻度位移、椎间盘突出、韧带钙化、骨赘增生等,直接或间接压迫、刺激脊神经根、椎动静脉、脊髓、交感神经等,导致内脏自主神经功能紊乱,出现内脏系统相应症状、体征的脊源性综合征。国医大师韦贵康教授认为脊柱相关疾病是指由于脊柱软组织损伤引起脊柱以外相关系统出现功能紊乱的疾病。

（二）病因病机

脊柱相关疾病的发病机制目前尚不十分明确。多数学者认为脊柱相关疾病是由于脊椎及周围软组织的力学平衡失调,骨关节位移、骨赘增生、椎间盘突出、韧带肥厚等,刺激压迫周围血管、神经（尤其是自主神经）,引起内脏功能失调,从而出现相应的临床综合征,可涉及临床各科。

1. 脊柱退行性变 脊柱退行性改变是脊柱相关疾病的内在因素。随着年龄的增长,椎间盘发生退化,髓核变性、脱水,弹性下降,椎间盘高度变薄;软骨板退变,渗透性增大,加速了髓核脱水;纤维环韧性下降,脆性增加,椎间盘变性、破裂而致椎间盘突出或脱出;继而椎间隙变窄,脊柱周围韧带松弛,导致脊柱稳定结构破坏,使脊柱发生动力学改变,刺激压迫脊神经、内脏神经,引起相关的临床综合征。

2. 肌源性动态失衡 外来暴力、慢性劳损、风寒外袭等因素导致急慢性脊柱周围软组织损伤,肌肉痉挛,部分肌纤维断裂,受损局部产生充血、水肿、渗出等无菌性炎症,脊柱周围软组织的力学平衡失衡,机体就会启动第一套自我修复机制,产生粘连、瘢痕、挛缩,刺激压迫脊神经、内脏神经,引起相关的临床综合征。

3. 骨源性动态失衡 急、慢性脊柱损伤使脊椎间关节错位、小关节紊乱、骶髂关节半错位、尾骨偏歪等,破坏脊柱的力学平衡,造成脊柱功能障碍,刺激压迫脊神经根、交感神经节,引起相关的临床综合征。

4. 精神因素 长期处于情绪低落或紧张状态,背部肌肉得不到放松,脊柱左右两侧肌肉张力不对称,高张力侧肌肉持续收缩,引起头痛、头昏、颈背痛等临床症状。

5. 其他因素 由细菌或病毒侵犯所引起的咽喉炎、下颌淋巴结炎等,其细菌/病毒也可能通过淋巴管扩散到寰枕关节周围肌肉、韧带、关节囊等,引起肌肉收缩、痉挛,产生异常应力,造成椎旁软组织的力学平衡失调,刺激压迫神经、血管,出现相关的临床综合征。

(三)临床表现

常有自觉症状,临床表现多种多样。主要表现为脊背疼痛、酸胀、沉痛、麻木、活动障碍、相关的脏器功能障碍等。颈椎相关疾病(颈心综合征、颈源性头痛、颈源性眼疾、颈源性眩晕、颈源性呼吸系统疾病等),以头面部、五官和颅脑神经症状为主。胸椎相关疾病(脊源性冠心病、脊源性高血压、脊源性胸痛、脊源性胃肠道疾患、脊源性糖尿病等),以内脏的功能失调为主。腰骶椎相关疾病(脊源性腹痛、脊源性便秘、脊源性泌尿系统、脊源性生殖系统疾病等),以腰腿痛和盆腔脏器的功能紊乱为主。查体见脊柱侧弯、棘突凹陷或凸起,偏离或偏歪中线,脊柱区带内色素改变,脊柱有关的肌肉、韧带附着点有明显的痉挛、增粗、条索状或沙粒状硬结等阳性反应物。

（四）并针疗法在脊柱相关疾病中的应用

脊柱力学平衡失调是脊柱相关疾病的发病机制。恢复脊柱力学平衡是治疗脊柱相关疾病的关键。并针疗法是以双针并刺、直达靶点的针刺方式,松解局部粘连、瘢痕、挛缩、堵塞,消除异常应力,恢复脊柱力学平衡,矫正脊椎间关节轻微移位,解除神经、血管的受压,改善局部血液循环,加快新陈代谢,调节自主神经的功能,恢复内脏器官的功能,以消除或减轻内脏功能失调的临床症状。

七、关节错缝

（一）概述

关节错缝,又称"关节微小移位""关节紊乱症""半脱位",是指构成关节两骨的关节面之间或关节内结构发生微小移位,经常在X线片上不能显示。好发于下颌关节、脊椎小关节、骶髂关节、腕关节、趾跖关节等部位。近些年来,手法医学和针刀医学的迅速发展,"关节错缝"受到越来越多的临床医生及学者的关注。

（二）病因病机

在人体运动系统中,骨骼为躯体运动的支撑装置,关节为躯体运动的枢纽,骨骼肌为躯体运动的动力装置,韧带、关节囊、筋膜等为躯体运动的稳定装置。

肌肉除了提供关节运动的原动力外,还可以吸收异常应力,以维持躯体关节的力学平衡和关节稳定。姿势不良或反复疲劳使肌肉内贮存的能量减少,削弱了肌肉的收缩能力,降低了关节稳定性,容易造成关节错缝或微小移位。韧带是肌肉骨骼系统中传递应力和稳定关节的重要结构。过度运动、外来暴力、慢性劳损等因素可使韧带中胶原纤维受到不同程度的破坏,削弱了它限制关节过度活动和稳定关节的功能,引起关节面之间不同程度的移位。外来暴力、运动过度等因素导致关节囊撕裂伤,破坏关节稳定性,容易引起关节微小移位,甚至脱位。这些关节的微小移位,打破了骨关节的力学平衡,使关节面垂直应力分布不均衡,存在高应力集中区,容易导致局部关节软骨变性、退化,并累及软骨下骨,形成骨质增生等关节退行性病变。

常见的关节错缝包括骶髂关节错缝、颈椎小关节错缝、寰枢关节错缝、腰椎小关节错缝、胸椎小关节紊乱症等。骶髂关节由骶骨和髂骨耳状关节面组成,周围有韧带包绕,维持关节稳定性,属于微动关节。突然滑倒时单侧臀部着地、跳高、单足失足等均可使骶髂关节过度前后旋转或承受过大的剪切力,女性妊娠、产后盆腔韧带松弛等,都可引起骶髂关节错缝或微小移位。

（三）临床表现

疼痛和活动受限是关节错缝的常见症状。关节错缝发生在不同部位,其临床表现是不一样的。

发生在骶髂关节,主要表现为一侧或双侧腰骶部疼痛,有时向臀部或腹股沟处放射,不能弯腰,患侧下肢站立、负重行走、抬腿困难;骶髂关节部压痛明显,两侧髂后上棘不等高,4字试验阳性,双下肢假性不等长。

发生在寰枢关节,主要表现为头枕部疼痛,眩晕、恶心、视物模糊、视力下降、耳鸣、面部麻木、痛觉敏感等;上颈段患侧肌肉紧张,可触及胀厚感。

发生在颈椎小关节,主要表现为枕、颈、肩部僵硬、胀痛,上肢麻木,颈椎活动功能受限,不能旋转、仰伸,失眠、头昏、恶心;棘突向一侧隆起或偏歪,上下相邻棘突间距离不等,局部有压痛点。

（四）并针疗法在关节错缝中的应用

骨关节的力学平衡失调是关节错缝发生的重要机制。常见的关节错缝包括胸椎小关节紊乱征、骶髂关节错缝等。手法整复是治疗关节错缝最常用的方法,对大部分关节错缝均有较好的临床疗效。但仍有少部分患者容易反复发作,可能与大多数医生只注重整复错缝而忽视恢复周围软组织的平衡有关。并针疗法是以双针并刺、直达靶点的针刺方式,松解局部粘连、瘢痕、挛缩、堵塞,矫正关节微小移位,恢复骨骼与软组织的力学平衡,以达到筋骨同治的目的。

八、血管神经卡压

（一）周围神经卡压综合征

1. 概述　周围神经卡压综合征是指周围神经在其行程中的任何一处受到卡压而出现感觉或运动功能障碍。周围神经在走行的过程中有可能经过某些骨纤维隧道,跨越肌腱膜,或穿过筋膜,在这些部位周围神经的活动空间受到限制。外伤、劳损、感受风寒等因素使这些骨纤维隧道、腱膜、筋膜等软组织增生、肥厚、粘连,就会使经过该处的神经受到挤压刺激,造成神经传导功能障碍,严重者可致永久性神经功能障碍。常见的疾病包括腕管综合征、肘管综合征、旋前圆肌综合征、梨状肌综合征等。

2. 病因病机　本病多发生于骨纤维管、无弹性肌肉纤维缘、腱弓以及异常纤维束带等神经通道的关键卡压处。当周围神经经过神经通道时,它的活动空间受到限制,神经周围的组织较为坚韧,由于肢体运动,周围神经在这些部位反复摩擦,造成局部充血、水肿、渗出等无菌性炎症反应,使鞘管容积缩小,神经在压迫和反复摩擦下引起血液循环障碍,发生脱髓鞘改变,引起不同程度的感觉、运动功能障碍。

外力所致软组织损伤,肌肉痉挛,部分肌纤维断裂,韧带、筋膜撕裂伤,受损局部产生充血、水肿、渗出等无菌性炎症,微小血管破裂,形成血肿,挤压或刺激周围神经,引起神经卡压症状;或挤压周围组织,长时间肌肉受到挤压,就会引起缺血性水肿,体积增加,血液循环障碍,形成恶性循环,挤压周围神经,引起神经卡压症状。软组织损伤后,机体会启动自我修复机制,产生粘连、瘢痕、挛缩,纤维增生、肥厚等,长期压迫刺激周围神经血管,引起周围神经卡压症状;局部组织的血液循环障碍,尤其是神经鞘膜的微循环障碍,缺血、缺氧,微血管通透性增大,神经内水肿,神经纤维过敏或自发放电,引起躯体疼痛、营养异常以及感觉、运动功能障碍。躯体疼痛又会反射性引起肌肉痉挛,血流速度进一步降低,缺血、缺氧加重,形成神经束间水肿;周围神经受到挤压时间过久,就会引起神经外膜增厚、束间结缔组织增生、神经内外膜纤维化、束间粘连,形成永久性瘢痕组织,导致神经脱髓鞘、轴索变性,出现疼痛、麻木、活动障碍等临床症状。

此外,腱鞘囊肿、神经纤维瘤等管外或管内病变,压迫周围神经,可引起周围神经卡压症状。

3. 临床表现　主要表现为周围神经支配皮节感觉缺失或异常,疼痛、麻木、无力、动作不协调,肌肉萎缩,神经支配区皮肤温度(发凉、偏高等)、色泽(苍白、潮红、发绀、红斑等)、发汗(少汗、多汗等)等交感神经功能异常的症状;神经通道卡压处有压痛,并伴有放射痛或麻痹感。

常见的疾病包括腕管综合征、腕部尺管综合征、旋前圆肌综合征、梨状肌综合征等。

发生于腕管,主要表现为正中神经支配区疼痛、麻木、发胀,经常入睡后因疼痛而醒、活动后稍缓解,神经支配皮节感觉过敏或迟钝,大鱼际肌萎缩,拇指笨拙无力,腕部 Tinel 征阳性。

发生在腕部尺管,主要表现为尺神经支配皮节感觉障碍,内在肌萎缩、无力,胀痛、灼痛、夜间痛,环指、小指爪形畸形,夹纸试验阳性,Froment 试验阳性。

发生在旋前圆肌,主要表现为肘前疼痛,并放射至桡侧 3 个手指,屈指无力,正中神经支配区麻木、烧灼感、感觉障碍等,旋前圆肌上缘压痛明显,Tinel 征阳性,对掌无力。

发生在梨状肌,主要表现为臀部疼痛或感觉异常,并放射至同侧股后侧;梨状肌处有深压痛,梨状肌试验阳性。

4. 并针疗法在周围神经卡压综合征中的应用　周围神经受卡压是周围神经卡压综合征的发病机制,解除周围神经受压是治疗该病的关键。手术切开是治疗本病的常用方法;小针刀疗法对部分患者也有一定疗效;术后仍有少数患者容易复发,可能与术后形成新的粘连、瘢痕或挛缩有关。并针疗法是以双针并刺、直达靶点的针刺方式,松解局部粘连、瘢痕、挛缩、堵塞,改善局部血液循环,促进炎症因子吸收,消除局部组织水肿,解除周围神经卡压。该疗法对周围组织的损伤极小,但是仅适用于病情较轻的患者。对于病情较重的患者尽早手术切开,以免延误病情。

（二）慢性骨筋膜间隔综合征

1. 概述　慢性骨筋膜间隔综合征是指由于外伤、劳损等引起密闭骨筋膜间隔内压力增高，挤压肌肉、神经和血管而产生的一系列症状和体征，主要表现为肌肉疼痛。

2. 病因病机　本病多发于腰骶部、小腿部等，它们有一个共同的解剖特征，即存在密闭的筋膜间隔。

姿势不良、体力劳动、慢性劳损等导致骨筋膜间隔内肌肉损伤，新陈代谢异常，细胞代谢加剧，耗氧量过高，代谢产物堆积，大量毛细血管扩张，局部组织与毛细血管之间的接触面积增大，组织间液增多，肌肉肿胀、体积增大；或负载过大、运动过度等引起竖脊肌代偿性肥大。由于骨筋膜间隔结构较坚韧，限制了肌肉向外扩张，骨筋膜间隔内压力升高，肌间隙变小或消失，血流量下降，静脉、淋巴回流受阻，流体力学平衡失调，肌肉缺血、缺氧，加重肌肉细胞变性、肿胀，如此反复，形成恶性循环，引起局部肿胀、疼痛，挤压周围神经和血管，疼痛加剧，被动牵拉痛，严重者可致神经变性、坏死，引起麻木、无力、功能障碍等。

扭伤、挫伤等引起骨筋膜间隔内肌肉损伤，肌内小动脉扩张，细胞代谢加剧，细胞内线粒体增多，肌纤维肥大；由于骨筋膜间隔结构较坚韧，限制了肌肉向外扩张，骨筋膜间隔内压力升高，肌肉内毛细血管受到挤压，静脉、淋巴回流受阻，肌肉缺血、缺氧；进入失代偿期，肌肉肿胀、变性，缺氧致使细胞膜损伤，持续激活肌动蛋白和肌丝蛋白，肌肉持续收缩；血流量减少，骨筋膜间隔内疏松脂肪组织变性，脂肪组织因内压升高可使神经、血管出筋膜孔处形成疝，筋膜孔变窄，神经和血管受到挤压，引起局部肿胀、疼痛、肌肉紧张等。

本病应与急性骨筋膜间隔综合征相鉴别，前者发病较缓，修复时间相对充足，主要表现为迁延性疼痛，后遗症较少；而后者发病凶猛，病情发展迅速，一经发现，需要及时处理，如行切开减压术等。

3. 临床表现　以腰骶部为例，主要表现为慢性、弥漫性、间歇性腰骶部酸痛；久坐、久站、久行或腹压增加时症状加重，休息后症状减轻。多数患者表现为凌晨痛醒；腰背肌紧张，沿竖脊肌走行有压痛，多无下肢神经根性损害体征，腰椎活动可正常或部分受限。

4. 并针疗法在慢性骨筋膜间隔综合征中的应用　密闭的骨筋膜间隔内压力升高是慢性骨筋膜间隔综合征的主要病因。解除骨筋膜间隔内压力是治疗该病的关键。并针疗法是以双针并刺、直达靶点的针刺方式,松解局部粘连、瘢痕、挛缩、堵塞,改善局部血液循环,促进炎症因子吸收,释放骨筋膜间隔内压力,恢复流体力学平衡,利水消肿,以消除/缓解疼痛和改善功能。值得注意的是,并针疗法仅适用于病情较轻的患者,对于病情较重的患者应积极采取其他治疗措施。

九、腱鞘病变

（一）腱鞘炎

1. 概述　腱鞘炎是指肌腱在短期内由于活动频繁、用力过度、寒冷刺激等因素导致腱鞘组织发生炎症反应,纤维变性,腱鞘壁变厚,鞘管变窄,引起局部疼痛、肌腱在腱鞘内活动受到限制的一种病证。多发于肩、腕、指、踝、趾等部位。常见的腱鞘炎包括肱二头肌长头肌腱鞘炎、桡骨茎突狭窄性腱鞘炎、指屈肌腱腱鞘炎、趾屈肌腱腱鞘炎等。

2. 解剖结构　腱鞘是指包绕肌腱的鞘状结构,由外层的腱纤维鞘和内层的腱滑膜鞘共同组成的套在肌腱外面的双层套管样密闭的滑膜管,内有血管和神经通过。腱滑膜鞘呈双层套管状,分内、外两层。内层紧贴于肌腱表面,外层紧贴于腱纤维鞘内面;内、外两层之间含有少量滑液。内、外两层相互移行的部分,称为腱系膜。腱鞘除了保证肌腱有效滑动外,还能分泌少量的滑液营养肌腱,有利于肌腱的滑动。腱纤维鞘位于腱滑膜鞘外面,对肌腱起滑车和约束的作用。

3. 病因病机　多发于腕、足踝等关节部位的骨性突起处。腱鞘的外层为纤维组织,附着于骨骼及邻近的组织,起到固定和保护肌腱的作用;内层为滑膜层,分泌滑液营养肌腱,有利于肌腱的滑动。骨性突起多为韧带附着点,骨的表面粗糙或凹凸不平,加大了肌腱与腱鞘之间的机械摩擦力,这些解剖结构更容易发生肌腱和腱鞘的损伤性炎症。由于短期内活动频繁、用力过度、硬物挤压等因素使肌腱与腱鞘之间的反复活动磨损,导致肌腱和腱鞘产生充血、水肿、渗出等无菌性炎症反应,腱鞘纤维增生、肥厚,形成狭窄环,压迫水肿、增生的肌腱,形成葫芦状膨大,引起肌腱在鞘管内的滑动受到阻碍。当勉强用力主动或被动屈伸时,膨大的肌腱部分挤过狭窄的腱鞘发出一个弹拨动作及响声。当膨大的肌腱部分不能通过时,就会出现关节活动障碍。

4. 临床表现 腱鞘炎因发病部位不同而症状各异,主要表现为局部隆起、疼痛、肿胀。局部压痛明显,可触及硬结节,结节可随关节活动而移动。

5. 并针疗法在腱鞘炎中的应用 腱鞘炎的病理改变是以鞘管变窄和肌腱增粗为主。软组织的力学平衡失调也参与了腱鞘炎的发病过程。封闭、手术、针刀等是治疗本病的常用方法;但仍有少数患者容易复发,可能与术后产生新的粘连、瘢痕、挛缩等有关。并针疗法是以双针并刺、直达靶点的针刺方式,松解局部粘连、瘢痕、挛缩、堵塞,改善局部血液循环,促进炎症因子吸收,扩大鞘管内腔,有利于肌腱在腱鞘内的滑动,以消除疼痛和改善活动功能。

(二)腱鞘囊肿

1. 概述 腱鞘囊肿是指关节部腱鞘内的囊性肿物,是常见的良性软组织肿物。囊壁为致密硬韧的纤维结缔组织,囊内含有无色透明或橙色、淡黄色的浓稠黏液。多发于腕背、足背部等。

2. 病因病机 目前腱鞘囊肿的发生机制尚未阐明,一般认为与慢性损伤有关。过去认为腱鞘囊肿是关节或腱鞘内的滑液增多引起的囊性疝,但研究证实囊肿内壁并无内皮细胞,不具备疝气的细胞学特征。亦有学者提出关节囊裂痕的观点,认为腱鞘囊肿是由于微小囊肿引起关节囊裂开,关节液外漏所形成的囊肿。手术切除是治疗腱鞘囊肿最有效的方法,说明腱鞘囊肿并非关节囊裂开所致。现在大多数学者认为腱鞘囊肿是由于慢性劳损、活动过度、营养不良等因素导致关节囊、韧带或腱鞘上的结缔组织退行性变,滑膜产生的关节液通过单向瓣膜管腔泵入形成囊肿,是一种退行性囊肿。有部分囊肿与外伤有关。

3. 临床表现 部分患者除了局部肿物外,无自觉不适,部分有轻度压痛,多数患者有局部酸胀不适,影响活动。局部触及一外形光滑、边界清楚的圆形肿物,表面皮肤可推动,按之有酸胀或痛感。

4. 并针疗法在腱鞘囊肿中的应用 笔者认为腱鞘囊肿是慢性劳

损、营养不良等因素引起关节囊、韧带及腱鞘上的结缔组织退行性病变,局部流体力学平衡失调,产生腱鞘内外压力差,关节液通过单向瓣膜管腔泵入而形成的囊肿。常用的治疗方法有按压挤破、抽吸术、手术切除术等。但有少数患者容易反复发作,可能与局部流体力学失衡有关。并针疗法是以双针并刺、直达靶点的针刺方式,松解局部粘连、瘢痕、挛缩、堵塞,改善局部体液循环,恢复局部流体力学平衡,使腱鞘囊肿得以消除或缩小。

第三节　肌筋膜激痛点

一、概述

肌筋膜激痛点(myofascial trigger point, MTrP),又称触发点、扳机点。1843 年德国医生 Froriep 博士首次描述了骨骼肌的"疼痛密集区"。1909 年德国科学家 Cornelius 发现骨骼肌的"痛性结节"。1942 年美国理疗师 Janet Travell 首次提出了"激痛点"这一术语。激痛点是指骨骼肌内的过度应激点,伴随着紧绷肌带内可触摸的过度敏感结节出现;这个点受到压迫后会疼痛,并产生特征性的引传痛、引传压痛、运动功能障碍以及自主神经现象。激痛点是骨骼肌内的一群电活性点,每个点都与一个收缩结和一个功能障碍的运动终板相关。目前在全身 147 块肌肉中发现有 255 个激痛点,面积小于 1cm×1cm 压痛点,持续压迫(10 秒)或针刺常可引起该肌肉相关区域的牵涉痛,此处亦可触及小结节。

肌筋膜激痛点是一个复合体,在肌肉中,有中心性激痛点和附着处激痛点。一般中心性激痛点位于肌腹肌纤维的中央,运动神经进入肌肉之处,即运动点处。附着处激痛点位于肌肉 - 肌腱结合处或肌肉骨骼附着处,会造成肌腱附着点病。根据激痛点所在的不同部位,将激痛点分为肌筋膜激痛点、皮肤激痛点、骨膜激痛点、韧带激痛点等。根据激痛点在发病过程中所起的作用不同,将激痛点分为主激痛点、附属激痛点（卫星激痛点），或原发性激痛点、继发性激痛点等。

根据激痛点是否伴有自发性疼痛，激痛点可分为潜伏激痛点和活化激痛点。潜伏激痛点是指临床上未表现出自发性疼痛，只有在触诊时表现出疼痛的激痛点。活化激痛点是指引起患者临床疼痛主诉的激痛点。活化激痛点具有自发性疼痛、压痛、限制肌肉完全伸长、肌肉无力；在直接压迫时会引起患者可识别的疼痛，如果刺激够强时会引发肌肉纤维抽搐反应，在患者疼痛忍受限度内压迫时会在它的疼痛引传区域内产生压痛、引传性运动现象和自主神经现象。活化激痛点在肌肉活动和静息状态下均可导致疼痛，潜伏激痛点具有与活化激痛点一样的诊断意义，但只有在触按时产生疼痛。激痛点可能因急性超负荷、过度疲劳、直接撞击造成的创伤、神经根病变、反复持续肌肉收缩等因素直接活化，潜伏激痛点转化为活化激痛点。激痛点间接活化的因素包括其他激痛点、内脏疾病、关节炎、关节功能障碍、免疫力降低、营养物质缺乏、情绪紧张等因素，使潜伏激痛点转化为活化激痛点。在日常活动中，肌肉得到有效拉伸或充分休息，当维系激痛点的病变消失之后，活化激痛点亦可以转化为潜伏激痛点。潜伏激痛点在沉寂数年之后亦可转变成活化激痛点，具有活化激痛点所有的临床特征，受累肌肉张力增高，活动范围受限，触及紧绷肌带。

（一）肌筋膜疼痛综合征

肌筋膜疼痛综合征是指肌筋膜激痛点造成的感觉、运动和自主神经性症状，又称为肌筋膜综合征。其临床表现为疼痛、压痛小结、紧绷肌带、放射痛，血管收缩、发冷、流汗、上睑下垂等。

1. **症状** 骨骼肌疼痛，在疼痛区域内有激痛点出现，按压肌筋膜激痛点时，产生局限性疼痛，引发特征性引传痛、引传压痛、运动功能障碍以及自主神经现象。不同部位的肌筋膜激痛点引发的病症是不一致的。譬如头颈部骨骼肌内的激痛点可引发张力性头痛、颞颌关节疼痛、颈痛等病症。活化激痛点在肌肉静息和活动状态下均会产生疼痛；而潜伏激痛点只有在诊断性触压时产生疼痛，但具有与活化激痛点一样的诊断意义。受累肌肉主动或被动拉伸或缩短时受限，运动时可触及明显的僵硬感，受累肌肉无力。疼痛区域的整体改变，如局部血管收缩、出汗、泪液及鼻腔黏液分泌增加、竖毛反射增强（鸡皮疙瘩）等自主神经功能异常现象。深部感觉障碍,平衡失调、头晕等。运动神经元功能改变、应激反应增强,肌肉协调性受损。亦有些患者除了激痛点外,其他身体检查正常,没有明显的关节肿胀和神经功能缺失。

2. 诱发因素　急性肌肉紧张过度、长期负荷过重、肌肉疲劳过度、直接损伤、感受寒冷、其他激痛点、内脏疾病、关节炎、阶段反射性功能紊乱、不良应激等。

（二）诊断标准

目前肌筋膜激痛点的诊断标准,分为必要标准和证实性观察。

1. 必要标准

（1）如果肌肉可触及紧绷肌带。

（2）紧绷肌带内结节处的剧烈点状疼痛。

（3）压迫压痛结节引发患者可识别的疼痛主诉（确定活化激痛点）。

（4）牵拉范围因疼痛而受限。

2. 证实性观察

（1）肉眼可见或可触摸到的局部抽搐反应。

（2）针头刺穿压痛结节时引发的局部抽搐反应。

（3）压迫压痛结节时,在该肌肉激痛点的预期分布内,出现疼痛或感觉变化。

（4）肌电图证实紧绷肌带内的压痛点表现出活性点所特有的自发性电活动。

（三）发病机制

目前肌筋膜激痛点的形成机制尚未阐明,主要存在如下几种假说:能量代谢危机学说、肌梭异常电位学说、运动神经肌肉终板功能异常学说、纤维性瘢痕组织假说、神经性病变假说等。

1. 能量代谢危机学说　1980年由Simons首先提出"能量代谢危机学说"。Simons认为肌肉受到损伤或反复微损伤后,肌浆网状结构受损分解,钙离子（Ca^{2+}）被释放出来;或通过受损伤的肌纤维细胞膜从细胞外进入到胞浆,但血流未能相应增加,未能及时清除多余的Ca^{2+},

在 ATP 供给正常和异常 Ca^{2+} 增多的情况下产生失神经控制的自发性肌纤维收缩，肌纤维变短。而这种慢性持续性肌纤维收缩，增加了局部组织能量消耗，抑制局部血液循环，局部组织缺血、低氧，刺激组织释放 5- 羟色胺、组胺、缓激肽、前列腺素等，致使局部缺血和神经敏感。肌束处于紧张状态，肌肉代谢功能增强，代谢产物堆积，刺激肌肉内痛觉感受器细胞，引起肌肉疼痛。而疼痛可反射性引起肌肉持续性收缩，使局部缺血、缺氧进一步加重，如此反复，形成恶性循环。在休息时肌紧张带和激痛点是电静止的，不会产生动作电位。慢性劳损、肌肉过度使用等因素均可诱发激痛点的活化，肌纤维缩短，局部组织能量消耗增大，抑制局部血液循环，造成局部缺血、缺氧，刺激神经血管反应物质的释放，这些物质可使传入神经致敏，肌纤维组织氧耐量降低，使肌纤维损害进一步加重，如此反复，形成恶性循环，最终导致能量代谢危机，形成紧张性肌纤维，多个紧张性肌纤维便形成紧张性索条，即激痛点。

2. 肌梭异常电位学说　1993 年，Dr Hubbard 和 Berkoff 提出"肌梭异常电位学说"。此假说的基础在于肌电图检查发现激痛点处有自主的电位活动，这种电位活动限于激痛点的很小区域内（1~2cm），一部分为持续性低电位，一部分为双相高电位。一个激痛点可有数个电位活动点。这些自主电位活动是由于不正常兴奋的交感神经刺激肌梭内纤维收缩所引起的。该学说解释了肌筋膜疼痛综合征患者除了传导痛以外，还有自主神经反应症状的现象。

3. 运动神经肌肉终板功能异常学说　该学说是在肌梭异常电位学说基础上提出来的，成为近年来有关激痛点形成机制的研究热点。肌梭是感受骨骼肌运动和肢体位置变化的本体感受器，运动终板是支配骨骼肌运动的神经末梢装置。此学说认为肌筋膜激痛点内有许多"激痛病灶小点"，这些病灶小点分布于全身所有的肌肉，其中运动神经终板区分布最多。每一个病灶小点均含有敏感小点（感觉成分）和活化小点（运动成分）。敏感小点是指受刺激后引起疼痛、牵涉痛及局部肌肉抽搐反应的敏感感受器或神经末梢。活化小点是指可以通过肌电图记录到的自发电位变化的小点。有学者利用单极肌电图针于"活动小点"处发现与神经肌肉终板极相似的电位变化；但它先产生负性电位,且不出现在非紧张带区,与一般运动神经电位先产生正性电位是不相同的。当针刺到能产生此电位的区域时,局部出现弹跳现象。失效的运动终板释放大量乙酰胆碱,激活突触后膜的乙酰胆碱受体,产生大量微小终板电位,形成自发性电活动和肌细胞膜持续去极化,促进肌浆网释放大量的 Ca^{2+},引起肌纤维持续性收缩、产生肌节缩短和肌张力增高,形成可触及之紧绷肌带。肌肉持续收缩,使局部组织处于高代谢状态,局部缺血、缺氧,最终引发能量代谢危机和局部组织损伤,释放 5- 羟色胺、组胺、激肽等神经血管反应物质,这些物质使传入神经致敏而引起激痛点疼痛。在失效的终板附近有血管神经束,包含有交感神经纤维,激痛点产生的疼痛会影响交感神经的功能,引起局部皮肤疼痛、对触摸和温度高度敏感、血流改变、异常出汗、反应性充血、烧灼感、皮肤划痕症等自主神经功能障碍的症状。局部交感神经激活诱导继续释放过量的异常乙酰胆碱,从而形成了一个正反馈环的恶性循环通路。

4. 纤维性瘢痕组织假说 20 世纪中期,德国科学家在对严重肌肉痛症患者进行肌肉组织学检查时,发现肌肉中有瘢痕组织。认为激痛点处摸起来僵硬的组织实际上是纤维性(瘢痕)组织,它是基于受损的肌肉组织已经痊愈并形成瘢痕。亦有学者认为急慢性软组织损伤以后,产生生物化学的变化,如缓激肽类、5- 羟色胺类等物质含量的变化,通过神经反射系统和体液调节系统的作用,机体启动自我修复机制,产生粘连、瘢痕、挛缩、堵塞等病理改变。

5. 神经性病变假说 1980 年由 Gunn 提出"神经性病变学说"。Gunn 认为激痛点过度敏感的原因是支配受累肌肉的神经发生病变。运动神经受到压迫后使运动终板处的原发激痛点活化并持续,若终板功能障碍长时间持续,可能导致慢性纤维化的改变。

二、激痛点与中医的关系

(一)激痛点与腧穴

激痛点是指骨骼肌内可触及之紧绷肌带所含的局部高度敏感的压痛点,按压它时可激发特征性的整块肌肉痛,并扩散到周围或远隔部位的感传痛。腧穴是人体脏腑经络气血输注出入于体表的部位,是人体脏腑病变在经脉上的反应点。

国内彭增福教授研究发现超过 92% 的激痛点（235/255）与腧穴在解剖部位上相对应，79.5% 针灸穴位所主治的局部疼痛与其对应的肌筋膜激痛点相似；激痛点与腧穴引发类似的线性感传，两者完全一致或基本一致者达 76%，部分一致者为 14%。激痛点可引发疼痛、肌肉运动和感觉功能障碍，还可引发自主神经功能障碍，如血管收缩、肿胀、流涎、头晕、耳鸣、汗出异常、腹泻、便秘、月经紊乱、痛经等。这些表面上看起来是内脏疾病引起的，但实际上可能是激痛点所引起的。《素问·长刺节论》曰："病在筋，筋挛节痛，不可以行，名曰筋痹。""筋痹"的症候特点与激痛点的临床表现（如疼痛、紧绷肌带、运动功能障碍等）是基本一致的。《类经附翼》云："气至如摆龙尾。"这一现象与机械刺激肌筋膜激痛点时出现的局部抽搐现象是完全一致的。故有学者认为激痛点是腧穴在肌筋膜上的偏移点。

激痛点与腧穴亦存在许多不同之处。无论是在生理状态还是在病理状态下，腧穴都是存在的，具有生理属性和病理属性；激痛点仅存在于病理状态下。腧穴是以传统经络学说为基础，激痛点是以肌肉解剖与功能为基础。腧穴可用于治疗全身各种疾病，激痛点主要用于治疗肌筋膜疼痛综合征。

（二）激痛点与筋结点

激痛点是指骨骼肌内结节处大量高度异常的敏感小点，并可在此处触摸到一条紧绷肌带；按压它时可引发特征性的整块肌肉痛，并扩散到周围或远处的牵涉痛。肌肉的损伤、过度劳累导致局部运动终板功能失效，造成肌节缩短和肌张力增高，形成可以触摸到的紧绷肌带。十二经筋是十二经脉之气结、聚、散、络于筋肉关节的体系。筋结点是指十二经筋循行过程的结、聚之点，在关节、筋肉丰厚之处联结或聚合，多见于腕、肘、肩、踝、膝、髋等关节部位。《素问·痿论》曰："宗筋主束骨而利机关。"指出宗筋有约束骨骼关节，滑利关节的作用。《灵枢·刺节真邪》曰："一经上实下虚而不通者，此必有横络盛加于大经。"所谓"横络"，即相当于现代医学中已机化的纤维组织经过长期的反复劳损形成的结节、粘连及条索，包括钙化的骨性赘生物。

激痛点与筋结点均具有"结节"这一共同的特性,是对人体身上疼痛点的规律性总结。但两者在理论基础、发生机制、分布规律、主治病症等方面有显著差异。在理论基础上,激痛点是以肌肉的解剖与功能为基础,筋结点是以中医经筋理论为基础。在分布规律上,激痛点分布局限于骨骼肌,多发于肌腹部、肌肉-肌腱结合处以及肌肉附着于骨骼处;筋结点分布比较广泛,包括肌肉、筋膜、韧带、关节囊等,覆盖了激痛点的分布范围,多发于踝、膝、髋、腕、肘、肩等关节以及筋肉丰厚之处。在主治病症上,激痛点主治肌筋膜疼痛综合征,筋结点可以用于治疗软组织损伤、退行性骨关节疾病等。然而两者之间亦存在理论上的互操作性、形成机制的类似性、分布规律的重合性、治疗方法的相关性。因此,激痛点可看作是筋结点的一种特殊形式。

(三)干针与针刺疗法

干针是指用毫针刺入皮肤下的肌筋膜激痛点、肌肉和结缔组织来治疗神经肌肉性疼痛与运动损伤的一种治疗方法。干针是以激痛点理论为依据,以激痛点作为治疗点;传统针刺是以经络学说为依据,以腧穴作为治疗点。1952年,世界针灸学会联合会前主席王雪苔指出:针法就是以针的机械性刺激,施用于身体特定部位的皮表,或组织深部,以治病的方法。

激痛点与腧穴在解剖位置、临床主治及传导路径上具有高度的一致性。干针的针刺手法与传统针刺的手法是基本一致的。在针刺的层次上,干针仅限于肌肉层;传统针刺是以穴位为主,涉及皮肤、肌肉、肌腱、血管与神经等多个层次。在适应证上,干针主治肌筋膜疼痛综合征及相关病症;传统针刺的适应证更广泛,包括内、外、妇、儿科等疾病。在针具上,干针的针具较为单一,传统针刺的针具比较多样化,具有长短、粗细之别。由此可见,干针是针刺疗法的一部分,是经筋刺法的一种。

三、激痛点理论与并针疗法

激痛点是引起肌肉骨骼疼痛的常见原因。慢性软组织损伤、退行性骨关节疾病等骨伤科疾病的临床表现是以疼痛和功能障碍为主,可能与相关的肌筋膜激痛点有着密切的关系。并针疗法是以双针并刺、直达激痛点的针刺方式，通过独特的手法技巧以灭活激痛点，松弛紧绷肌带，降低局部张力，恢复软组织与骨骼的力学平衡，消除 / 缓解疼痛及恢复关节活动功能。以落枕为例，一般认为落枕是由于睡姿不良、外感风寒等因素引起颈部肌肉痉挛所致，笔者发现落枕与斜方肌、肩胛提肌、胸锁乳突肌等颈部肌肉的激痛点紧密相关，可以通过并针疗法对这些激痛点进行针刺处理，灭活激痛点，降低局部张力，恢复颈部软组织的力学平衡，以解除肌肉痉挛、缓解颈痛及恢复颈椎活动功能。

第四节　肌筋膜链

一、概述

20 世纪 40 年代，美国人 Herman Kabat 提出"本体感觉神经肌肉易化技术"理论，将肌肉群作为一个整体进行治疗，强调肌肉链的运动，而非单一肌肉的运动。他总结了一系列运动模式，如上肢运动模式中屈曲与外旋、伸展与内旋是相关的，下肢运动模式中外展与内旋、内收与外旋是相关的，但未指出从头到脚的连续的肌筋膜链。此后，比利时整骨医师在 Kabat 的理论基础之上第一次提出"肌肉链"概念，并建立了具有历史意义的肌肉链模型。他总结了 10 条肌肉链，左右各 5 条；影响肌肉链形成与发展的主要因素为心理因素，身体外在形态受心理的影响；肌肉链在颅骨部位连接，而颅骨形状受肌肉链的影响。肌筋膜链理论由美国著名物理治疗师 Ida Rolf 提出，由他的学生、国际著名手法治疗师 Thomas W.Myer 通过解剖实践对肌筋膜链进行验证，并整理编写成《解剖列车》一书。该书用轨道、平台、快车等词语来描述肌筋膜链，通俗易懂，将肌筋膜链转化成一种可以接触到的形式。

该书指出：人体有一个存在于肌肉骨骼系统的整体模式，是人体众多规律和谐模式中的一种。无论肌肉如何单独工作，它总会通过筋膜网对整体的连续性有功能上的影响。由一些纵横穿行于全身的结缔组织的薄膜和线条,形成了有迹可循的肌筋膜经线。肌筋膜是肌肉组织和伴随它的结缔组织网之间的成束而又不可分割的组织(特性)。

西方医学是以机械论和还原论为基础,即透过显微镜来观察事物,把事物分解成越来越小的成分,研究它们各自的角色。在阐述肌肉的功能时,孤立地看待骨骼上的单块肌肉,分裂了其上下的连接,剥夺了神经与血管的连接,脱离了邻近的组织结构。简单地认为肌肉是连接于两骨之间,唯一的功能是将两端拉近,或抵抗拉力,这种观点俗称为"肌肉孤立论"。肌肉孤立论贯穿于肌肉解剖理论的始终,并认为只要将单块肌肉的功能简单叠加起来,就可以得出人类动作和稳定时所需要的复杂功能。

物理学在 20 世纪早期进入了相对论领域,人们强调的是事物之间的相互关系,而不再是线性的因果关系。人体每一个动作的完成是错综复杂的,而不是某一块或几块肌肉活动的简单相加。经防腐处理和新鲜尸体解剖中均发现,浅背线中从头到脚趾的肌肉并不是独立断开的,而是连在一起,就像链条一样,一环接一环。肌肉的附着点并不是肌肉的终止,它好像一列火车一样沿着轨道在行进(传递的张力),附着点(起止点)只是路线当中的"车站"。肌肉骨骼系统是一个双囊袋架构,内袋包绕着骨头,外袋包绕着肌肉;而"人体其实只有一块肌肉,只是它装在了 600 多个筋膜袋内"。肌筋膜经线是贯穿于外袋的长拉力线(筋膜链),它们可以塑造、改变、重组、稳定和移动关节及骨骼。

(一)筋膜网络与肌筋膜链

人体有 3 种全身性传递信息的网络,即体液网络、神经网络和纤维网络(筋膜网络)。人类体内细胞与外界环境之间不是直接相通的,而是通过这 3 种网络系统输送和传递各种物质、信息以及张拉力等,维持机体正常的生命活动。体液网络(循环系统)是分布于全身各部分连续的封闭管道系统,包括心血管系统和淋巴系统。通过血液循环把外界的营养物质输送到体内,把体内的代谢废物排出体外,维持机体正常的新陈代谢,同时传递各种化学信息。神经网络是以神经元为功能单位,搭载了编码过的信息,通常以二进制形式,即开启或关闭,让我们能够感知人体每一个角落发生的事,并且根据外部和内部的状态产生快速协调的化学或机械回应。Starling 定律表明除非神经受到高于阈值的刺激而被触发,否则就会保持静息状态。如果在神经－肌肉结合处的信号被解码,相对应的肌肉就会按照解码指令发生收缩反应。筋膜网络是人体内最大的感觉器官,连续的筋膜网络构成了人体功能上的整体性,从头到脚遍布于身体的每一个部位,把全身的肌肉和骨骼包裹起来,形成"有迹可循"的肌筋膜经线;使肌肉产生的张力或拉力能够通过肌筋膜经线得到安全有效的传递。人体的稳定、固定、回弹、张力、拉力以及姿势代偿都是通过这些经线来进行分配的。

筋膜在"无尽的网络"内连接整个身体。肌筋膜连接是在结构网中连接两个纵向毗邻区和相邻线性结构的部分,是肌筋膜经线的一个组成部分。无数个肌筋膜连接构成了肌筋膜经线,也就是一连串肌腱与肌肉的连接线。如前锯肌与腹外斜肌之间就有一个"肌筋膜连接"结构,是绕行躯干肌筋膜上螺旋线的一部分。所谓经线是基于标准的西方解剖学的拉力线,这些力线传递张力与弹力,通过包绕骨骼的肌筋膜来协助运动并提供稳定性。因此,经线的张拉力结构是一个整体结构。

(二)肌筋膜经线

人体有 12 条肌筋膜经线,包括后表线、前表线、体侧线、螺旋线、手臂线、功能线、前深线。

1. 后表线　后表线连接并保护整个身体的后表面,像一个从脚底到头顶的盔甲,分为脚趾到膝盖,以及膝盖到额头两个部分,左、右各一条。

(1)姿势功能:在完全直立伸展状态下支撑身体,避免身体蜷缩屈曲。

(2)运动功能:除膝盖被牵拉向后外,都是产生伸直和过度伸直。协调姿势与动作的主要线路,限制向前屈曲动作。当功能障碍时,强化和维持过度后伸的动作。

(3)肌筋膜"轨道"与骨骼性"车站":趾骨跖面－足底筋膜及趾短屈肌－跟骨－腓肠肌/跟腱－股骨髁－腘绳肌－坐骨结节－骶结节韧带－骶骨－腰骶部筋膜及竖脊肌－后头脊－帽状腱膜/颅顶筋膜－

额骨,眉弓。

2. 前表线　前表线连接人体的整个前表面,下起自足背,上至头颅侧面,分为脚趾到骨盆,以及骨盆到头部两部分。

(1)姿势功能:与后表线保持平衡,提供张力性支撑,维持膝关节姿势性伸展。

(2)运动功能:引发躯干与髋部屈曲、膝盖伸直和足背屈。维持身体前后平衡。

(3)肌筋膜"轨道"与骨骼性"车站":趾骨背面 – 趾短伸肌、趾长伸肌、胫骨前肌、小腿前侧肌间隔 – 胫骨粗隆 – 髌下韧带 – 髌骨 – 股直肌/股四头肌 – 髂前下棘 – 耻骨结节 – 腹直肌 – 第5肋 – 胸骨肌/胸肋筋膜 – 胸骨柄 – 胸锁乳突肌 – 乳突 – 头皮筋膜。

3. 体侧线　体侧线位于身体两侧,起自足内侧与外侧的中点,从踝外侧上行,经小腿和大腿的外侧面,以鞋带交叉方式上至躯干,由肩部下方上行至头颅的耳部区域。

(1)姿势功能:调整身体前后平衡和左右平衡,协调固定躯干和下肢,防止上肢活动时身体结构变形、扭曲。

(2)运动功能:参与躯干侧弯动作,对躯干侧向和旋转运动有可调性的刹车作用。

(3)肌筋膜"轨道"与骨骼性"车站":第1、5跖骨底部 – 腓骨肌/小腿外侧间隔 – 腓骨头 – 腓骨头前韧带 – 胫骨外侧髁 – 髂胫束/外展肌群 – 阔筋膜张肌 – 臀大肌 – 髂嵴、髂前上棘、髂后上棘 – 腹外斜肌 – 肋骨 – 肋间内、外肌 – 第1、2肋 – 头夹肌/胸锁乳突肌 – 后头脊、乳突。

4. 螺旋线　有左右两条,为螺旋形反向环绕身体的肌筋膜经线,从颅骨两侧穿过上背部连接到对侧肩部,然后环绕肋部到身体前面,在肚脐水平交叉回到与颅骨同侧的髋关节,然后以"跳绳"的方式沿着大腿前外侧,越过胫骨到内侧足弓,通过足底向上,经下肢后外侧到坐骨,然后进入竖脊肌筋膜,最终抵达非常接近其起点的颅骨位置。

(1)姿势功能:维持所有平面上的平衡。

(2)动作功能:引起并调整身体的扭转和旋转,以及在离心和等长收缩时稳定躯干和下肢,以避免旋转崩溃。

（3）肌筋膜"轨道"与骨骼性"车站"：枕骨嵴/乳突/寰椎/枢椎横突－头夹肌/颈夹肌－下颈椎/上胸椎棘突部－大、小菱形肌－肩胛骨内缘－前锯肌－外侧肋骨－腹外斜肌－腹肌腱膜,腹白线－腹内斜肌－髂嵴/髂前上棘－阔筋膜张肌,髂胫束－外侧胫骨髁－胫骨前肌－第1跖骨底部－腓骨长肌－腓骨头－股二头肌－坐骨结节－骶结节韧带－骶骨－骶腰筋膜,竖脊肌－枕骨嵴。

5. 手臂线　手臂线分为4条,起始于中轴骨,穿过肩部的四个层面,止于手臂的四个象限和手的四个"边",即拇指、小指、手掌和手背。

（1）姿势功能：肘部扭伤可以影响到背部中段,而肩部姿势不良会产生明显的肋骨、颈部、呼吸,甚至更多的功能受限。

（2）肌筋膜"轨道"与骨骼性"车站"

1）臂前深线：第3~5肋－胸小肌、胸锁筋膜－喙突－肱二头肌－桡骨粗隆－桡骨骨膜、前缘－桡骨茎突－桡侧副韧带、大鱼际肌群－舟状骨、大多角骨－大拇指外侧。

2）臂前表线：锁骨内侧1/3、肋软骨、下部肋骨、胸腰筋膜、髂嵴－胸大肌、背阔肌－内侧肱骨线－内侧肌间隔－肱骨内上髁－屈肌群－腕管－手指的掌面。

3）臂后深线：下段颈椎和上段胸椎的棘突、第1~4颈椎横突－菱形肌和肩胛提肌－肩胛骨内缘－肩袖肌群－肱骨头－肱三头肌－尺骨鹰嘴－沿尺骨骨膜的筋膜－尺骨茎突－尺侧副韧带－三角骨、钩骨－小鱼际肌群－小指外侧。

4）臂后表线：枕骨嵴、项韧带、胸椎1~3棘突－斜方肌－肩胛冈、肩峰、锁骨外侧1/3－三角肌－肱骨三角肌粗隆－外侧肌间隔－肱骨外上髁－伸肌群－手指的背侧面。

6. 功能线　功能线从臂线开始,跨过躯干表面,延伸到对侧骨盆和下肢。其中一条跨过身体的前侧,另一条跨过身体的后侧,左右两条线跨过躯干,呈X形。第三条线为同侧功能线,从肩延伸到同侧膝关节内侧。

（1）运动功能：借助对侧力量的补充而发挥稳定和平衡功能,或增加推力。

（2）肌筋膜"轨道"与骨骼性"车站"

1）前功能线：肱骨干–胸大肌下缘–第5、6肋间软骨–腹直肌外鞘–耻骨结节和耻骨联合–长内收肌–股骨粗线。

2）后功能线：肱骨干–背阔肌–腰背筋膜–骶筋膜–骶椎–臀大肌–股骨干–股外侧肌–髌骨–髌下韧带–胫骨粗隆。

3）同侧功能线：肱骨骨干–背阔肌外侧缘–第10~12肋骨末端–腹外斜肌–髂前上棘–缝匠肌–鹅足，胫骨内侧髁。

7. 前深线　前深线是身体肌筋膜的"核心"。冠状面上，它分布在左右两条体侧线之间，矢状面上，如同"三明治"般地夹在前表线和后表线之间，其外层由螺旋线及功能线包绕。

（1）姿势功能：提升内在的弧度，稳定包括髋关节在内的下肢各段结构，从前方支撑腰椎，环绕并形成腹腔、盆腔，在呼吸活动中稳定胸腔，平衡脆弱的颈部和沉重的头部。

（2）运动功能：除了髋关节内收和横膈的呼吸运动以外，前深线没有直接参与其他运动，但几乎所有的运动都受它的影响。

（3）肌筋膜"轨道"与骨骼性"车站"

1）下段共享：足底跗骨、脚趾跖面–胫骨后肌，趾长屈肌–胫骨、腓骨上/后侧–腘肌筋膜、膝关节囊–股骨内上髁。

2）下段后侧：肱骨内上髁–后侧肌间隔，大、小收肌–坐骨支–盆底筋膜、肛提肌、闭孔内肌筋膜–尾骨–前侧骶筋膜，前纵韧带–腰椎椎体。

3）下段前侧：股骨内上髁–股骨粗隆–内侧肌间隔，短收肌，长收肌–股骨小转子–腰肌，髂肌，耻骨肌，股三角–腰椎椎体和横突。

4）上段后侧：腰椎椎体–前纵韧带，头长肌，颈长肌–枕骨基底。

5）上段中间：腰椎椎体–横膈后侧，横膈脚，中央腱–心包膜，纵隔，壁层胸膜–椎前筋膜，咽缝，斜角肌，中斜角肌筋膜–枕骨基底，颈椎横突。

6）上段前侧：腰椎椎体–横膈前侧–肋下肌后表面，软骨，剑突–胸内筋膜，胸横肌–胸骨柄后面–舌骨下肌群，气管前筋膜–舌骨–

舌骨上肌群－下颌骨。

（三）肌筋膜链与生物力学

美国设计师 R.Buckminster Fuller 首次提出了"张拉整体结构"的概念，认为保持结构的完整性是因为内部交织的总张力与相对应的总收缩力达到平衡。结构外形是由系统有限封闭而又广泛连续的张力来保证，且不会受到非连续的外来局部压力的干扰。张拉整体结构是一种最有效的张力分配结构。Thomas W.Myer 将"张拉整体结构"的理念引入人体结构的研究中来，认为人体骨骼肌肉系统是一个张拉整体结构；骨骼是一个连续性压缩结构，构成结构的外形，为主要的受压组件，能够保持结构不倒塌；肌筋膜是周围的张力组件，使压力组件彼此相连，维持结构的外形。肌筋膜张力是整个平衡结构的决定性因素。当软组织的张力平衡发生改变时，骨骼之间的力学关系也发生相应的改变。

人体肌筋膜和胶原网构成了一个连续不断的网络，限制并调整骨骼与软骨周围的张力，向外对抗限制性张力膜。筋膜在传递肌肉或其他作用力所产生的张力时，在其生物力学行为中，只是扮演了一个被动的角色。任何一个张拉整体结构都含有张力和拉力，压力组件往外推，抵挡外部张力组件往内拉的力量，两者之间的力量达到平衡，整体结构就会稳定。筋膜系统传递张力信息，包括在纤维网之间、蛋白聚糖黏胶之间，甚至细胞本身，传递张力和收缩力的交互作用。当张拉整体结构的"一角"施加负载，整个结构都会一起去协调并适应它；当负载过大时，整个架构就会遭受破坏，被破坏的部位并不一定在受力点的附近。由于张拉整体结构可以将力量沿着张力线分散到整个结构中，虽然该结构的薄弱点远离受力点，但也可能会支撑不住，引发整个结构的崩溃。补偿调节是指一个部位的肌肉筋膜痉挛引起一系列肌筋膜应力改变的调节活动，参与调节的肌肉往往是它的拮抗肌或协同肌，其拮抗肌为了适应痉挛引起的肌肉缩短而被动拉长。当人体的总张力与相对应的总收缩力达到平衡时，机体运作就会处于最有效的状态。当各种原因引起肌筋膜链上任意一段的张力／拉力发生改变时，此条肌筋膜链上的另一端／整条链的张力也会发生改变——缩短或延长；如持续时间过长，则引起机体疼痛和体态结构改变。

（四）肌筋膜链与经络

肌筋膜经线是基于标准西方解剖学的拉力线，传递张力或弹力，以骨骼为支架，肌肉、韧带等软组织按特定的层次和方向，以筋膜形式直接或间接相连，对维持身体姿态和运动起着重要的作用。目前在人体身上已发现有12条肌筋膜链，在正常情况下肌筋膜链起着维持身体姿势和协调躯体运动的作用；但在疾病情况下，肌筋膜链会引起机体各部有关的疼痛及活动功能异常等。经络系统是中医药学的重要组成部分，是由经脉、络脉和连属于体表的十二经筋、十二皮部组成。而经脉包括了十二经脉、奇经八脉、十二经别。十二经脉的走行特点是手三阴经从胸走手、手三阳经从手走头、足三阳经从头走足、足三阴经从足走腹（胸）。

比较12条肌筋膜经线与十二经脉在循行走向、功能、临床主治等方面的异同点。研究发现，其中有8条肌筋膜经线与9条经脉在循行走向、功能及临床主治方面有较高的重叠性。前表线、后表线和体侧线分别与足阳明胃经、足太阳膀胱经、足少阳胆经的能量线高度重合。四条臂线，从前表线到后表线，非常接近于手厥阴心包经、手太阴肺经、手太阳小肠经、手少阳三焦经。肌筋膜经线上的骨性或肌性结点与相对应的腧穴具有较高的重合率。身体的稳定、张力、拉力、固定、回弹及姿势代偿都是通过这些肌筋膜经线来分配的。其中体侧线有维持躯体前后平衡、左右平衡及上下肢平衡的功能，而中医经络系统中的"少阳为枢"，说明经脉具有维持躯体平衡的作用。螺旋线有调节身体扭转及旋转的作用，而《灵枢·经筋》曰："其病足中指支胫转筋，脚跳坚，伏兔转筋，髀前肿。"说明经筋有调节肢体运动的作用。十二经脉具有联络五脏六腑、四肢百骸、五官九窍，将机体各部分连接成一个整体的作用。腧穴具有近治、远治及特殊主治的功能，与十二经脉有着密切的关系。

肌筋膜链理论认为人体的筋膜（肌肉）是连续性的，张力在肌筋膜链上传递，肌筋膜链上任意一段的张力发生改变，都会导致相近的部位或另一端的张力发生改变。譬如有的头痛是由于足跟病变导致足底筋膜紧张、痉挛，局部张力升高，其张力经后表线上传至帽状腱膜及头皮，引起帽状腱膜紧张而出现后枕部疼痛；临床上通过手法、筋膜运动等使足底筋膜得以松弛来治疗这类头痛。有的踝背伸功能受限是由于后枕部筋膜紧张、挛缩，局部张力升高，其张力经后表线下传至踝关节，引起踝背屈功能受限；临床上通过手法、筋膜运动等使后枕部筋膜得以松弛来改善踝背伸功能。这些治疗理念与中医"上病下取""下病上取"是完全一致的。

十二经筋是十二经脉在肢体外周的连属部分，连接四肢、交错运行，具有约束骨骼、主司运动及保护脏腑的作用。肌筋膜经线是基于标准的西方解剖学的拉力线，具有传递张力和拉力的作用，通过包绕骨骼的肌筋膜来协助运动并提供稳定性。十二经筋与肌筋膜链都是人体整体系统中的一部分，是整体观的体现，两者均连接肌肉、韧带、关节等，具有约束关节、主司运动，以及维持躯体姿势及协调运动的作用。如果同一条筋膜链上的肌肉（筋膜）发生了闭锁紧缩，就会导致另一段的肌肉（筋膜）闭锁延长，引起疼痛及运动失衡。十二经筋分为阳筋和阴筋两类，当"阳筋"表现为拘急、痉挛、扭转强直时，则相对应的阴筋就会表现为松弛、乏力、萎废不用等。肌筋膜链的生理/病理过程与中医"阳盛则阴衰""阴阳互根互用"是完全一致的。因此，有学者认为肌筋膜经线是中国针灸经筋学说的现代版。

二、肌筋膜链理论与并针疗法

肌筋膜链理论是从系统论角度出发，阐述筋膜与筋膜、筋膜与肌肉、筋膜与骨骼、肌肉与肌肉、肌肉与骨骼之间的关系，通过筋膜网络把人体各组织器官连接成一个整体。人体肌肉骨骼系统是一个张拉整体结构，人体肌筋膜和胶原网构成了一个连续不断的网络，限制并调整骨骼和软骨周围的张力，还可调节器官、肌肉，如同组织和肌肉的不可压缩的液态袋囊一样，会向外对抗该限制性张力膜；肌筋膜的张力是整个平衡结构的决定性因素，压力元件保持结构不倒塌，张力元件以特定方式使压力元件彼此相连；因此，我们可以调整这些张力性组织，来调整骨骼的错位和骨骼内部的骨性张力。也就是说，它从整体观的角度来阐述肌肉骨骼系统的生物力学分布情况，通过筋膜运动或手法调整肌筋膜经线,像琴弦或帆船绳索那样达到力学均衡,同时使得动作协调、关节活动度增大、疼痛减轻,为骨伤科疾病的诊疗提供了一种新的思路。临床上有些骨伤科疾病的发病机制尚未阐明,缺乏特别有效的治疗手段,迁延难愈,反复发作。笔者发现有部分骨伤科疾病的发病机制可用肌筋膜链理论解释清楚,并且从肌筋膜链角度,通过手法调整肌肉骨骼系统的生物力学结构,获得较满意的临床疗效。

国外学者 Helene Langevin 发现针灸针在穴位上捻转时,结缔组织(特别是胶原纤维和成纤维细胞之亲水性糖蛋白)缠绕在针的末端,产生可测到的组织机械性作用,这些变化可达针刺点 4cm 外的位置。并设想经络可能走行于肌肉间或肌肉的筋膜平面之间,针灸在筋膜平面之间可能通过一种新的力学信息通道,把刺激信号传导到一定距离之外的细胞和组织。将这些发现联系起来,说明针灸的作用机制可能与筋膜平面间细胞外基质的机械能转换有关。慢性软组织损伤、退行性骨关节疾病等骨伤科疾病与软组织和骨骼的力学平衡失调密切相关,而肌筋膜链承载着人体肌肉骨骼系统的力学传递。因此,肌筋膜链与慢性软组织损伤、退行性骨关节疾病等有着密切的关系。并针疗法是以双针并刺、直达靶点的针刺方式,通过独特的手法技巧,松解肌筋膜链上纤维或胶性基质所形成的"阻塞",调整这些张力性组织,实现细胞的自由交换,改善局部血液循环,促进新陈代谢,加快代谢废物排出,使肌筋膜经线,甚至整个胶原网达到力学均衡,从而缓解疼痛和改善功能。

第五节　解剖生物力学与损伤新说

一、解剖学的应用

人体解剖学是一门研究人体各器官系统正常的形态结构、位置毗邻、生长发育规律以及功能意义的科学,属于形态学的范畴。人体解剖学分为大体解剖学和显微解剖学。大体解剖学分为系统解剖学和局部解剖学。系统解剖学是指按照人体各功能系统描述各器官位置及形态结构的科学。局部解剖学是指研究人体各个局部层次结构及各器官之间的位置与毗邻关系的科学。随着医学科学的不断发展,临床分工越来越细。为适应各临床学科发展的需要,人体解剖学又分出了许多分支,譬如立体解剖学、精细解剖学、动态解剖学、体表解剖学、针刀解剖学、断层解剖学等;反过来,人体解剖学各分支的发展也促进了各临床学科的建设与发展。

慢性软组织损伤、退行性骨关节疾病等骨伤科疾病主要涉及骨骼、关节、肌肉、肌腱、韧带、筋膜、关节囊等组织。多数由于外伤、劳损、感受风寒等因素导致肌肉、韧带、筋膜等软组织的急慢性损伤,产生局部充血、水肿、渗出等无菌性炎症,打破软组织的力学平衡,日久形成粘连、瘢痕、挛缩、增生、肥厚、钙化、骨化等病理产物,引起相关的症状。

并针疗法是中医骨伤科与针刺疗法相结合的产物,将中医骨伤科手法的治疗原理贯穿于针刺治疗过程中,以双针并刺、直达靶点的针刺方式,用独特的手法操作技巧,通过双针针体的力学传导,在非直视下进行操作,以松解局部粘连、瘢痕、挛缩、堵塞,松筋解结、整复错缝、矫正筋歪或出槽,恢复软组织与骨骼的力学平衡。实际上,并针疗法是一种闭合性靶向疗法,掌握针刺治疗点的位置及层次是其临床疗效的保证。因此,要求操作者掌握治疗点或病损点的解剖结构,如立体解剖学、动态解剖学、体表解剖学等,并用手反复触摸,做到手摸心会,针随心转、效随针出,同时避免损伤重要的神经、血管及脏器。

(一)立体解剖学

立体解剖学是指研究人体在冠状面、矢状面和水平面三个面上,以及在冠状线、矢状线和垂直线三条轴线上的局部解剖形态结构及毗邻关系的学科。

并针疗法是一种新的针刺疗法,也是一种闭合性靶点疗法。要求操作者掌握从皮肤到治疗靶点的组织层次,以及这些层次内的神经、血管及器官组织,以避免损害神经、血管等。对于慢性软组织损伤、退行性骨关节疾病等骨伤科疾病,病变涉及骨骼、关节、肌肉、筋膜、肌腱、韧带、关节囊、神经、血管等。熟练掌握相关局部的立体解剖学（层次解剖和断面解剖），了解脊柱、四肢的肌、腱、筋膜、血管、神经及其他组织器官的层次及其断面上的相互关系，使双针精准作用于靶点，可提高并针疗法的临床疗效，同时不损伤神经、血管及脏器。

（二）精细解剖学

精细解剖是指人体组织结构中那些精细入微的部分，通常不太引起注意和重视的解剖细节，在开放性手术看来并不重要的部分，但是对于闭合性靶点治疗来说，却是非常重要的。慢性软组织损伤、退行性骨关节疾病等与软组织的力学平衡失调密切相关。肌肉是躯体运动的动力器官，可以分散和吸收有害的异常应力，维持骨骼与软组织的动态平衡。肌肉内部结构中肌内膜、肌束膜、肌外膜与肌束之间的关系，肌外膜与肌外膜之间的关系以及局部粘连、瘢痕、挛缩、堵塞等病理产物的解剖位置及层次，这些解剖细节对于闭合性靶点治疗来说是十分重要的。研究人体局部精细解剖的学科就称为精细解剖学。

并针疗法是一种闭合性靶点治疗方法，以腧穴力敏化点、筋结点、激痛点、病灶点等作为治疗点，这些治疗点分布于肌肉起止点、肌肉 - 肌腱结合处、肌腹部、神经血管束易受卡压处、腱鞘等。以腰椎间盘突出症为例，要求操作者掌握腰椎局部的精细解剖结构，包括椎间盘、椎管、神经根管、关节突关节、黄韧带、神经根及其毗邻关系等，使双针精准作用于治疗点，且不损伤神经、脊髓及血管。

（三）动态解剖学

动态解剖学是指研究人体在非正常的解剖姿势下，局部解剖形态结构及毗邻关系的学科。

先天性因素、其他疾病等因素造成患者躯体结构或运动功能异常，患者不能在常规的体位下完成针刺治疗，只能在非常规的体位下完成针刺治疗。由于人体解剖姿势体位发生改变，肌肉、肌腱、筋膜、血管、神经等解剖结构及其毗邻关系也发生相应的变化。并针疗法是一种闭合性靶点疗法，有少数患者由于各种原因不能在常规姿势下实施针刺操作，只能在非常规的姿势下实施操作。要求操作者掌握非常规姿势下相关的局部解剖形态结构及其毗邻关系,使针刺治疗点的位置和层次正确,同时避免损伤重要的神经、血管及脏器。以严重的强直性脊柱炎合并颈源性头痛为例,由于患者脊柱强直、不能完全低头,对颈部实施针刺时,不能在常规的姿势下进行操作,只能在颈强直体位下完成操作。因此,要求掌握颈椎部分的动态解剖结构,即在颈强直姿势下颈椎及周围局部解剖形态结构、位置及其毗邻关系,同时用手反复触摸,做到手摸心会,精准定位、精准施治,避免伤及脊髓、神经根、椎血管及脏器等。

（四）体表解剖学

体表解剖学是指研究人体神经、血管、器官等结构在体表投影位置的学科。

并针疗法属于一种闭合性靶点疗法。双针从人体体表皮肤刺入,经过皮下组织、筋膜、肌肉、关节囊等,最后到达治疗点或病损处,途中可能有神经、血管、脏器等。为了避免针刺损伤这些组织结构,要求施术者掌握神经、血管、脏器等解剖结构的体表投影。以梨状肌综合征为例,掌握梨状肌和坐骨神经的体表投影,以避免针刺伤及坐骨神经。临床上常用骨骼突起、肌肉隆起、乳头等作为体表标志,如肩胛冈内侧端平第三胸椎棘突、肩胛骨下角平第七胸椎棘突等。

（五）功能解剖学

功能解剖学是指研究人体器官结构和功能、人体结构配布规律（包括表面标志的摸认、结构器官投影的度量、层次结构的特点、各部肌肉的力学分析、脏器毗邻的观察、血管神经的分布等）在康复医学中的应用。

结构是功能的基础,功能是结构的表现。掌握人体各个解剖结构与功能之间的关系,有利于了解疾病的发生机制并制订出科学合理的治疗计划。以肥胖者合并腰椎间盘突出症为例,患者腹部前凸、腹壁肌肉张力减弱、腰背伸肌收缩增强、腰椎前凸增大、椎间关节相互挤压,腰椎间盘和椎间关节动态平衡失调。并针疗法作为一种闭合性靶点疗法,要求操作者掌握腰椎功能解剖学,做到精准定位、精准施治,不损伤神经、脊髓及血管。

二、生物力学的应用

生物力学是指应用力学原理和方法,对生物体中的力学问题进行定量研究的生物物理学分支,是研究力与生物体运动、生理、病理之间的关系。

根据研究对象的不同,生物力学可分为生物流体力学、生物固体力学、运动生物力学等。运动生物力学是指运用运动学、静力学及动力学的基本原理,结合人体解剖学和生理学,研究人体躯体运动的学科。人体是以骨骼为支点,以肌肉为动力源,以韧带、关节囊、腱鞘等为稳定器,共同构成人体的运动系统,产生躯体运动和维持身体姿势稳定。人体的姿势、躯体的运动及肌肉的协调功能等与生物力学息息相关。

慢性软组织损伤、退行性骨关节疾病等骨伤科疾病的发生与人体生物力学紧密相关。外来暴力、慢性劳损、感受风寒等因素造成局部软组织损伤,打破软组织与骨骼的动态平衡,机体启动自我修复机制,产生粘连、瘢痕、挛缩、堵塞,引起局部肿胀、疼痛、功能障碍等症候。掌握骨伤科疾病的生物力学机制,对疾病的诊断与治疗有着重要的意义。并针疗法是以双针为载体,以双针并刺、直达靶点的针刺方式,运用独特的手法技巧,松解局部组织的粘连、瘢痕、挛缩、堵塞等,恢复软组织与骨骼的力学平衡,以消除/减轻疼痛和恢复躯体功能。

三、损伤新说

笔者大学毕业后一直从事骨伤科临床与科研工作,"传承精华,守正创新",坚持中西医并重。总结20余年中西医诊疗骨伤科疾病的经验,尤其在软组织损伤和退行性骨关节疾病方面,提出了一些个人的见解,戏称"损伤新说",即在人体运动系统中,关节是躯体运动的枢纽中心,骨骼是躯体运动的支撑装置,骨骼肌是躯体运动的动力装置,韧带、筋膜、关节囊等是躯体运动的稳定装置。如果没有肌肉提供的原动力,就没有躯体的主动运动;如果没有韧带、筋膜、关节囊等软组织的连接,就无法维持正常的运动及关节稳定。因此,人体支撑装置、动力装置和稳定装置三者之间是相互联系、相互作用、相互影响的,是人体运动系统中不可或缺的部分。慢性软组织损伤和退行性骨关节疾病在本质上就是相关的肌肉、韧带、筋膜、关节囊、关节、骨骼等结构的损伤。从损伤的过程来分析,动力装置是最早受损伤的部分,其次为稳定装置,支撑装置是最后受损伤的部分。从发生受损伤人数的数量来分析,肌肉损伤是最常见的,由于受损伤的机会最大,损伤人数最多,其次为稳定装置损伤,支撑装置损伤的人数最少。由此可见,受损伤的人群呈阶梯状分布。

1. 阶梯损伤(图 2-1)

(1)肌肉损伤:肌肉是躯体运动的动力装置,肌肉的舒张与收缩除提供了运动的原动力外,还可吸收和缓冲有害的异常应力,以维护关节的正常形态和功能。姿势不良、外来暴力、感受风寒等因素使局部产生异常应力,在正常情况下,周围肌肉可以吸收和缓冲有害的异常应力,或通过代偿性肥大,增强肌肉的舒缩力,维持关节正常的活动。此时可能无不适的症状。当异常应力过大时,导致周围肌肉轻微损伤,肌肉痉挛,局部产生充血、水肿、渗出等无菌性炎症,局部软组织的力学平衡遭到破坏,机体就会启动自我修复机制,产生粘连、瘢痕、挛缩、堵塞等,增强局部组织的强度,对抗强大的异常应力,以维持关节的正常活动及稳定。亦可能在骨骼肌内形成紧绷肌带,局部组织张力升高,产生激痛

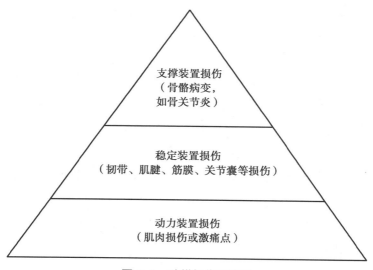

图 2-1　阶梯损伤示意图

点；其张 / 拉力通过肌筋膜链传递到全身各个部位，影响人体肌肉骨骼系统的力学均衡，引起局部的慢性软组织损伤。故激痛点可看作是肌肉损伤的一种特殊形式。

（2）稳定装置损伤：当局部组织受到持续强大的异常应力，且超出肌肉自身代偿的限度时，就会累及周围韧带、筋膜、关节囊等稳定装置，造成周围的韧带、筋膜、关节囊等软组织损伤。部分韧带断裂，关节囊撕裂，打破软组织与骨骼的力学平衡，破坏关节的稳定性，机体就会启动自我修复和代偿机制，产生粘连、瘢痕、挛缩、硬化、钙化、骨化等病理产物，或通过纤维组织增生、肥大等发挥代偿性的作用，以维持骨关节的正常活动及稳定。

（3）支撑装置损伤：当局部受到持续的强大的异常应力，且超出肌腱、筋膜、关节囊等稳定装置代偿的限度时，就会累及骨骼、关节等支撑装置，骨关节的力学平衡遭到破坏，机体启动自我修复和代偿机制，肌肉、韧带附着处出现钙化、骨化，形成骨质增生，增加局部组织的强度，对抗强大的异常应力，以维持关节的正常活动及稳定。由于骨关节部受到强大异常应力的作用，使机体处于失代偿状态，最终就会导致关节软骨退变，关节间隙变窄、关节不稳等关节退行性病变。

2. 损伤的几点认识

（1）损伤过程：姿势不良、外来暴力、慢性劳损、感受风寒等→肌肉损伤（包括激痛点或轻微损伤）→无症状 / 有症状→韧带、筋膜、关节囊等稳定装置损伤（如急、慢性软组织损伤）→骨骼、关节等支撑装置损伤（如关节软骨退变、骨质增生）→退行性骨关节疾病（膝、髋、肩等四肢骨关节炎以及脊椎退行性病变等）。

（2）不可忽视的肌肉损伤：大多数骨伤科医师在诊疗慢性软组织损伤和退行性骨关节疾病时，比较注重韧带、筋膜、关节、骨骼等组织结构有无损伤，而容易忽视肌肉在运动系统中的重要作用。实际上，肌肉与韧带、筋膜、关节、骨骼等结构是连接在一起的，彼此之间相互影响、相互作用，肌肉作为躯体运动的动力器官，是运动系统中最早受到损伤的部分。我们很多骨伤科医生往往只处理韧带、关节囊、骨骼等结构损伤（即稳定装置和支撑装置），而忽视对肌肉损伤（动力装置）的处理。

临床上某些疾病迁延难愈或反复发作,可能与肌肉功能异常有关。因此,笔者认为在诊疗慢性软组织损伤和退行性骨关节疾病时,不能忽视相关的肌肉损伤(动力装置)的处理。

(3)骨伤科疾病与激痛点:激痛点除了引发特征性局部肌肉痛及引传痛外,还可引起局部组织张力升高、肌肉缩短、形成紧绷肌带,其张/拉力通过肌筋膜链传递至全身各部位,肌腱或韧带的附着处受到持续性张/拉力作用,容易引起慢性软组织损伤(附着点病),如肱骨外上髁炎、肱骨内上髁炎、跟腱炎等。或引起脊椎旁肌肉缩短,脊柱两侧张/拉力不对称,椎间盘压应力分布不均衡,导致椎间盘退变、膨出、突出、脱出,或椎间关节不稳、小关节错缝、椎体滑脱等,如颈椎病、腰椎间盘突出症、腰椎滑脱等。或引起髋、膝、肩等四肢关节周围的肌肉缩短,局部组织张力升高,关节面应力分布不均衡,导致关节退行性改变,如膝骨关节炎、髋关节骨关节炎等。或引起某些特殊解剖部位的肌肉缩短,局部组织张力增高,刺激压迫周围神经血管,导致周围神经卡压综合征,如旋前圆肌综合征、梨状肌综合征等。

激痛点可看作是肌肉损伤的一种特殊形式,是肌肉骨骼疼痛的主要原因,亦是慢性软组织损伤和退行性骨关节疾病的重要病理机制。因此,激痛点是慢性软组织损伤和退行性骨关节疾病重要的治疗点。

第三章

临 床 诊 查

　　并针疗法是传统针刺的继承与发展,是一种新的针刺疗法。其诊疗原理自然离不开中医学的辨证论治思维,除了望、闻、问、切四诊外,相关的影像学及实验室检查也是不可缺少的内容。医者根据望、闻、问、切等四诊,对疾病进行辨证分型,进而分证论治;同时结合影像学及实验室检查,对疾病进行辨病分期,进而分期论治。临床诊查是诊治骨伤科疾病重要的依据。

第一节　四　　诊

一、望诊

　　望诊是指医者运用视觉有目的地观察人体全身和局部的一切可见征象,包括神、色、形、态、舌象、络脉、皮肤、五官九窍以及排泄物等,以了解健康或疾病状态。《伤科补要》:"凡视重伤,先解开衣服,遍观伤之轻重。"明确指出观察重伤患者时要暴露足够的范围。通过望诊可以初步判断疾病的部位、性质、病情轻重、预后情况等。

　　(一)望全身

　　1. 望神　神是人体生命活动的体现,是人体的精神意识、思维活动以及气血脏腑功能的外在表现。神有广义和狭义之分。广义的

"神"是指人体生命活动的外在表现,包括形态、面色、眼神、言语、反应等;狭义的"神"是指人的精神意识、思维活动。通过观察患者的神态、色泽等,以判断损伤轻重、病势缓急等。

"有神"即得神。表现为神志清楚、两目精彩、呼吸平稳、言语清晰、面色荣润、反应灵敏、动作自如等,表示正常人或正气未伤、病情较轻。

"失神"即无神。表现为精神萎靡、目光晦暗、呼吸气微或喘促、面无光泽、动作艰难、反应迟钝、神志昏迷、循衣摸床等,表示正气已伤,病情较重,预后较差。

"假神"是垂危患者本已失神而突然出现精神暂时好转的假象。久病、重病之人本已失神,但突然精神转佳、目光转亮、言语不休、想见亲人,或病至语声低微断续、忽而响亮起来,或原来面色晦暗,突然颧赤如妆,或本来毫无食欲,忽然食欲增强等。

2. 望色 通过观察面部皮肤色泽变化,以了解正气存亡、脏腑盛衰、病情轻重、预后善恶等。面色苍白为痛甚;口唇发绀为危证;青色主气闭、瘀血;赤色主损伤发热;黄色主脾虚湿重、湿热内蕴或陈伤;白色主血虚、虚寒证;黑色主肾虚或经脉失于濡养。

3. 望形 通过观察人体的形态变化,以了解疾病的位置、深浅、病情轻重等。不能站立或行走,多见于骨折;身体向一侧倾斜,用手支撑腰部,行走缓慢,多见于急性腰扭伤;突发性颈肌痉挛、头颈偏向一侧,多见于落枕。

(二)望舌

望舌,也称为舌诊,包括望舌质和舌苔。舌诊是中医辨证分型的重要依据。舌为心之苗、脾胃之外候。舌质主要反映脏腑虚实、气血盛衰,舌苔主要反映病邪深浅、胃气盛衰。《形色外诊简摩·舌质舌苔辨》曰:"苔乃胃气之熏蒸,五脏皆禀气于胃,故可借以诊五脏之寒热虚实也。"说明舌为脾胃之外候,反映脏腑虚实、寒热。《辨舌指南·辨舌总论》云:"辨舌质,可诀五脏之虚实;视舌苔,可察六淫之浅深。"说明舌质反映气血盛衰、津液盈亏;舌苔反映病邪性质、病位深浅等。

1. 望舌质 正常人舌质淡红滋润。舌质淡白为气血虚弱、阳气不足伴有寒象;舌红为热证或阴虚;舌质红绛为热入营血;舌质紫绛而干为热邪深重;裂纹舌为阴虚;干燥舌为热邪耗津;舌质青紫为瘀血凝滞;舌质青紫滑润为寒滞血凝。

2. 望舌苔 舌苔是指舌面的苔状附着物。望舌苔,包括望苔质和望苔色。舌苔的厚薄主要反映体内邪气与正气的盛衰,舌苔的润燥主要反映体内津液的盈亏。

正常人舌苔薄白而润滑。舌苔厚腻为湿浊内盛;舌光无苔、状若镜面为阴虚、胃津不足;舌苔愈厚则邪愈重。舌苔润泽为津液未伤;舌苔干燥为津液已亏。观察舌苔的消长和转化,可预测病情的发展趋势;舌苔由薄渐厚,提示邪气渐盛,为病进;舌苔由厚渐薄,提示正气胜邪,为病退。

薄白苔为正常人,或外感风寒,疾病初起,病邪未盛,正气未伤;舌苔过少或无苔为脾胃虚弱;舌苔厚白而滑为寒湿或寒痰;舌苔厚白而腻为湿浊;舌苔薄白而干燥为寒邪化热、津液不足;舌苔厚白而干燥为湿邪化燥;舌苔白如积粉为创伤感染、热毒内蕴。黄苔为热证;舌苔薄黄而干为热邪伤津;舌苔黄腻为湿热;舌苔深黄或黄褐色为湿热郁聚;舌苔焦黄为邪热内积或津亏。舌苔灰黑而润为寒湿内盛、痰饮内停或阳虚寒盛;舌苔灰黑而燥为热盛伤阴或热极津枯;舌苔黄白相间为由寒转热、由表入里;舌苔黄色转灰黑色为病邪较盛,多见于严重创伤感染伴有高热或津涸。

(三)望局部

1. 望畸形 通过观察肢体标志线或标志点的异常改变,如突起、凹陷、成角、倾斜、旋转、短缩、增长等,以判断肢体有无畸形情况。某些特征性畸形对诊断有重要的意义。方肩畸形多见于肩关节前脱位,餐叉样畸形多见于桡骨远端骨折(科利斯骨折)。

2. 肿胀、瘀斑 望肿胀,观察肿胀的程度及色泽变化,以判断损伤的性质、程度等。轻伤者,肿胀较轻,皮肤正常或稍微青紫;损伤严重者,肿胀严重,皮肤瘀斑青紫。瘀肿较重、皮肤青紫,多为新伤;瘀肿较轻、皮肤青紫带黄,多为陈伤。

3. 肢体功能 观察肢体的功能活动,以判断关节损伤及评估疾病康复的情况。除了观察上肢能否上举或下肢能否行走外,还需要观察关节屈伸、旋转、外展、内收等功能。正常肩关节活动包括外展、内收、前屈、后伸、内旋及外旋。上肢外展小于 90°,提示肩关节外展功能受限;屈肘、内收肩关节,肘尖不能接近躯体中线,提示肩关节内收功能受限;患者不能正常梳发,提示肩关节外旋功能受限;患者手背不能放于背部,提示肩关节内旋功能受限。对肢体功能障碍者应该先嘱其主动活动,同时结合摸、量、运动等检查,注意与健侧进行比较,测定肢体主动和被动活动的情况,全面评估患者病情及康复情况。

4. 创口　通过观察创口的形状、大小、深浅、边缘是否整齐、污染程度、色泽、分泌物、出血等情况,以判断开放性损伤的程度。感染性伤口应注意观察流脓是否畅通、脓液的稀稠及气味等。伤口周围皮肤肿胀、苍白,继而呈紫黑色,伴有气体溢出,可闻及恶臭味,应该考虑气性坏疽。

（四）影像学检查

影像学检查是骨伤科临床检查、诊断的重要手段之一,不同伤患应选择不同的检查方法,如 X 线、CT、MRI、ECT 或 PET 等。

1. X 线检查　X 线检查是骨伤科疾病诊断的重要检查手段,可为临床诊疗提供重要依据。X 线检查对骨折、脱位的诊疗有重要价值,不仅可以明确是否有骨折、脱位,以及骨折、脱位的分型,还可以评估病情的轻重程度以及有无合并其他损伤等。X 线检查对软组织损伤、退行性骨关节疾病等骨伤科疾病的诊疗亦有重要意义。常规 X 线摄片是以正侧位为主,但某些特殊解剖位置采用常规的正侧位片可能显影不清或无法显影,需要进行特殊投射位拍摄。譬如怀疑寰枢关节脱位,需要拍摄张口位片;了解股骨头坏死的情况,需要拍摄髋关节正蛙位片。软组织 X 线摄影技术（低电压高毫安秒）可使软组织显影更加清晰,有助于辨别软组织肿瘤、钙化或是否存在异物等。

2. CT 检查　CT（computed tomography）即电子计算机 X 线横断体层扫描,用 X 射线束对人体某一个部位一定厚度的层面进行扫描,由探测器接收透过该层面的 X 射线,再转化为可见光,由光电转换变为电信号,再经模拟 / 数字转换器转为数字,输入计算机进行处理。计算机断层扫描（CT）能在一个横断解剖平面上准确探测各种不同组织之间密度的微小差别。高分辨率 CT 在躯体横断面图像上，观察脊柱、骨盆、四肢关节等复杂的解剖关系及病理变化，并且能够清晰地分辨出骨骼与软组织的结构。CT 检查是一种非侵入性辅助检查方法，不会受到骨骼重叠或内脏器官遮挡的影响，与普通 X 线片有明显的不同。广泛运用于骨伤科疾病的检查诊断。腰椎 CT 扫描能够清晰显示椎间盘突出的位置、方向（侧方、中央、极外侧）、硬膜外脂肪有无消失、硬膜囊受压情况，以及神经根受压情况（如位移、增粗、变形）等。

3. MRI 检查　MRI（magnetic resonance imaging）即磁共振成像，属于断层成像的一种。MR 是一种生物磁自旋成像技术，利用原子核自旋运动的特性，在外加磁场内经射频脉冲后产生信号，然后使用探测器检测并输入计算机，最后经过计算机处理转换后在屏幕上显示图像。骨骼肌肉系统最适于做磁共振成像，因为它的组织密度对比范围较大，在骨、关节与软组织病变方面，MRI 具有多于 CT 数倍的成像参数和高度的软组织分辨率，使其对软组织的对比度显著高于 CT。通过多向平面成像的功能，应用高分辨的表面线圈，提高各个关节部位成像质量，清晰显示神经、肌腱、韧带、血管、软骨等组织结构。广泛运用于骨感染、肿瘤、外伤等骨伤科疾病的诊断，亦运用于关节内软骨、韧带、半月板、滑膜、滑液囊等组织病变的诊断。

二、闻诊

闻诊（包括耳听和鼻嗅）是指医者用耳听取患者的语言、呻吟、呼吸、咳嗽音等声音，或者用鼻嗅患者的呼吸、口腔、分泌物和排泄物的气味。闻及骨擦音、骨传导音、入臼声、关节摩擦音、肌腱弹响声、关节弹响声等声音，对诊断骨伤科疾病有着重要的意义。

（一）听语音

正常人语音柔和、洪亮，为元气充足。语音高亢气粗为阳证、实证或热证；语音低弱不续为阴证、虚证或寒证。咳嗽声重、鼻塞为外感风寒；太息、抑郁为肝气郁结；少气懒言为气血不足；严重胸部损伤，语音低微呈耳语，为多发性肋骨骨折合并气血胸；烦躁不安，伴有头部损伤，为瘀闭清窍。

（二）听骨擦音

骨擦音是骨折的主要体征之一。骨擦音是指无嵌插的完全骨折，摆动或触摸骨折的肢体时两断端互相摩擦可发生音响或摩擦感。骨擦音可帮助辨明是否存在骨折，以及属何种性质骨折。《伤科补要》曰："骨若全断，动则辘辘有声。若骨损未断，动则无声。或有零星败骨在内，动则淅淅有声。"动则辘辘有声，多见于骨全断；动则无声，多见于骨损未断，有可能为骨裂；声音响而短，多见于横形骨折；声音低而长，多见于斜形骨折；声音多而乱，如碎玻璃声，多见于粉碎性骨折。骨折治疗后出现骨擦音消失，多提示骨折已愈合。骨擦音为完全性骨折的确证，多数骨擦音是触诊检查时偶尔感觉到的，不宜主动去寻找骨擦音，以免增加患者的痛苦及损伤。

（三）听骨传导音

听骨传导音，主要用于检查某些不容易发现的长骨骨折，如股骨转子间骨折、股骨颈骨折等。检查时将听诊器置于伤肢近端的适当部位，或伤肢近端的骨突起处，用手指或叩诊锤轻轻叩击远端骨突起部，可听到骨传导音。正常人骨传导音较清脆。骨传导音减弱或消失，说明骨的连续性遭到破坏。

（四）听入臼声

关节脱臼复位时，常可听到"咯噔"的低钝入臼声，多为关节脱臼复位成功。《伤科补要》曰："凡上骱时，骱内必有响声活动，其骱已上，若无响声活动者，其骱未上也。"

（五）关节摩擦音

医者用一手放在关节上，另一手移动关节远端的肢体，可检查出摩擦音或感觉到有摩擦感。关节活动时，正常人不会出现摩擦音或摩擦感，一些亚急性或慢性关节疾患可出现柔和的关节摩擦音，一些骨性关节炎或髌骨软化症可出现粗糙的关节摩擦音。

（六）关节弹响声

关节弹响声是关节运动时发出的弹响声。膝关节半月板损伤或关节内有游离体，做膝关节屈伸旋转活动时可发生较清脆的弹响声。

（七）肌腱弹响声

指屈肌腱腱鞘炎患者在做屈伸手指检查时听到的弹响声,称为肌腱弹响声。是由于肌腱勉强通过腱鞘狭窄环所引起的。劳损、反复摩擦等导致指屈肌腱腱鞘肥厚、狭窄,屈伸手指时,指屈肌腱勉强通过腱鞘狭窄处产生扳机样动作或弹响声,称为弹响指。如发生在拇指的指屈肌腱狭窄性腱鞘炎,则称为弹响拇。

（八）捻发音

捻发音是指肌腱周围炎或皮下气肿在检查时常可听到好似捻干燥头发发出的一种声音,主要是慢性劳损造成肌腱周围渗出液增多引起的,多发生于前臂伸肌群、大腿股四头肌、小腿跟腱部等。如创伤后发现皮下组织有大片不相称的弥漫性肿起,应检查有无皮下气肿。肋骨骨折后,若断端刺破肺脏,空气渗入皮下可形成皮下气肿,检查时有一种特殊的捻发音。开放性骨折合并气性坏疽时亦可出现皮下气肿。

（九）嗅气味

嗅气味是指利用嗅觉来辨别患者呼吸、呕吐物、大小便及分泌物的气味。口臭异常,多为胃部实热或口腔疾病;呕吐物有腐败食物气味,为伤食或消化不良;大小便或痰液有恶臭味,为湿热或热毒;伤口分泌物有恶臭味,为湿热或热毒;伤口分泌物带有腥味,多属虚寒。

三、问诊

问诊是指医者通过询问患者或陪诊者,以了解疾病的发生、发展、治疗经过、现在症状和其他与疾病有关的情况,为临床诊断及辨证论治提供依据,在四诊中占有重要的地位。明代张景岳《景岳全书》曰:"……此十问者,乃诊治之要领,临证之首务也。"说明问诊在诊治疾病中的重要价值。

（一）一般情况

询问患者的一般情况,包括姓名、年龄、性别、职业、婚姻、民族、籍贯、住址、就诊日期等。

（二）发病情况

1. 主诉　主诉是指患者感受最主要的痛苦、最明显的症状或体征以及持续时间。骨伤科疾病常见的主诉包括肿胀、疼痛、活动障碍、畸形等。病历记录时,主诉应该简明扼要。

2. 病因 骨伤科疾病的致病因素很多,包括外力损伤、慢性劳损、感受风寒等。外力损伤包括跌仆、扭挫、挤压等,慢性劳损是指由于劳逸失度或体位不正确而使外力长期累积作用于人体所致的损伤,如长期低头伏案工作、弯腰劳作等。一般来说,生活性损伤或简单外力损伤,伤情较轻;塌方、高处坠落等因素所致的外伤,伤情较重。详细询问患者受伤的原因、部位、处理经过等,有利于全面评估患者病情。轻微外力或翻身所致的骨折,提示可能存在骨质破坏,多见于病理性骨折。

3. 部位 询问受伤姿势或体位、暴力大小、方向等,以了解损伤的性质和程度。老年人平地滑倒,臀部先着地,容易引起股骨颈骨折或股骨转子间骨折。老年人跌倒时手掌撑地,则容易引起桡骨远端骨折。

4. 时间 询问受伤的时间,以辨别是新伤还是陈伤。新伤多为实证,陈伤多为虚证。

5. 伤情 询问患者损伤的症状(如疼痛、肿胀、活动障碍等)、部位,性质等,以便全面了解患者伤情。

(1)疼痛:疼痛是骨伤科患者就诊的主要原因。需要详细询问疼痛的部位、性质、诱因、程度、持续时间等。例如:是剧烈疼痛、酸痛,还是麻木;是持续性疼痛,还是间歇性疼痛;疼痛部位是固定不变,还是游走不定;是否伴有放射痛或放散痛;疼痛是否与天气、情绪波动等因素有关,等等。一般来说,损伤轻者,疼痛稍轻;损伤重者,疼痛明显。局部酸胀疼痛,多见于慢性劳损;疼痛呈游走不定,多见于风湿痹病。

(2)肿胀:询问患者出现肿胀的时间、部位、范围、程度、发展过程等。增生性肿物,应当了解是先有疼痛还是先有肿物,以及肿物出现的时间和增长速度。

(3)功能情况:肢体功能是骨伤科诊查的主要内容之一。询问患者肢体功能障碍是受伤后立即发生的,还是受伤后经过一段时间才出现的。一般骨折或脱位后立即出现功能障碍;筋伤重者当即不能活动,轻者尚能工作,但休息后或次日疼痛加重;骨病往往是在得病后经过一段时间才会影响到肢体功能。

（4）创口：应询问创口形成的时间、部位、污染情况、处理经过、出血情况，以及是否使用过破伤风抗毒血清等。

（5）其他：询问畸形发生的时间及演变过程。头部损伤应询问伤后有无昏迷史、头痛史以及醒后再昏迷现象等。

（三）全身情况

1. 问寒热　发热、恶寒是骨伤科常见的临床表现，除了全身和局部体温偏高或偏低外，还有患者的主观感觉。损伤初期发热，多为血瘀化热；损伤中、后期发热，可能为邪毒感染，或虚损发热；骨关节结核可有午后潮热；恶性肿瘤晚期可有持续性发热。

2. 问汗　询问汗液的排泄情况，以了解脏腑气血、津液状态。严重损伤、感染等，可出现四肢厥冷、汗出如油的险象；邪毒感染可出现大热、大汗；骨结核可出现盗汗；术后体虚可出现自汗。

3. 问饮食　询问饮食的时间、食欲、食量、味觉、饮水情况等。口苦多为肝胆湿热，口淡多为脾胃虚弱，口腻多为湿阻中焦，口中有酸腐味多为食滞不化。

4. 问二便　询问大、小便的排泄状况。了解大小便的性状、颜色、气味、时间、量的多少及排便次数、排便或排尿感觉等。伤后便秘或大便燥结，多为瘀血内热。

5. 问睡眠　入睡困难或彻夜不寐，多见于严重创伤、营血亏虚、阴虚火旺。昏沉、嗜睡，多属气衰神疲。

（四）其他情况

1. 既往史　询问患者过去的病史，特别是与当前损伤有关的病史内容，应记录主要的病情经过、诊断、治疗措施以及合并症等。

2. 个人史　询问患者的职业、嗜好、婚姻等。询问妇女月经、妊娠、哺乳史等。

3. 家族史　询问家族内成员的健康情况。应记录有无家族遗传史，对骨肿瘤、先天性畸形等骨伤科疾病的诊断有一定参考意义。

四、切诊

切诊是骨伤科重要的检查方法，包括脉诊和摸诊。

（一）脉诊

脉诊，又称切脉，是指医者用示、中、环指触摸患者前臂下端掌面桡侧寸口（桡动脉搏动处），以了解机体脏腑气血、寒热、虚实等。

1. 浮脉与沉脉　主表里，分浅深。

浮脉：轻取即得，重按稍减而不空，举之泛泛而有余，如水上漂木。主病在表，新伤瘀肿、疼痛剧烈或兼有表证时多见。大失血、长期慢性劳损患者出现浮脉，说明正气不足、虚象严重。

沉脉：轻取不应指，重按始得。主病在里，伤科内伤气血、腰脊损伤疼痛时多见。

2. 迟脉与数脉　主寒热。

迟脉：每息脉来不足四至。主寒、主阳虚。迟而有力为实寒，多见于经筋挛缩、瘀血凝滞等。迟而无力为虚寒，多见于损伤后期气血不足、复感寒邪。

数脉：每息脉来超过五至。主热。数而有力，多为实热；虚数无力，多为虚热。浮数热在表；沉数热在里。虚细而数为阴亏；浮大虚数为气虚。

3. 滑脉　往来流利，应指圆滑，如盘走珠，充实有力。主痰饮、食滞、实热等病证。胸部挫伤、血实气壅证及妇女妊娠期常见。

4. 涩脉　脉来艰涩，如轻刀刮竹，滞涩不滑利。主气滞、血瘀、精血不足。损伤血亏津少不能濡润经络的虚证、气滞血瘀的实证多见。

5. 弦脉　端直而长、指下挺然、如按琴弦。主诸痛、肝胆疾病、阴虚阳亢。胸胁部损伤及各种损伤剧烈疼痛时多见。

6. 濡脉　浮而细软，轻按可得，重按反不明显。主气血亏虚。多见于劳伤气血不足、气血两虚。

7. 细脉　脉细如线。主阴血虚。多见于虚损患者，亦见于气虚或久病体弱患者。

8. 洪脉　脉来极大，如波涛汹涌，来盛去衰。主热证、伤后邪热内壅、热邪炽盛，或血瘀化热。

9. 芤脉　浮大而软，按之中央空，两边实。为失血之脉，损伤失血过多时多见。

在骨伤科疾病脉诊时,应该注意以下几点:闭合性损伤瘀血停积或阻滞,多系实证;脉宜坚强而实,不宜虚细而涩;洪大者顺,沉细者恶。亡血过多者,多系虚证;脉宜虚细而涩,不宜坚强有力;沉小者顺,洪大者恶。沉脉、伏脉为气滞或寒邪凝滞。沉滑而紧者,为痰瘀凝滞。

（二）摸诊

摸诊,又称摸法,通过医者的手对损伤局部进行认真触摸,以了解损伤的性质、程度,判断有无骨折、脱位以及骨折、脱位的移位方向等。《医宗金鉴·正骨心法要旨》:"手摸心会""以手扪之,自悉其情"。

1. 摸诊手法

（1）触摸法:医者用拇指或拇指、示指、中指三指放在损伤处,稍加按压之力,仔细触摸。一般先从肢体远端开始,逐渐移向伤处,其力的大小依据具体的部位而定,由轻到重,由浅入深,避免增加患者的痛苦。通过触摸以了解患者损伤或病变的确切部位,病损处有无畸形、摩擦感、皮肤肤温、软硬度有无改变等。

（2）叩击法:医者用掌根或拳头对肢体远端纵向叩击所产生的冲击力,以检查有无骨折的一种方法。亦用于检查有无筋结点、腧穴力敏化点、激痛点等。

（3）挤压法:医者用手掌或手指挤压患处上下、左右、前后,根据力的传导作用来诊断骨骼有无折断的一种方法。亦用于检查有无筋结点、腧穴力敏化点、激痛点等。

（4）摇晃法:医者用一手握住伤处,另一手握住患侧肢体的远端,轻轻摇摆晃动,结合问诊和望诊,根据患处疼痛的性质、异常活动、摩擦音的有无,以判断有无骨骼、关节损伤。亦用于检查退行性骨关节炎。

（5）屈伸法:医者用一手握住关节部,另一手握住患侧肢体的远端,做缓慢的屈伸活动。用于测量关节的活动功能（活动范围）。

（6）旋转法:医者用手握住患侧肢体下端,做轻轻的旋转动作,以观察伤处有无疼痛、特殊的响声以及活动受限。用于测量关节的活动功能（活动范围）。

2. 手法用途

（1）摸压痛:触诊时应分清主要痛点和次要痛点。根据压痛的部位、深度、范围、程度等,以鉴别损伤的性质种类。直接压痛多提示局部骨折或筋伤可能,间接压痛(如纵轴叩击痛)多提示有骨折的存在。压痛显著而尖锐,多发生于骨折;压痛较轻,面积较大,多发生于筋伤。

(2)摸肿块:摸肿块时,先要分清肿块的解剖位置、层次,以辨别肿块是骨性还是囊性;然后分辨肿块的大小、形状、硬度、边界、活动度等。肿胀较硬,肤色青紫,多为新鲜损伤;损伤日久瘀血凝滞,亦可出现肿胀而硬。肿胀较软,青紫带黄,多为陈旧损伤。

(3)摸肤温:触摸肢体的皮肤温度,以辨别是热证还是寒证,了解患肢的血运情况。热肿,多见于新伤或瘀热、感染。冷肿,多见于寒性疾患。患肢远端冰凉、麻木,动脉搏动减弱或消失,提示血运障碍。

(4)摸畸形:触摸患肢体表变化,如隆起、凹陷等,以了解骨折或脱位性质、移位情况,以及两断端重叠、成角、旋转等畸形。亦用于检查退行性骨关节疾病。

(5)摸异常活动:在肢体没有关节处出现了类似关节的活动,或关节原来不能活动的方向出现活动均为异常活动,多见于骨折和韧带断裂。注意不要主动去寻找异常活动,避免增加患者的痛苦及加重损伤。

(6)摸弹性固定:关节脱位后,周围的肌肉痉挛、收缩,可将脱位后的骨端保持在特殊位置上,对该关节进行被动活动时,仍可轻微活动,但有弹性阻力;被动活动停止后,脱位的骨端又恢复了原来的特殊位置,这种现象称为弹性固定。弹性固定是关节脱位的典型特征之一。

第二节　骨伤科检查

骨伤科检查主要用于诊断骨折、脱位、筋伤等病变,以及判断疾病的病位、范围、性质、程度、缓急、有无合并症等。只有认真细致地进行骨与关节检查,才能避免误诊和漏诊。骨伤科检查要有整体观念,不能只限于局部检查。对病情复杂或诊断困难者,要全面系统检查,还要定期多次反复检查,以求得准确诊断,以防漏诊、误诊以及延误治疗。骨伤科检查包括测量肢体长度、周径、关节活动度,评估肌力和肌张力,以及特殊检查法等。检查时,医者要掌握被检查部位的解剖结构和生理功能,了解疾病的情况以及患者的需求,合理选择不同的检查方法。通常按以下次序进行骨与关节的检查:望诊→触诊→叩诊→听诊→关节活动→测定肌力→测量→特殊检查法→神经功能→血管检查等。

一、量诊

量诊是骨伤科重要的检查方法之一。《灵枢·经水》云:"夫八尺之士,皮肉在此,外可度量切循而得之,其死可解剖而视之。"描述了度量的方法。量诊是指用带尺测量肢体的长短、粗细,或者用量角器测量关节的活动度,要注意患侧与健侧进行对比检查。

(一)长度测量

测量时应将患者肢体置于对称位置,先定测量标志,通常以骨性标志为基点,用软卷尺测量两标志点之间的距离。测量下肢时,先将骨盆摆正,如有肢体挛缩不能伸直时,可分段测量。测量中发现肢体长于或短于健侧,均为异常。躯干、四肢长度的测量方法如下:

躯干长度:颅顶至尾骨端。

上肢长度:肩峰至桡骨茎突尖部(或中指指尖);或第七颈椎棘突至桡骨茎突尖部(或中指指尖)。

上臂长度:肩峰至肱骨外上髁。

前臂长度:肱骨外上髁至桡骨茎突,或尺骨鹰嘴至尺骨茎突。

下肢长度:髂前上棘至内踝尖,或脐至内踝尖(相对长度,用于骨盆骨折或髋部病变)。

股骨长度:股骨大转子顶点到外侧膝关节间隙,或髂前上棘至股骨内髁(相对长度)。

胫骨长度:膝关节内侧缘至内踝尖部。

腓骨长度:腓骨小头至外踝。

(二)周径测量

比较两侧肢体的周径,取相应的同一水平测量,以了解肢体肿胀的程度或有无肌肉萎缩等。测量肿胀时取肢体最肿处,测量肌萎缩时取肢体肌腹处。测量大腿周径时,取髌骨上缘 10~15cm 处;测量小腿周径时,取小腿最粗处;测量上臂周径时,取肩峰下 15cm 处;测量前臂周径时,取尺骨鹰嘴下 10cm 处。患肢较健肢显著增粗并伴有畸形者,多属骨折或脱位。患肢较健肢增粗但无畸形者,多系伤筋肿胀。患肢较健肢萎缩者,多系陈伤误治或有神经疾患所致筋肉萎缩。

（三）轴线测定

正常人在站立位时枕骨粗隆垂线通过颈、胸、腰、骶椎棘突及两肢之间。前臂旋前位伸肘时,上肢呈一直线;旋后位伸肘时,上肢呈 10°~15° 肘外翻（称携带角）。下肢伸直时,髂前上棘与第 1、2 趾间连线经过髌骨中心的前方。

（四）关节活动度测量

采用特制的量角器测量关节活动度（即活动范围）,并以角度记录其屈伸旋转的度数。测量时量角器的轴心对准关节的中心,量角器的两臂对准肢体的轴线,记录量角器所示的角度,即为肢体关节角度。通常与健肢相应关节进行对比,患肢关节活动度小于健侧,多属于关节活动障碍。临床用于记录关节的常用方法有中立位 0° 法和邻肢夹角法,最常用的为中立位 0° 法。对于用量角器难以精确测量角度的部位,可以通过测量长度的方法来记录各骨之间相对的移动范围。如颈椎前屈活动可测量下颏至胸骨柄的距离,腰椎前屈可测量下垂的中指尖与地面的距离。关节活动分为主动活动和被动活动。主动活动和被动活动均受限,多为关节强直;主动活动受限,被动活动正常,多为神经或肌肉疾患;主动活动受限,被动活动反而增大,说明关节稳定性差。

二、肌力检查

肌力是指肌肉主动运动的力量、幅度和速度。检查时令患者做肢体伸缩动作,检查者从相反的方向给予阻力,测试患者对阻力的克服力量,并注意两侧比较。肌力检查可以测定肌肉的发育情况和用于神经损伤的定位,同时对神经、肌肉疾患的治疗及预后也有重要的价值。肌力测定一般不用任何特殊设备,通常采用对关节运动加以阻力（对抗）的方法,即抗阻运动,可以大致判断肌力是正常、稍弱、弱、甚弱或是完全丧失。

通常将肌力分为 0~5 级，一共 6 个级别。

0 级：完全瘫痪，肌肉无收缩。

1 级：接近完全瘫痪，肌肉有轻微收缩，但不能够移动关节。

2 级：重度瘫痪，肢体收缩可以带动关节水平方向运动，但不能对抗地心吸引力。

3 级：轻度瘫痪，能抗地心引力移动关节，但不能抵抗阻力。

4 级：接近正常，能抗地心引力运动肢体，并且能抵抗一定强度的阻力。

5 级：正常肌力，能抵抗强大的阻力运动肢体。

三、特殊检查

（一）颈部

1. 颈椎间孔挤压试验　患者取坐位，头偏向患侧，医者用左侧手掌面置于患者头顶部，右手握拳轻轻叩击左侧手背，若出现上肢放射痛或麻木即为阳性；或者用双手手指互相嵌夹相扣，用手掌面压于患者头顶部，嘱患者左右侧屈或前屈后伸，若出现颈痛或上肢放射痛加重即为阳性。多见于神经根型颈椎病或颈椎间盘突出症。该试验是使椎间孔变窄，加重对神经根的刺激，从而出现颈痛及上肢放射痛。

2. 颈椎间孔分离试验　患者取坐位，医者一手托住患者颏下部，另一手托住枕部，然后逐渐向上牵引头部，若患者感到颈痛及上肢放射痛减轻即为阳性。多见于神经根型颈椎病或颈椎间盘突出症。

3. 椎动脉扭曲试验　又称为旋颈试验。患者取坐位，头颈放松，医者立于患者身后，双手抱住患者头枕两侧，嘱患者头后仰，同时转向一侧，若出现头昏、头痛、视力模糊等即为阳性。多见于椎动脉型颈椎病。

4. 屈颈试验　患者取平卧位，上肢置于躯干两侧，下肢伸直，令患者抬头屈颈，若出现上、下肢放射性麻木即为阳性。用于检查脊髓型颈椎病。

5. 臂丛神经牵拉试验　患者取坐位，头微屈，医者站在患者被检查侧，用一手推头部向对侧，同时另一手握该侧腕部做相对牵拉，若出现患肢放射痛、麻木即为阳性。多见于神经根型颈椎病。

6. **爱德生试验**　患者取坐位，医者用手指触摸患者桡动脉，同时将其上肢外展、后伸、外旋，再嘱患者深吸气，并且将头部向患侧旋转，若出现桡动脉搏动减弱或消失，颈肩背部疼痛即为阳性。多见于颈肋、前斜角肌综合征、胸廓出口综合征等。

（二）肩部

1. **搭肩试验**　又称肩关节内收试验。患者取端坐位或站立位，患侧上肢屈肘，将手搭于对侧肩部，且肘部能贴近胸壁即为正常。如手能搭于对侧肩部，但肘关节不能靠近胸壁；或肘关节能贴近胸壁，但手不能搭于对侧肩部，均为阳性，提示可能有肩关节脱位。

2. **疼痛弧试验**　嘱患者肩外展或被动外展患肢，当肩外展到60°~120°范围时，冈上肌腱在肩峰下摩擦、撞击，肩部出现疼痛为阳性征。这一特定区域的外展痛称为疼痛弧。提示肩峰下肩袖病变。

3. **冈上肌腱断裂试验**　嘱患者肩外展，当外展30°~60°时，可以看到患侧三角肌用力明显收缩，但不能外展上举上肢，越用力越耸肩；若被动外展患肢超过60°，患者又能主动上举上肢，这一特定区域的外展障碍即为阳性征。提示冈上肌腱断裂或撕裂。

4. **肱二头肌抗阻力试验**　患者屈肘90°，医者用一手扶住患者肘部，一手扶住腕部，嘱患者用力屈肘、外展、外旋，医者给予阻力（拉前臂抗屈肘），若出现肱二头肌腱滑出或肱骨结节间沟处疼痛即为阳性。提示肱二头肌腱滑脱或肱二头肌长头腱鞘炎。

5. **落臂试验**　患者取站立位，嘱患侧上肢伸直，被动外展至90°，去除医者的帮助，令其缓慢地放下上肢，若不能缓慢放下上肢，突然直落到体侧即为阳性。提示肩袖破裂。

6. **直尺试验**　正常人肩峰位于肱骨外上髁与肱骨大结节连线内侧。以直尺贴在上臂外侧，下端靠近肱骨外上髁，若直尺上端能触及肩峰即为阳性。提示肩关节脱位或其他因素引起的方肩畸形。

（三）肘腕部

1. **肘三角**　正常的肘关节在完全伸直时，肱骨外上髁、内上髁和尺骨鹰嘴在一条直线上。肘关节屈曲90°时，三个骨突形成一个等腰三角形,称为肘三角。若三点关系发生改变,提示可能有肘关节脱位。

2. **腕伸肌紧张试验** 患者屈腕屈指,医者将手压于各指的背侧做对抗,再嘱患者抗阻力伸指及背伸腕关节;或患者肘关节伸直、前臂旋前位,做腕关节被动屈曲,若出现肱骨外上髁处疼痛即为阳性。提示肱骨外上髁炎。

3. **握拳尺偏试验** 患者先将拇指屈曲,然后握拳将拇指握于掌心内,紧握拳后向尺侧倾斜屈曲,若桡骨茎突处出现疼痛即为阳性。提示桡骨茎突狭窄性腱鞘炎。

4. **屈腕试验** 医者用手握患者腕部,拇指按压在腕横纹处,同时嘱患者屈腕,若患侧手麻木,疼痛加剧,并放射至中、示指即为阳性。提示腕管综合征。

5. **腕三角软骨挤压试验** 嘱患者端坐位,医者用一手握住患者前臂下端,另一手握住手部,用力将手腕极度掌屈旋后并向尺侧偏斜,同时施加旋转压力,若出现尺侧远端侧方疼痛即为阳性。提示腕三角软骨损伤。

6. **指浅屈肌试验** 患者手指固定于伸直位,嘱患者屈曲近端指间关节,若关节屈曲正常,表明指浅屈肌是完整的;若关节不能屈曲,则提示该肌可能断裂或缺如。

7. **指深屈肌试验** 将患者掌指关节和近端指间关节固定于伸直位,嘱患者屈曲远端指间关节,若关节屈曲正常,表明指深肌腱功能正常;若关节不能屈曲,则提示可能指深肌腱断裂或肌肉神经支配障碍。

(四)胸腰部

1. **胸廓挤压试验** 医者两手分别放置于患者胸骨和胸椎处,前后挤压胸廓;再将两手分别放置于胸廓两侧,向中间挤压,若出现剧烈疼痛即为阳性。提示肋骨骨折。

2. **直腿抬高试验** 患者取仰卧位,两下肢伸直靠拢,医者用一手握患者踝部,另一手扶膝保持下肢伸直,逐渐抬高患者下肢,正常人可以抬高70°~90°而无任何不适感;若抬高小于70°时即感觉下肢有传导性疼痛或麻木即为阳性。多见于坐骨神经痛或腰椎间盘突出症。

3. **直腿抬高踝背伸试验** 又称为直腿抬高加强试验。将患侧下肢直腿抬高到开始产生疼痛的高度,医者用一手固定下肢保持膝伸直,另一手背伸患者踝关节,若下肢放射痛加重即为阳性。用于鉴别是神经受压还是下肢肌肉等原因引起的抬腿疼痛。

4. 坐位屈颈试验　患者取坐位,双腿伸直,嘱患者颈部前屈,若出现下肢放射痛或为了减轻牵拉痛而不自主屈膝即为阳性。多见于腰椎间盘突出症或坐骨神经痛。

5. 仰卧挺腹试验　患者取仰卧位,双手放在腹部或身体两侧,以头枕部和双足跟为着力点,抬臀挺腹,使臀背部离开床面,若出现腰痛及患侧下肢传导性疼痛即为阳性。提示腰椎间盘突出症。

6. 股神经牵拉试验　患者取俯卧位,患膝屈曲,上提小腿,使髋关节处于过伸位,若出现大腿前方疼痛即为阳性。提示可能有高位腰椎间盘突出症。

7. 背伸试验　患者取站立位,嘱腰部尽量背伸,若出现后背疼痛即为阳性。多见于腰肌、关节突关节、椎板、黄韧带、棘突、棘上或棘间韧带病变、腰椎椎管狭窄症等。

(五) 骨盆部

1. 骨盆挤压试验　患者取仰卧位,医者将两手分别压在骨盆两侧的髂前上棘,向内相对挤压;或患者侧卧,医者挤压其上方的髂嵴,称为挤压试验,若患处出现疼痛即为阳性。提示骨盆环骨折或骶髂关节病变。

2. 骨盆分离试验　患者取仰卧位,医者将两手分别放置于骨盆两侧的髂嵴内侧,同时向外下方做分离按压,称为分离试验,若患处出现疼痛即为阳性。提示有骨盆环骨折或骶髂关节病变。

3. 骶髂关节分离试验　又称"4"字试验或髋外展外旋试验。患者取仰卧位,患侧下肢屈膝、屈髋、外展、外旋,将患侧下肢外踝置于对侧膝上,使双下肢呈"4"字状,医者用一手扶住对侧髂嵴部,另一手将患侧膝部向外侧挤压,若出现骶髂关节疼痛即为阳性。提示骶髂关节病变。

4. 床边试验　患者取仰卧位,患侧靠床边,臀部稍突出床缘,大腿下垂,健侧下肢屈膝屈髋,贴近腹壁,患者双手抱膝以固定腰椎,医者用一手扶住髂嵴以固定骨盆,另一手用力下压床边的大腿,使髋关节尽量后伸,如出现骶髂关节疼痛即为阳性。提示骶髂关节病变。

5. 斜扳试验 患者取侧卧位,下面腿伸直,上面腿屈髋、屈膝各90°,医者用一手将肩部推向背侧,另一手扶膝部将骨盆推向腹侧,并内收内旋该侧髋关节,若出现骶髂关节疼痛即为阳性。提示骶髂关节或下腰部病变。

6. 髋关节屈曲挛缩试验 患者取仰卧位,健侧肢体屈髋、屈膝,大腿贴近腹壁,使腰部接触床面以消除腰椎前凸增加的代偿作用,嘱患者伸直患侧下肢,若出现患肢随之跷起而不能伸直平放于床面即为阳性。多见于髋关节结核、类风湿关节炎所致的髋关节屈曲、挛缩畸形。

7. 单腿独立试验 嘱患者先用健侧下肢单腿独立,患侧下肢抬起,患侧骨盆向上提起、臀皱襞上升为阴性。然后嘱患侧下肢独立,健侧下肢抬起,若出现健侧骨盆和臀皱襞下降即为阳性。提示臀中肌、臀小肌无力或髋关节不稳。

8. 梨状肌紧张试验 患者仰卧位于检查床上,患肢伸直,做内收内旋动作,若出现沿坐骨神经放射痛,然后迅速外展、外旋患肢,若疼痛马上缓解即为阳性。提示梨状肌综合征。

9. 坐位交腿试验 患者取坐位,嘱交叉双腿,不能完成者即为阳性。提示臀肌挛缩症。

（六）膝部

1. 浮髌试验 患者取仰卧位,下肢伸直,股四头肌处于放松状态,医者用一手压在髌上囊部,向下挤压使积液局限于关节腔,另一手拇、中指固定髌骨内外缘,示指以垂直方向按压髌骨,若感觉髌骨有漂浮感,重压时下沉,松指时浮起即为阳性。提示膝关节腔内有积液。

2. 抽屉试验 又称推拉试验。患者取仰卧位,屈膝90°,足平放于床上,医者坐于患肢足前方,双手握住小腿做前后推拉动作。若能够明显拉向前方约1cm,为前抽屉试验阳性,提示前交叉韧带损伤;若能够推向后方约1cm,为后抽屉试验阳性,提示后交叉韧带损伤。

3. 挺髌试验 患侧下肢伸直,医者用拇、示指将髌骨向远端推压,嘱患者用力收缩股四头肌,若出现髌骨部疼痛即为阳性。提示髌骨软化症。

4. 回旋挤压试验　又称为回旋研磨试验。患者取仰卧位,患侧髋关节和膝关节充分屈曲,尽量使足跟触碰臀部。检查内侧半月板时,医者用一手握住膝部以稳定大腿及注意膝关节内感觉,另一手握住足部使小腿在充分外旋、外展位伸直膝关节,在伸直过程中,股骨髁经过半月板损伤处时发生摩擦可感触到或听到弹响声,同时患者感觉膝关节内侧弹响和疼痛。检查外侧半月板时,小腿充分内收、内旋位伸直膝关节时,出现膝关节外侧弹响和疼痛。用于检查膝关节半月板有无损伤。

5. 研磨提拉试验　患者取俯卧位,膝关节屈曲90°,医者用一手固定腘窝部,另一手握住患者足踝部,沿小腿纵轴方向施加压力,然后做小腿外展外旋或内收内旋动作,若膝关节外侧或内侧疼痛和弹响即为阳性,提示外侧或内侧半月板有损伤。双手提起足跟,做小腿外展外旋或内收内旋动作,若出现膝关节疼痛即为阳性,提示外侧或内侧副韧带有损伤。

6. 膝过伸试验　患者取仰卧位,膝关节伸直平放,医者用一手握住患肢踝部,另一手按压膝部,使膝关节过伸,若出现髌下脂肪垫处疼痛即为阳性。提示髌下脂肪垫损伤。

(七)足踝部

1. 捏小腿三头肌试验　患者取坐位,患足垂下于床边,医者用手捏挤小腿三头肌的肌腹,正常人可引起足踝跖屈。若无足踝跖屈即为阳性,提示可能有跟腱断裂。

2. 跟腱挛缩试验　患者取坐位,如膝关节屈曲,跖屈畸形,提示比目鱼肌挛缩。如膝关节伸直,足跖屈畸形,提示腓肠肌挛缩。如膝伸直或屈曲位均出现跖屈畸形,提示双肌挛缩。

3. 伸踝试验　嘱患者伸直小腿,用力背伸踝关节,若小腿肌肉疼痛,则为阳性。在小腿肌肉深部触诊时疼痛,提示小腿深静脉血栓性静脉炎。

第四章

适应证、禁忌证及注意事项

第一节　适　应　证

并针疗法属于针刺疗法的一种类型,是以"双针并刺、疾进疾出、不留针"为针刺特点。可以减轻患者针刺过程中的疼痛,消除患者的心理紧张,还可以减少晕针、弯针、断针等不良事件的发生率。掌握并针疗法的适应证,是其取得较好临床疗效的保证。并针疗法的适应证比较广泛,不仅用于治疗急慢性软组织损伤、退行性骨关节疾病等骨伤科疾病,还用于治疗某些内、外、妇、儿科的疾病。笔者总结多年来临床运用并针疗法的实践经验,现将其主要的适应证整理如下:

1. 急性软组织损伤　如急性腰扭伤、颈部扭挫伤、落枕、肩关节扭伤、腕关节扭伤、踝关节扭伤、肱二头肌损伤、股内收肌损伤、股四头肌损伤等。

2. 慢性软组织损伤　如项背筋膜炎、肩关节周围炎、肱二头肌长头肌腱炎、肱骨外上髁炎、肱骨内上髁炎、桡骨茎突狭窄性腱鞘炎、指屈肌腱腱鞘炎、慢性腰肌劳损、第三腰椎横突综合征、臀肌挛缩、鹅足肌腱炎、腱鞘囊肿等。

3. 退行性骨关节疾病　如膝骨关节炎、髌骨软化症、髋关节骨性关节炎、骶髂关节错缝等。

4. 创伤性关节炎　如踝关节创伤性关节炎、膝关节创伤性关节炎、肘关节创伤性关节炎等。

5. 周围神经卡压综合征　如脊神经后支卡压综合征、旋前圆肌综合征、腕管综合征、肘管综合征、腓浅神经卡压综合征、踝管综合征等。

6. 脊柱退行性病变　如颈椎病、颈椎间盘突出症、胸椎小关节紊乱症、腰椎间盘突出症、腰椎椎管狭窄症、腰椎不稳症等。

7. 脊柱相关性疾病　如颈源性头痛、颈源性高血压、颈胸综合征、颈源性心绞痛、颈源性失眠等。

8. 神经源性疾病　如面瘫、面肌痉挛、中风后遗症等。

9. 肌源性疾病（肌筋膜疼痛综合征）　如股二头肌、腓肠肌、比目鱼肌等骨骼肌内的激痛点所引起的肌筋膜疼痛综合征等。

10. 某些内、外、妇、儿、耳鼻喉科疾病　如紧张性头痛、偏头痛、耳鸣、失眠等。

第二节　禁　忌　证

临床上对于任何一种疗法都要掌握它的禁忌证,以保证患者安全。笔者将并针疗法的禁忌证整理如下:

1. 年老体弱者。

2. 孕妇慎用,尤其有习惯性流产史者;孕妇下腹部绝对禁针。

3. 小儿囟门未完全闭合者,忌头部针刺。

4. 发热。

5. 高血压危象、高血压服药后血压控制不理想。

6. 血友病、弥散性血管内凝血、维生素 K 缺乏症等凝血功能障碍。

7. 心脑血管疾病、肝硬化、肾功能衰竭、活动性结核病等严重的内科疾病。

8. 恶性肿瘤。

9. 施术部位红肿热痛、皮肤感染、溃疡、肌肉坏死、深部脓肿等。

10. 施术部位有湿疹、神经性皮炎、疱疹等皮肤病。

11. 施术部位有严重的瘢痕组织。

12. 精神过度紧张,尤其对针刺有恐惧症者。

13. 精神性疾病。

如施术部位的皮肤病或感染已治愈、高血压已控制正常等,可以根据具体情况实施针刺。

第三节 注 意 事 项

(一)治疗前

1. 告知患者有关疾病情况、治疗方法、针刺过程中可能发生的意外及对应的处理措施等,消除患者过多的顾虑,获得患者的理解和配合。

2. 询问患者是否有饥饿感、疲劳感。如有饥饿感或疲劳感应暂缓针刺。

3. 详细评估患者疾病的情况,排除禁忌证。如伴有传染性疾病、凝血功能障碍等,应禁针。

4. 严格遵守无菌性原则,做好相关消毒工作,避免交叉感染。

5. 保持治疗室整洁、干净,定期紫外线消毒,防止无关人员逗留。

6. 检查一次性医疗用品有效期和包装情况等。

7. 操作者必须先用肥皂水或洗手液洗刷干净,再用75%乙醇棉球消毒,才能持针操作。

8. 对施术部位用安尔碘或75%乙醇涂擦消毒,应从中心点向外绕圈消毒,避免再次接触污染物。

9. 复习治疗点的局部解剖结构,用手反复触摸,做到手摸心会、针随心转、效随针出。

(二)治疗中

1. 严格遵守无菌性原则,操作者避免手指直接接触针体。如必须接触针体时,可用消毒干棉球作间隔物,以保持针身无菌。

2. 避免损伤局部神经、血管、脏器等。如胸腔、腹腔、盆腔等脏器所居之处宜斜刺,不宜直刺或深刺。肝脾大、心脏扩大、肺气肿等不宜深刺。

3. 操作者在针刺过程中仔细体会指下的针感。

4. 根据患者的体质、年龄、病情及针刺部位,灵活地调整针刺手法的力度和频率。对于老人、儿童、身体虚弱者等,针刺手法宜轻巧、力度宜轻。

5. 结合治疗点的局部解剖结构,了解针刺的位置、深度、角度等,以防意外情况发生。

6. 如针刺过程中,患者出现电击样疼痛、麻木等,应立即终止针刺。

7. 如针刺过程中,患者出现强烈的异常反应,应立即终止针刺。

8. 施术部位毗邻重要的神经、血管、脏器等,要注意手法操作的幅度和频率,以避免损伤。

9. 根据治疗点的局部解剖特点,必要时调整躯体的姿势体位,使针刺更加方便、安全。

（三）治疗后

1. 适当休息,避免剧烈运动或过度劳累。

2. 保持施术部位清洁、干燥,避免接触污染物。

3. 若刺入血管,应终止针刺,立即出针,局部按压 2 分钟。如形成血肿,应冰敷。

4. 若刺入神经,出现神经支配区麻木,应终止针刺,立即出针;同时密切观察患者病情变化,必要时口服甲钴胺、复合维生素 B 等营养神经类药物。

5. 若出现晕针现象,应终止针刺,立即出针。嘱患者平卧、保暖,保持呼吸道通畅,口服温开水或糖水,按压人中、内关、足三里等。若晕针情况严重者,应给予吸氧、补液等急救措施。

第五章

治疗点与切寻方法

第一节　治疗点分布特点

并针疗法是以双针并刺、直达靶点作为针刺方式，以寓手法于针下作为治疗理念，以松筋解结、整复错缝、矫正筋歪或出槽作为作用机制，以恢复软组织与骨骼的力学平衡作为治疗目标的一种新型针刺疗法。探索和研究治疗点的分布规律，对疾病诊断与治疗均有重要意义。治疗点包括腧穴力敏化点、筋结点、病损点、疾病反应点、激痛点等。笔者总结 20 余年骨伤科临床经验，将常见治疗点按经络腧穴、解剖结构、肌筋膜激痛点、肌肉起止点、肌筋膜链及神经通道关键卡压处的分布特点整理如下：

一、经络腧穴

慢性软组织损伤和退行性骨关节疾病，属于中医"经筋病""骨痹病"的范畴，其疾病发生、发展与人体的经络系统紧密相关，尤以十二经筋为甚。经络系统把人体五脏六腑、四肢百骸、五官九窍、体表肌肤等连接起来，构成一个整体。十二经筋是十二经脉之气结、聚、散、络于筋肉骨节的体系，不入内脏，行于体表肌肤，循腕、肘、肩、趾、踝、膝、髀，结聚于关节、肌肉丰厚处，散于胸腹，总络诸筋。掌握十二经筋的分布特点，对慢性软组织损伤和退行性骨关节疾病等骨伤科疾病的诊断与治疗有着重要意义。

腧穴是人体脏腑经络气血输注出入于体表的特殊部位,是机体脏腑病变在体表经络上的反应点。在骨伤科领域中,腧穴力敏化点/反应点主要分布于病损处及其周围、与疾病相关的经络腧穴处;部分腧穴力敏化点/反应点分布于肌肉、韧带的起止点,肌腹,肌肉-肌腱联合处,以及关节周围等。部分筋结点分布在与疾病相关的经络腧穴附近,但与腧穴解剖定位不完全一致。如果筋结点与经穴的解剖定位一致,直接采用经穴名称记录筋结点的位置;如果筋结点与经穴的解剖定位不一致,则采用相邻经穴的名称后加上"次"或"之次"来记录筋结点的位置,如昆仑次(即昆仑穴附近的筋结点)。

并针疗法属于针刺疗法的一种类型,是传统针刺的继承与创新。腧穴是传统针刺的治疗点,同时也是并针疗法的治疗点。慢性软组织损伤和退行性骨关节疾病等骨伤科疾病相关腧穴的功能改变,多以力敏化为主。腧穴力敏化点是力敏化腧穴的结构中心,是这些骨伤科疾病的治疗点。腧穴力敏化点主要分布于与疾病相关的经络(本经及表里经)上,以病损处为中心,并沿相关的经络循行走向分布。

二、解剖结构

急、慢性软组织损伤和退行性骨关节疾病主要涉及骨骼、关节、肌肉、肌腱、韧带、筋膜、血管、神经等结构的损伤,其发生机制与软组织及骨骼的力学平衡失调有关。并针疗法是以双针为载体,通过独特的手法技巧,松解局部粘连、瘢痕、挛缩、堵塞,恢复软组织与骨骼的力学平衡,以达到防治疾病的目的。常见骨伤科疾病治疗点的分布与相关部位的解剖结构密切相关。

1. 急性软组织损伤 急性软组织损伤是指肌肉、韧带、筋膜等软组织的急性损伤。股内侧肌损伤、落枕等急性软组织损伤,其主要治疗点分布于肌肉、韧带、筋膜等软组织的受损处。

2. 慢性软组织损伤 慢性软组织损伤是指肌肉、韧带、筋膜等软组织的慢性劳损。肱骨外上髁炎、腰肌劳损等慢性损伤,其主要治疗点分布于肌肉、筋膜或韧带的附着处。第3腰椎横突综合征、跟痛症等慢性损伤,其主要治疗点分布于局部软组织应力集中处。

3. 周围神经卡压综合征 周围神经卡压综合征是由于周围神经通过骨纤维管或肌纤维隧道时受到挤压所致。肘管综合征、旋前圆肌综合征等周围神经卡压综合征,其主要治疗点分布于骨纤维管或肌纤维隧道处。

4. 腱鞘炎 腱鞘炎是由于肌腱与腱鞘之间反复摩擦、挤压所致。肱二头肌长头肌腱鞘炎、桡骨茎突狭窄性腱鞘炎、指屈肌腱腱鞘炎等,其主要治疗点分布于腱鞘狭窄处。

5. 脊椎退行性疾病 脊椎退行性疾病是由于外力、劳损、感受风寒等因素造成脊柱的力学平衡失调所致。颈椎病、腰椎间盘突出症、颈椎间盘突出症等脊椎退行性疾病,其主要治疗点分布于患椎附近。

6. 退行性骨关节疾病 退行性骨关节疾病主要是由于外力、劳损、感受风寒等因素造成髋、膝、肩等关节的力学平衡失调所致。膝骨关节炎、髋关节骨关节炎等疾病,其主要治疗点分布于关节周围。

三、肌筋膜激痛点

肌筋膜激痛点是指在骨骼肌纤维中可触及的紧张性索条上高度局限和易激惹的点。目前认为,激痛点疗法是一种治疗骨骼肌疼痛的有效新疗法。笔者在临床中发现慢性软组织损伤和退行性骨关节疾病与相关肌肉的激痛点关系密切。于是,把激痛点理论引入中医骨伤科疾病的诊疗中,以促进和推动中医骨伤科学的创新与发展。骨骼肌内的激痛点可看作是肌肉损伤的一种特殊形式。目前仍然有些骨伤科疾病的发病机制尚未阐明,有部分疾病可以用激痛点理论解释清楚。从损伤的过程分析,姿势不当、外来暴力、慢性劳损、情绪等因素导致骨骼肌内形成激痛点,局部组织张力升高,其张力通过相关的肌筋膜链传递至全身各部位,造成肌筋膜的力学平衡失调,引起慢性软组织损伤、退行性骨关节疾病等。激痛点是部分骨伤科疾病重要的致病原因。临床上通过手法、针刺等方法使骨骼肌内激痛点灭活、紧绷肌带松弛、局部张力下降,恢复肌肉长度,恢复软组织与骨骼的力学平衡,从根本上消除致痛原因,以使疾病得以康复。由此可见,激痛点为骨伤科疾病的诊疗提供了新的思路。以顽固性肱骨外上髁炎（网球肘）为例，有部分顽固性网球肘与肱桡肌、桡侧腕长伸肌、桡侧腕短伸肌等肌肉的激痛点有关，寻找相应的激痛点，并对这些激痛点施行并针疗法处理，可使激痛点快速灭活，紧绷肌带松弛，局部张力降低，减轻肘外侧疼痛。

急、慢性软组织损伤和退行性骨关节疾病与相关的肌肉激痛点有关。

落枕与胸锁乳突肌、斜方肌、肩胛提肌等相关的肌肉激痛点有关。颈椎病与头夹肌、斜方肌、颈夹肌、肩胛提肌等相关的肌肉激痛点有关。颈源性头痛与头半棘肌、斜方肌、胸锁乳突肌、颈夹肌、颈半棘肌等相关的肌肉激痛点有关。肩周炎与三角肌、冈上肌、小圆肌、大圆肌、肱二头肌、喙肱肌等相关的肌肉激痛点有关。

急性腰扭伤与腰方肌、臀大肌等相关的肌肉激痛点有关。腰椎间盘突出症与腰方肌、股外侧肌、胫骨前肌、臀中肌、臀小肌等相关的肌肉激痛点有关。腰椎椎管狭窄症与腰方肌、臀中肌、背阔肌、腹内斜肌、腹外斜肌等相关的肌肉激痛点有关。梨状肌综合征与梨状肌、臀中肌、臀小肌、臀大肌等相关的肌肉激痛点有关。

膝骨关节炎与股四头肌、缝匠肌、股二头肌、半腱肌、半膜肌、腓肠肌、腘肌等相关的肌肉激痛点有关。踝关节内翻扭伤与胫骨前肌、腓骨长肌、腓骨短肌、第三腓骨肌等相关的肌肉激痛点有关。踝关节外翻扭伤与胫骨后肌、腓肠肌、比目鱼肌等相关的肌肉激痛点有关。

四、肌肉起止点

骨骼具有支持、保护、运动、造血、储存脂质等作用，而肌肉承载着连接骨骼以及提供肢体运动的动力等作用。慢性软组织损伤和退行性骨关节疾病与肌肉的起止点有着密切的关系。外来暴力、运动、劳损等因素引起骨骼肌、韧带、筋膜等软组织损伤，其中肌肉起止点的损伤比较常见。历代伤科医家非常重视阿是穴在骨伤科领域中的应用。近些年来，亦有学者提出"反阿是穴"的概念，多见于肌肉起止点，用于伤科临床实践中，取得了较满意的疗效。在穴性上，按压阿是穴时疼痛加重或被诱发出，多无舒适感；按压反阿是穴时疼痛减轻或消失，有舒适感，多见于肌肉起止点。亦有学者认为反阿是穴是阿是穴的一种特殊形式。外来暴力、姿势不当、慢性劳损、感受风寒等因素造成软组织（如肌肉、筋膜等）损伤，局部充血、水肿、渗出等无菌性炎症反应，日久形成局部粘连、瘢痕、挛缩、堵塞，软组织的力学平衡失调，引起慢性软组织损伤、退行性骨关节疾病等。肌肉起止点是软组织损伤最常见的部位，亦是相关骨伤科疾病的治疗点。如肱骨外上髁炎多由于肘关节反复屈伸运动造成前臂伸肌群附着点的无菌性炎症所致，故前臂伸肌群附着点常作为治疗点。

五、肌筋膜链

肌筋膜链是以骨骼为支架，通过肌肉、韧带、筋膜等软组织连接而成；相关的软组织按照特定的层次和方向，以筋膜直接相连，以力学形式间接相连，对维持身体姿势和产生运动有着重要意义。肌筋膜链是以人体解剖结构为基础，重视人体筋膜网络的整体性。如在一条肌筋膜链上由于各种原因造成其中任意一段的张力发生改变，通过肌筋膜链的张/拉力传递，就会引起该链另一端的张力发生变化，打破局部软组织的力学平衡，引起相关的软组织损伤，若关节周围的软组织长期处于力学失衡状态，就会导致退行性骨关节疾病、骨质增生等。

大多数骨伤科疾病的发病机制与生物力学息息相关。人体张/拉力是通过肌筋膜链来传递的，肌筋膜链在骨伤科疾病诊疗中有着重要的意义。笔者临床观察发现部分骨伤科疾病的治疗点分布于相关肌筋膜链上的骨性/肌性结节点或受损处。譬如有的头痛患者是由于足跟病变造成足底腱膜紧张、挛缩，局部张力增高，其张力通过后表线（足底腱膜、腓肠肌、腘绳肌、竖脊肌、枕下肌、帽状腱膜组成一个解剖连续的功能单位）向上传递至帽状腱膜，引起帽状腱膜紧张而出现头痛，治疗上通过手法、针刺等使足底筋膜松弛来治疗头痛，作用机制是通过松解足底筋膜紧张、挛缩，降低局部张力，其张力通过后表线向上传递至帽状腱膜，使帽状腱膜松弛，以减轻头痛。这一治疗思路与中医"上病下取"完全一致。

六、神经通道关键卡压处

周围神经卡压综合征是由于周围神经通过骨纤维管、无弹性的肌纤维缘或腱弓等通道关键卡压处时受到挤压/卡压，从而引起麻木、疼痛等神经功能障碍症状。常见的疾病包括肘管综合征、腕管综合征、旋前圆肌综合征、梨状肌综合征、踝管综合征等。周围神经卡压综合征与神经通道关键卡压处有关。其主要治疗点分布于神经通道关键卡压处。如旋前圆肌综合征是由于正中神经穿行旋前圆肌时受到卡压所引起的，故临床上以正中神经通道卡压处（旋前圆肌区压痛点）作为治疗点。

第二节 切 寻 方 法

并针疗法属于针刺疗法的一种类型。治疗点是指医者实施针刺（包括并针疗法）治疗的部位，又称施术部位。针刺能否精准作用于治疗点（包括针刺位置、深浅、方向等），与针刺治疗的临床疗效密切相关。常见的治疗点包括腧穴力敏化点、筋结点、激痛点、病损点、反应点等。正确掌握治疗点的切寻方法，对骨伤科疾病的诊疗有着重要的意义。切寻方法包括切寻体位、检查方法、切寻次序等。

一、切寻体位

根据患者的病变情况，合理选取相应的治疗点。各治疗点所在的解剖位置及深浅度并不一致，有些治疗点毗邻重要的血管、神经、脏器等，亦有些患者由于其他疾病、发育异常等所致躯体结构变异。操作者除要掌握治疗点部位的解剖结构外，还要掌握治疗点的切寻体位，以便于治疗点的切寻和针刺治疗。常见的体位包括仰卧位、侧卧位、俯卧位、坐位、站位、弯腰等。

1. 仰卧位　切寻四肢前侧、前内侧、前外侧及胸胁部的治疗点。
2. 侧卧位　切寻胸部、腹部外侧及四肢外侧的治疗点。

3. 俯卧位 切寻四肢后侧、后内侧、后外侧及颈背部的治疗点。

4. 坐位 切寻头颈部和上肢的治疗点。

5. 站位 切寻腰背部和下肢的治疗点。

6. 弯腰 切寻腰背部和下肢后侧的治疗点。

7. 其他 某些治疗点需要在特殊姿势下切寻,有些治疗点需要配合躯体运动进行切寻。

二、检查方法

各治疗点所在的解剖位置及深浅度不一,需要根据具体情况,选择不同的检查方法,有利于治疗点的切寻和针刺治疗。切寻时遵循先轻后重,先浅后深,循序渐进。常用的检查方法包括触摸法、按压法、叩击法等。

1. 触摸法 触摸法是指医者用拇指或拇、示、中三指的指腹置于相关的经络、腧穴、病损点等,稍加触压之力,仔细触摸。先从腧穴/病损点的外周,逐渐移向腧穴/病损点,触压的力量应根据治疗点的解剖特性来决定。检查时,医者应仔细体会指下的感觉,多次反复地触摸,做到手摸心会。通过触摸,以了解治疗点部位皮肤温度、润燥、软硬度、有无摩擦感、有无波动感、有无条索硬结、有无畸形等。

根据有无条索、硬结、肌肉隆起或凹陷,以辨别筋结点。有无畸形、波动征,以辨别病情轻重。皮温正常与否,偏低或偏高,以辨别寒热。皮肤润泽或枯燥,以辨别津血是否充盈。有无皮屑、丘疹等,以辨别疾病反应点。若触及条索、硬结等阳性反应物,则需要详细了解其形态、大小、质地、活动情况等。

2. 按压法 按压法是指医者用手掌或手指的指腹按压相关的经络、腧穴、病灶点等,施予一定的按压力。通过按压,以了解腧穴力敏化点、激痛点、筋结点、病灶点等治疗点的情况。按压腧穴时疼痛被诱发或加剧,即为力敏化腧穴。按压骨骼肌某一点时引发疼痛或引传痛、伴有紧绷肌带,即为激痛点。

3. 叩击法 叩击法是指医者用掌根或拳头垂直叩击相关的经络、腧穴、病灶点等。通过叩击,以了解腧穴力敏化点、激痛点、筋结点等治疗点的情况。叩击腧穴时会引发疼痛、疼痛过敏等，即为力敏化腧穴。

三、切寻次序

掌握治疗点的切寻次序，做到循序渐进、有条不紊，以防疏忽和遗漏与疾病相关的治疗点。

1. 根据所获得的四诊资料，首先找到病损处或病灶点，然后以病损处或病灶点为中心，切寻病损处附近的治疗点，最后切寻远端部位或远处的治疗点。

2. 根据与疾病相关联的经络进行切寻。首先切寻疾病本经的腧穴，再切寻表里经的腧穴，然后切寻相关联他经的腧穴，最后切寻相关的特定穴或经验穴。

3. 根据经络的循行走向进行切寻。先切寻病损处（病灶点）及附近的腧穴，再沿经络的循行走向切寻相关腧穴，要重视切寻输穴、合穴、原穴、络穴、募穴、背俞穴等特定穴。

4. 根据经筋的循行走向进行切寻。先切寻病损处（病灶点）及附近的筋结点，再沿相关联的经筋循行走向切寻筋结点。

5. 根据疾病相关解剖特点进行切寻。如肌肉起止点、神经通道关键卡压处、腱鞘狭窄处等。

6. 根据疾病相关的肌肉激痛点进行切寻。如肱骨外上髁炎与桡侧腕长伸肌、桡侧腕短伸肌、肱桡肌等肌肉激痛点有关，在相关肌肉上切寻激痛点。

7. 根据疾病相关的肌筋膜经线进行切寻。首先根据疾病的特点，分析相关的肌筋膜经线，然后沿肌筋膜经线切寻肌性或骨性结节点。

四、切寻方法

1. *循经切寻法*　循经切寻法是指沿疾病相关联的经脉或经筋的循行走向，依次切寻经穴或筋结点的方法。

沿本经、表里经以及相关联的他经走向，以病损处或病灶点为中心，由近及远，由上及下或由下及上，依次切寻相关的腧穴。切寻时除观察相关腧穴的形色改变外，还要重点观察腧穴功能变化。在切寻过程中,应该先表后里、先轻后重、循序渐进。如扪摸到筋结点,要进一步了解筋结点的范围、性质、质地、毗邻等。

2. 阿是穴／反阿是穴切寻法 本法是指用触摸、按压、叩击等切寻阿是穴或反阿是穴的方法。

《备急千金要方》曰:"有阿是之法,言人有病痛,即令捏(掐)其上,若里(果)当其处,不问孔穴,即得便快成(或)痛处,即云阿是。灸刺皆验,故曰阿是穴也。"按压或叩击时疼痛被诱发或加重,此痛处即为阿是穴;按压时疼痛减轻或有舒适感之处,即为反阿是穴,多发于肌纤维紧张处。一般阿是穴位于肌肉止点,则反阿是穴多位于肌肉起点或肌腹部;阿是穴位于肌肉起点,则反阿是穴多位于肌肉止点或肌腹部;阿是穴位于肌腹部,则反阿是穴多位于肌肉起止点。

3. 病灶点切寻法 病灶点切寻法是指用触摸、按压等切寻病损处或病灶点的方法。

在切寻病损处／病灶点时,除了观察病损处／病灶点的形态改变,如隆起、凹陷、色泽等外,还要切寻腧穴功能变化。触摸或按压时出现疼痛、放射痛,或扪及条索、结节等阳性反应物,此处即为病损处或病灶点。若出现麻木、放射痛等,则需要结合 X 线片、CT、MRI 等影像学检查,了解病灶点与周围神经、血管的关系。

4. 激痛点切寻法 激痛点切寻法是指用触摸、按压、叩击、捏夹等切寻疾病相关的肌肉激痛点的方法。

根据四诊资料和影像学检查,分析与疾病相关联的肌肉,分别在肌肉上逐次切寻有关激痛点。在骨骼肌内扪及紧绷肌带、压痛、牵涉痛、抽搐反应等,此处即为激痛点。

5. 肌筋膜经线切寻法 肌筋膜经线切寻法是指用触摸、按压、叩击等切寻肌筋膜经线上的压痛点或筋结点的方法。

人体在功能上的整体性是由连续的筋膜网络构成,形成有迹可循的肌筋膜经线。身体的稳定、张力、拉力、固定、回弹以及姿势代偿都是通过这些经线来分配的。根据四诊资料和影像学检查,分析疾病相关联的肌筋膜经线,依次切寻压痛点或筋结点,多分布于肌筋膜经线上的骨性或肌性结点。

第六章

操作方法和并针特点

第一节　选点原则

选点原则是指选择治疗点时应该遵循的基本原则。常见的治疗点包括腧穴力敏化点、筋结点、病损点、激痛点、疾病反应点等。选点方法包括近部选点、远部选点、辨证选点、辨症选点等。

一、近部选点

近部选点是指在病损部位或病痛局部及其周围选取治疗点的方法。

《素问·调经论》曰:"病在筋,调之筋;病在骨,调之骨。"体现了《黄帝内经》时代近部取穴的原则。"以痛为输",说明古人以痛处或压痛点为腧穴。阿是穴(病损处或病灶点)在骨伤科疾病的诊疗中占有重要地位。

有些慢性软组织损伤与肌肉/肌群的附着处密切相关,如肱骨外上髁炎应选取前臂伸肌群附着处作为治疗点,肱骨内上髁炎应选取前臂屈肌附着处作为治疗点。有些周围神经卡压综合征与神经通道关键卡压处密切相关,如肘管综合征、腕管综合征等应选取神经通道卡压处作为治疗点。腱鞘炎与腱鞘狭窄处密切相关,如弹响指、桡骨狭窄性腱鞘炎、肱二头肌长头肌腱鞘炎等应选取腱鞘狭窄处作为治疗点。肌筋膜疼痛综合征与肌肉激痛点密切相关,应选取相关的肌肉激痛点作为治疗点。

二、远部选点

远部选点是指在病损部位的远处选取治疗点的方法，一般分为循相关经脉、经筋或肌筋膜经线选点三种。

《灵枢·终始》曰："病在上者下取之，病在下者高取之，病在头者取之足，病在足者取之腘。"体现了《黄帝内经》时代远部取穴的原则。

远部选点首先沿本经（经脉或经筋）的循行路线上选取治疗点，然后沿表里经（经脉或经筋）上选取治疗点，最后沿相关的他经上选取治疗点。此外，亦可选取与疾病相关的特定穴或经验穴。慢性软组织损伤、退行性骨关节疾病等骨伤科疾病与肌筋膜经线有一定关系。譬如有的头痛是由于足跟病变造成足底筋膜紧张、痉挛，局部张力增高，其张力经后表线向上传递至帽状腱膜，引起帽状腱膜紧张而出现头痛。在治疗上选取足跟部病损处作为治疗点，通过手法、针刺等方法使足跟筋膜松弛，局部张力下降，其张力通过后表线向上传递至帽状腱膜，使帽状腱膜得以松弛，从而减轻头痛，这一治疗思路与中医"上病下取"完全一致。

三、辨证选点

辨证选点是指根据疾病证候特点，以辨证选取疾病相关联的经络腧穴作为治疗点的方法。以腰痛为例，根据患者全身和局部的情况进行辨证分型，若属于肾阴虚型，选取肾俞、太溪等作为治疗点。临床上对慢性软组织损伤、退行性骨关节疾病等骨伤科疾病施行针刺治疗时，除了辨证选点外，还要依据腧穴敏化度，先强后弱，逐次选取腧穴力敏化点。

四、辨症选点

辨症选点是指根据疾病主要症状选取治疗点的方法。临床上辨症选点多为奇穴或经验穴。如腰痛选腰痛点，落枕选外劳宫，颈痛选颈百劳等。

第二节　操作过程

一、术前准备

（一）定位

医者实施针刺操作前,需要根据四诊资料和辅助（如影像学、实验室）检查,全面分析疾病情况,选取合适的治疗点（如腧穴力敏化点、筋结点、病灶点、激痛点、肌肉起止点、骨性或肌性结点等）,并对治疗点进行精准定位。掌握治疗点的定位,是其获得良好疗效的保证。要求医者掌握治疗点的精细解剖、立体解剖以及体表解剖,同时用手反复触摸,才能保证治疗点定位的精准性,并做好入针点标记。

（二）手摸心会

并针疗法是一种闭合性靶点疗法,在非直视下实施操作。要求医者掌握治疗点局部精细解剖学、立体解剖学以及动态解剖学,用手反复地触摸,认真体会指下的感觉,做到手摸心会、针随心转、效随针出。

（三）消毒

严格遵循无菌性原则,切实做好消毒工作,以避免交叉感染和医源性感染。

施术部位消毒:采用安尔碘常规消毒施术部位,先消毒入针点,然后逐渐向外绕圈消毒。保持消毒区清洁,避免再次接触污染物品。

操作者消毒:操作前医者用肥皂洗手,再用75%乙醇（或安尔碘）消毒相关手指,避免针刺时手指与针体的直接接触,以防针孔感染。

（四）消除精神紧张

告知患者有关的病情、注意事项、可能发生的意外情况及其相应的处理措施等,消除患者顾虑,获得患者的理解与配合。入针前操作者用手指按压入针点的附近,以分散患者的注意力,缓解患者紧张情绪。

二、刺入方法

刺入方法是指医者手持双针刺入腧穴力敏化点、筋结点、激痛点、病损点、疾病反应点等治疗点的操作方法，又称为进针方法。通常医者用右手持针，以拇、示、中指夹持双针的针柄，形似持毛笔，称为"刺手"。医者用左手按压施术部位或辅助固定双针的针身，称为"押手"。并针疗法是以双针并刺、齐头并进的刺入方式，有别于传统针刺的单针刺入。常见的刺入方法包括持笔式和叩击式两种。

（一）持笔式

持笔式刺入法是指医者用右手拇、示、中指夹持双针针柄，保持双针平行或交叉，形似持毛笔，透皮刺入治疗点，又称为持笔式进针。适用于所有的治疗点。对某些特殊解剖位置的治疗点，而且位置较深，需要用长针刺入，此时可以使用无菌干棉球作为隔物，持笔式夹持双针针体，露出针尖 1~2cm，透皮刺入（图 6-1）。

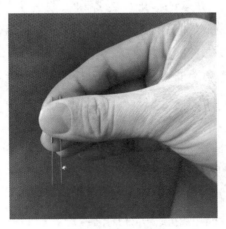

图 6-1　持笔式进针

（二）叩击式

叩击式刺入法是指医者用右手拇、中指夹持双针针柄，保持两针平行或交叉，右手示指触压两针针尾，突然用力叩击针尾，透皮刺入治疗点，又称为叩击式进针法。由于叩击式刺入法的透皮速度极快，可以减轻患者针刺的疼痛（图 6-2）。

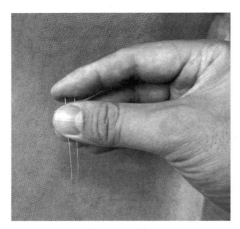

图 6-2 叩击式进针

三、针刺原则

针刺疗法是传统中医特色的诊疗技术之一。掌握并针疗法的针刺技术,是其取得良好疗效的保证。医者除熟悉治疗点解剖结构外,还需要多次反复地触摸,做到手摸心会;双针刺入治疗点,仔细体会手下的针感,以松解局部粘连、瘢痕、挛缩、堵塞,使腧穴去力敏化、激痛点灭活。针刺时应该遵循针刺原则,掌握入针方向、角度、深度、针距、毗邻关系等,才能做到针随心转、效随针出。

(一)针距

针距是指双针刺入治疗点时两针尖之间的距离。通常在 0.2~1.0cm 范围内。针距的大小与病情轻重、体质强弱等全身情况,以及治疗点所在的解剖位置、肌肉丰厚度等因素有关。

针刺肥胖患者时针距较宽,针刺消瘦患者时针距较窄。针刺大腿、小腿等肌肉丰厚处时针距较宽,通常在 0.5~1.0cm 范围内;针刺手、足等肌肉薄弱处时针距较窄,通常在 0.2~0.5cm 范围内。

(二)双针位置

双针位置是指针刺时双针保持平行或交叉的位置关系,以及交叉角度的大小。双针的位置关系与治疗点局部解剖结构、肌肉丰厚度等因素有关。

治疗点毗邻重要的神经、血管、脏器等时,多保持平行刺入。治疗点局部肌肉丰厚度较高,交叉角度偏小一些;治疗点局部肌肉丰厚度较低,交叉角度偏大一些。

（三）进针方向

进针方向是指双针刺入治疗点的方向。进针方向与经脉/经筋的循行走向、治疗点局部解剖结构、肌纤维走向等因素有关。医者应熟悉局部解剖结构,合理选择入针点、进针方向、角度、深度等,避免损伤重要的神经、血管、脏器。

（四）进针角度

进针角度是指双针刺入时与施术部位皮肤所形成的角度。进针角度与治疗点局部解剖结构及其毗邻的组织有关。根据进针角度的不同,分为直刺、斜刺和平刺。

直刺是指双针垂直于施术部位体表皮肤刺入。多用于肌肉丰厚部位。

斜刺是指双针与施术部位体表皮肤呈 45° 左右刺入。多用于软组织较薄弱处或毗邻重要的神经、血管、脏器等部位。

平刺是指双针与施术部位体表皮肤呈 15° 以下刺入。多用于软组织薄弱处。

（五）进针深度

进针深度是指双针刺入治疗点的深度。进针深度与治疗点局部解剖结构和位置、肌肉丰厚度等因素有关。

年轻体壮、形体肥胖、臀部、大腿、小腿中间肌肉丰厚处,宜深刺;年老体弱、形体消瘦、头面部、胸背部、肌肉薄弱处,宜浅刺。

四、针刺手法

寓手法于针下是指将中医骨伤科手法的治疗原理贯穿于针刺治疗过程中,这是并针疗法的核心理念。伤科手法是指徒手在患者躯体上进行有序的操作,使手法之力作用于病变部位,松解局部粘连、瘢痕、挛缩、堵塞,矫正筋歪或出槽,整复错缝,恢复骨骼与软组织的力学平衡,以达到防治疾病的目的。并针疗法是以双针并刺、直达靶点的针刺方式,通过捻转针柄,使双针与周围组织形成锁定状态,再行提插、牵抖、摇摆、震颤等手法操作,松解局部粘连、瘢痕、挛缩、堵塞,松筋解结,整复错缝,矫正筋歪或出槽,恢复骨骼与软组织的力学平衡,让筋骨归位于正常的解剖位置,以达到防治疾病的目的。可见,并针疗法与伤科手法在治疗思路上具有高度的一致性。根据针刺手法作用的不同,分为锁定手法和松解手法(或称去敏手法)。

(一)锁定手法

医者手持双针刺入治疗点,捻转针柄使双针针体与周围软组织形成黏滞/锁定状态,这种操作手法就称为锁定手法。双针针体与周围软组织所形成的黏滞状态,类似于传统针灸中的"滞针",这种状态称为锁定状态。但与滞针有本质的区别,滞针是指进针后或行针过程中提插、捻转或出针时,针下感觉沉重、紧涩,甚至捻转不动、进退困难者,即"插之不入、拔之不出",同时患者感到疼痛异常的现象,属于一种不良的针刺操作。而锁定状态是指双针刺入治疗点后施行有序的捻转动作,使双针针体与周围软组织形成的黏滞状态,其目的是使双针针体与周围软组织形成一个相对的整体结构,在提插、牵抖、牵拉、摇摆、震颤等操作时,使双针的运动带动周围组织产生相应的运动,其运动的方向、幅度、频率等与手法操作完全一致,以松解局部粘连、瘢痕、挛缩、堵塞等病理产物。要求医者掌握治疗点局部解剖结构,明确行针的目的,选择合适的捻转力,使双针针体与周围软组织产生有效的"锁定"。值得注意的是,捻转力一定要适度,捻转力过小则不能达到锁定效果,捻转力过大则可能损伤周围神经、血管、脏器等。

(二)松解手法

当双针针体与周围软组织处于锁定状态时,医者手持双针行提插、牵抖、摇摆、震颤、牵拉等手法操作,松解局部粘连、瘢痕、挛缩、堵塞,松筋解结,整复错缝,矫正筋歪或出槽,使腧穴去力敏化、激痛点灭活等,这种操作手法就称为松解手法。由于该手法可使力敏化腧穴产生去力敏化,故亦称为去力敏化手法,简称去敏手法。

值得一提的是,笔者近年来在针刺实践中发现一种新现象,即双针快速刺入治疗点后,借助双针针体与周围软组织的挤压摩擦力,迅速提插或牵抖,即"疾进疾出",同样可以松解局部粘连、瘢痕、挛缩、堵塞。要求医者掌握治疗点局部解剖结构,详细了解患者病变情况、疼痛耐受度等,采用不同的松解手法(包括手法方式、幅度、频率等)。

总之,松解手法操作的力度要和缓,幅度应由小变大,频率应由慢变快。常用的松解手法有提插、牵抖、摇摆、震颤、牵拉等。

1. 提插法　医者刺手持双针刺入治疗点并使之处于锁定状态,将双针由深层提至浅层,再由浅层插至深层,如此反复,上提下插;双针与体表皮肤呈90°左右,提插幅度应由小变大,频率应由慢变快,循序渐进。根据患者病变情况、疼痛耐受度等因素决定提插的幅度和频率。

2. 牵抖法　医者刺手持双针刺入治疗点并使之处于锁定状态,将双针向外牵拉,在牵拉状态下行小幅度的抖动;双针与体表皮肤或肌筋膜形成小于45°的夹角,牵抖幅度应由小变大,频率应由慢变快。根据患者疼痛耐受度决定牵抖的幅度和频率。

3. 摇摆法　医者刺手持双针刺入治疗点并使之处于锁定状态,将双针向外牵拉,在牵拉状态下向左右或上下摇摆。摇摆幅度应由小到大,频率应由慢到快。根据患者病变情况决定摇摆的幅度和频率。

4. 震颤法　医者刺手持双针刺入治疗点并使之处于锁定状态,用小幅度、快频率的提插捻转动作,使针身发生轻轻震颤,以增强针感,震颤幅度应由小到大。

5. 牵拉法　医者刺手持双针刺入治疗点并使之处于锁定状态,将双针向外牵拉,以松解病变组织。牵拉幅度应由小变大。

对于严重软组织粘连者,应考虑多种松解手法的联合运用。对于某些特殊解剖部位,可以配合躯体运动,使病变组织在运动过程中得以松解。

五、出针

出针是指双针从施术部位拔出来。医者用左手拇、示指按压入针点附近的皮肤,右手持双针针柄反向捻转(与锁定方向相反),解除双针与周围组织的锁定状态,再将双针的针尖提至皮下,然后迅速拔出双针。拔针后用无菌棉签轻轻按压针孔；观察有无出血、延迟晕针等。如出现晕针、断针等意外情况，立即拔针，视具体情况作出相应的处理。

第三节　治　疗　特　点

（一）简单

并针疗法暂时使用常规的针具（专用工具的设计已经获得国家实用新型专利），不需要其他特殊的工具或辅助器械，手法操作并不十分复杂。

（二）快速

并针疗法是以双针并刺、直达靶点的针刺方式，以松解局部粘连、瘢痕、挛缩、堵塞等，恢复骨骼与软组织的力学平衡，达到防治疾病的目的。其针刺特点是疾进疾出，不留针，大大减少针刺的疼痛，此为并针疗法的一大特色。

（三）高效

并针疗法直接作用于腧穴力敏化点、筋结点、病灶点、激痛点等治疗点，松筋解结，松解粘连、瘢痕、挛缩、堵塞等，整复错缝，矫正筋歪或出槽，恢复骨骼与软组织的力学平衡，使筋骨归位于正常的解剖位置。该疗法快速见效，大大增强患者信心，提高患者的依从性。

（四）安全

并针疗法采用快速透皮技术，尽可能减少针刺的疼痛；疾进疾出、不留针，减少晕针、断针等意外事件的发生，故该疗法安全性高。

（五）损伤小

并针疗法所使用的针具极其细小，针刺过程中对周围组织造成的损伤很小。

（六）靶点精准

根据四诊资料、影像学及实验室检查，结合经络学说、力学平衡失调、激痛点、肌筋膜链、脊柱相关疾病、周围神经卡压等相关理论，全面系统地分析疾病的病因、病机,明确诊断,选取最佳治疗点。然后通过双针并刺、直达靶点的针刺方式,运用独特的手法技巧,松解局部粘连、瘢痕、挛缩、堵塞,使腧穴去敏化、激痛点灭活,恢复软组织与骨骼的力学平衡,使疾病得以康复,可谓中医的精准靶点治疗技术。

第七章

并针疗法的作用机制

并针疗法的作用机制是通过松解局部软组织的粘连、瘢痕、挛缩、堵塞等,恢复软组织与骨骼的力学平衡。该疗法既有传统针刺疏通经络、调和阴阳、行气活血的作用,也有小针刀松解局部粘连、瘢痕、挛缩、堵塞的作用,还有手法松筋解结、整复错缝、恢复力学平衡的作用。

一、经络作用

并针疗法是传统针刺的继承、发展与创新,属于针刺疗法,故具有针刺疗法的作用,包括疏通经络、调和阴阳、行气活血等。

(一)疏通经络

疏通经络是指针刺有去除经络瘀滞和恢复经络通畅的作用,是针刺疗法的主要作用之一。

《灵枢·海论》曰:"夫十二经脉者,内属于腑脏,外络于肢节。"《灵枢·本藏》云:"经脉者,所以行血气而营阴阳,濡筋骨,利关节者也。"说明经脉有运行气血、濡养脏腑、强筋健骨、滑利关节等功能,以维持人体正常生命活动。外感六淫、跌仆闪挫、慢性劳损、久病体虚等因素导致人体经络痹阻不通、气血运行不畅、经络功能异常,引起肢体关节肿胀、疼痛、麻木、功能障碍等。《素问·针解》曰:"故一针皮,二针肉,三针脉,四针筋,五针骨,六针调阴阳,七针益精,八针除风,九针通九窍,除三百六十五节气,此之谓各有所主也。""三百六十五节"相当于现代医学中的关节部位,包括关节、肌腱、筋膜等。"通九窍,除三百六十五节气",指出针刺具有疏通经络、行气活血和润滑关节的作用。

结合骨伤科疾病的发病机制,"疏通经络"相当于现代医学中的松解局部粘连、瘢痕、挛缩、堵塞,改善血液循环及滑利关节。

(二)调和阴阳

调和阴阳是指针刺具有使患者从阴阳失衡向阴阳平衡状态转化的作用。

《素问·生气通天论》曰:"阴平阳秘,精神乃治,阴阳离决,精气乃绝。"说明阴阳平衡失调是产生疾病的根本原因,调整阴阳平衡是治疗疾病的总则。外感六淫、内伤七情、暴饮暴食、过度劳累等因素造成机体脏腑功能的偏盛或偏衰、阴阳平衡失调,导致各种临床疾患。《素问·针解》云:"……六针调阴阳,七针益精,八针除风……"指出针刺具有调和阴阳、扶正祛邪的作用。

结合骨伤科疾病的发病机制,"调和阴阳"相当于现代医学中的恢复软组织与骨骼的力学平衡。

(三)行气活血

行气活血是指针刺具有活血化瘀、行气消肿的作用。

《素问·缪刺论》云:"人有所堕坠,恶血留内……此上伤厥阴之脉,下伤少阴之络,刺足内踝之下、然骨(谷)之前,血脉出血。"指出针刺有活血、化瘀、行气等作用。《千金翼方》曰:"凡病皆由血气壅滞,不得宣通,针以开导之,灸以温暖之。"指出针刺有疏通经络、行气活血的作用。外力损伤、慢性劳损、外感六淫等因素导致机体经络瘀阻、气血运行受阻,不通则痛,气伤痛、形伤肿,引起躯体关节肿胀、疼痛、功能受限等。可见,气滞血瘀是多数骨伤科疾病最常见的证候。

在骨伤科领域中,"瘀"相当于现代医学中的局部粘连、瘢痕、挛缩、骨赘等病理产物,刺激压迫局部微血管,微血管痉挛,血液循环受阻,血流速度下降,引起局部组织缺血、缺氧,代谢产物堆积。"活血"相当于现代医学中的松解局部粘连、瘢痕、挛缩、堵塞,解除血管(包括微循环)受压,改善血液循环,恢复组织营养成分及氧分的供给等。"化瘀"相当于现代医学中的松解局部粘连、瘢痕等,解除血管痉挛和堵塞,改善血液循环,加快排出代谢产物。"行气"相当于现代医学中的松解局部粘连、瘢痕、挛缩、堵塞,解除周围神经受压,恢复机体感觉和运动功能。"消肿"相当于现代医学中的松解局部粘连、瘢痕、挛缩、堵塞等,改善血液或体液循环,加快排出代谢产物,促进炎症因子吸收,以达到消肿散结的作用。

二、消除力敏化

经络内属腑脏,外络肢节,沟通内外,联系上下,把人体五脏六腑、四肢百骸、五官九窍等结构连成一个整体。腧穴是机体脏腑病变在体表经络上的反应点、传导点或感受点。力敏化反映了疾病状态下腧穴的功能特征,是腧穴的本质属性。目前人体上已发现 12 条肌筋膜经线,这些经线与中医经络的能量线具有高度的重合性。笔者试图整合经络学说、肌筋膜经线、激痛点、骨伤科生物力学等传统与现代的医学理论,结合临床实践,观察发现与慢性软组织损伤和退行性骨关节疾病相关的腧穴功能改变,多以力敏化为主,而且这些力敏化腧穴是以力敏化点为中心,向周围逐渐淡化,具有"小刺激、大反应"的特性。腧穴力敏化与肌肉痉挛、自主神经紊乱、血液循环障碍、新陈代谢异常、炎症因子等因素有关。并针疗法是以腧穴力敏化点为治疗点,以双针并刺、直达靶点的针刺方式,通过松解筋结、紧绷肌带等,改善局部微循环,促进新陈代谢,加快排出代谢产物,减弱腧穴的力敏化程度,使腧穴从力敏化态向静息态转化,以缓解疼痛和改善功能。此外,该疗法还可以启动中枢神经系统的疼痛抑制机制,以及神经 – 内分泌 – 免疫系统的双向调节机制,调节各组织器官的生理功能。

三、恢复力学平衡

Thomas W.Myers 认为人体的力学结构——张拉整体结构,骨骼为主要的压力组件,肌肉、筋膜等软组织为主要的张力组件。在正常静息状态下,筋膜网络把人体各组织器官连接起来,以维持人体静态力学平衡和各组织结构及毗邻关系的稳定,这种状态就称为静力学平衡。在正常活动状态下,筋膜网络把人体各组织器官连接起来,以维持人体动态力学平衡和各组织结构及毗邻关系的相对稳定,这种状态就称为动力学平衡。外力损伤、慢性劳损、外感风寒等因素导致局部软组织损伤,肌肉痉挛,局部充血、水肿、渗出等无菌性炎症反应,打破软组织与骨骼的力学平衡,机体启动自我修复机制,产生粘连、瘢痕、挛缩等,引起肿胀、疼痛、活动障碍。并针疗法可以松解局部粘连、瘢痕、挛缩、堵塞,恢复肌筋膜的长度和弹性,恢复软组织与骨骼的力学平衡,矫正筋歪或出槽,整复错缝,使筋骨归位于正常的解剖位置,实现筋骨平衡,使疾病得以康复。

四、疏通堵塞,释放内压,改善循环

外力损伤、慢性劳损、外感风寒、细菌感染等因素导致局部软组织损害,肌肉痉挛,局部充血、水肿、渗出等无菌性炎症反应,日久形成粘连、瘢痕、挛缩、增生、肥大等病理产物,压迫刺激周围的神经、血管,引起疼痛、肿胀、功能异常等。姿势不良、固定时间过长、其他疾病等因素导致局部血液循环/淋巴循环受到阻碍,动脉供血不足,抑制新陈代谢,代谢产物堆积;静脉回流受阻,静脉管/淋巴管内压力升高,渗透压增大,渗出液增多,筋膜间室或关节腔内组织肿胀,压力升高,引起局部组织肿胀、疼痛。刺激压迫周围神经,引起神经支配区感觉、运动功能障碍。

以膝骨关节炎为例,由于年老体弱、长期劳损、外伤等因素导致膝关节退行性病变,在劳累、寒凉、外伤等因素的诱发下,产生膝关节滑膜炎的急性发作,释放大量炎症因子,产生大量渗出液,形成关节积液,关节腔内压力升高,体液循环受阻,如此反复,形成恶性循环,引起膝关节肿胀、疼痛、活动障碍等。并针疗法是以双针并刺、直达靶点的针刺方式,松解局部粘连、瘢痕、挛缩、堵塞,恢复膝关节的力学平衡,解除血管/淋巴管受压,疏通堵塞,改善膝部血液循环,促进新陈代谢,加快排出代谢产物,抑制炎症因子分泌,恢复膝关节内流体力学平衡,释放关节腔内压力,减少积液,减轻肿胀,缓解疼痛,恢复关节功能。

五、解除神经、血管受压

外力损伤、慢性劳损、感受风寒湿等导致局部软组织损伤,肌肉痉挛,局部充血、水肿、渗出等无菌性炎症反应,日久形成粘连、瘢痕、挛缩、增生、肥厚等,打破局部软组织的力学平衡,刺激压迫周围的神经、血管,神经鞘膜周围的微循环障碍,微血管通透性增大,神经内膜水肿,释放内源性化学炎性介质,引起神经支配区不同程度的感觉、运动功能障碍。并针疗法可松解局部粘连、瘢痕、挛缩、堵塞,解除周围神经、血管受压,恢复局部血液循环或微循环,促进新陈代谢,加快排出代谢产物,加大局部组织营养成分及氧分的供给。并且能够促进炎症因子吸收,消除周围组织水肿,恢复组织器官的生理功能,消除/减轻疼痛、麻木。

六、消除异常应力,矫正关节错缝

(一)脊柱退行性疾病

颈椎病、腰椎间盘突出症等脊柱退行性疾病,与脊柱的力学平衡失调有着密切的关系。外来暴力、慢性劳损、姿势不良等因素造成脊柱周围软组织损伤,肌肉痉挛,局部充血、水肿、渗出等无菌性炎症反应,日久形成粘连、瘢痕、挛缩、堵塞等病理产物,打破脊柱的力学平衡,椎间盘所承受的垂直挤压力分布不均衡,形成椎间盘高应力集中区,容易发生椎间盘变性、退变,髓核含水量减少,纤维环破裂,椎间盘膨出、突出,甚至脱出。如不及时治疗或处理不当,病情进一步加重,可导致椎间隙变窄、椎间孔变窄、脊椎不稳、小关节错缝、椎管狭窄、脊椎滑脱、脊椎侧弯等;脊椎旁肌肉附着处受到异常张/拉应力的持续作用,产生骨质增生,刺激压迫周围的脊髓、神经根、血管等,引起疼痛、麻木、放射痛。

以颈椎病为例,长期低头伏案工作、姿势不当等因素造成颈椎的力学平衡失调,导致椎间盘变性、退化、颈椎失稳、椎间隙变窄、椎间孔狭窄、骨质增生等。刺激压迫颈脊神经,就会出现颈痛及上肢放射痛、麻木;刺激压迫椎动脉,就会出现眩晕、猝倒;刺激压迫脊髓,就会出现下肢无力、踩棉花样感,等等。并针疗法是以双针并刺、直达靶点的针刺方式,松解局部粘连、瘢痕、挛缩、堵塞,松筋解结,消除异常应力,恢复颈段脊柱的力学平衡,矫正筋歪或出槽,整复颈椎小关节错缝,解除脊髓、神经根、血管等组织结构受压,改善血液循环,以减轻麻木、疼痛和恢复颈椎功能。

（二）四肢关节退行性疾病

膝、髋、肩等四肢关节退行性疾病与骨关节的力学平衡失调有着密切的关系。临床上,常见的疾病包括膝骨关节炎、髋关节骨性关节炎等。

以膝骨关节炎为例,外力损伤、慢性劳损、畸形等因素造成膝关节周围的软组织损伤,肌肉痉挛,局部充血、水肿、渗出等无菌性炎症反应,日久形成粘连、瘢痕、挛缩、增生、肥厚、骨化等,膝关节的力学平衡失调,膝关节面所承受的应力分布不均衡,在膝关节面上形成高应力集中区,容易导致膝关节软骨变性、退变、半月板退变、膝关节间隙变窄、骨质增生等,引起膝关节肿胀、疼痛、活动受限。并针疗法是以双针并刺、直达靶点的针刺方式,松解局部粘连、瘢痕、挛缩、堵塞,松筋解结,消除异常应力,恢复膝关节及周围软组织的力学平衡,矫正筋歪或出槽,让筋骨归位于正常解剖位置,改善局部体液/血液循环,加快排出代谢产物,促进炎症因子吸收,以缓解疼痛、消除肿胀和恢复关节功能。

（三）骨质增生症

骨质增生的形成与骨关节周围软组织的异常应力有着密切的关系。外力损伤、慢性劳损、姿势不当等因素引起局部软组织(如肌肉、筋膜等)损伤,肌肉痉挛,部分肌纤维断裂,局部充血、水肿、渗出等无菌性炎症反应,机体启动自我修复机制,产生粘连、瘢痕、挛缩等。骨关节周围软组织的力学平衡失调,产生异常应力,软组织附着处受到持续的异常应力(张力、拉力等),机体启动自我代偿机制,产生硬化、钙化、骨化等,形成骨质增生,以对抗持续强大的异常应力。当骨质增生刺激压迫周围的神经、血管,就会引起肿胀、疼痛、活动受限等。并针疗法是以双针并刺、直达靶点的针刺方式,松解局部粘连、瘢痕、挛缩、堵塞,恢复骨关节与软组织的力学平衡,消除异常应力,从根本上消除产生骨质增生的致病因素,改善局部循环,解除周围神经、血管受压,以缓解疼痛和改善功能。

以跟痛症为例，长期行走中因劳损或轻微外伤造成足底部软组织（如足底跖筋膜、足底方肌等）损伤，肌肉痉挛，部分肌纤维断裂，局部充血、水肿、渗出等无菌性炎症反应，机体启动自我修复机制，产生粘连、瘢痕、挛缩，足底部软组织受到不同程度的牵拉，尤其是跟骨结节处应力集中，局部软组织力学平衡失调，机体启动自我代偿机制，产生硬化、钙化、骨化等，当代偿失败时就会引起跟痛症，以警示患者，限制足部的活动。由此可见，跟骨骨质增生的形成与骨关节周围软组织的力学平衡失调有关，并针疗法是以双针并刺、直达靶点的针刺方式，松解局部粘连、瘢痕、挛缩，恢复软组织和骨关节的力学平衡，消除异常应力，以消除疼痛和恢复功能。

七、调节自主神经功能

自主神经是内脏神经中的运动神经，又称为植物神经。根据形态、功能和药理特点，内脏运动神经可分为交感神经和副交感神经，主要分布于内脏、心血管、腺体等，支配和调节机体各器官、血管、平滑肌和腺体的活动与分泌，并参与调节葡萄糖、脂肪、水和电解质代谢，以及体温、睡眠和血压等。交感神经与副交感神经系统在大脑皮质及下丘脑的支配调节下，既拮抗又协调地调节器官的生理活动。交感前运动神经元位于延髓前腹侧外部、延髓前腹侧中部、尾缝核、脑桥和海马内室旁核。交感前运动神经元的传出通路下行至第 1 胸椎到第 2 或第 3 腰椎脊髓侧角的灰质更换成交感节前神经元，位于脊髓前侧角的交感节前神经元发出的神经纤维以三种方式形成神经节。交感神经系统的节前纤维起于胸腰段脊髓灰质侧角的神经元，从该处发出纤维与脊神经前根一起离开脊髓，经白交通支，大部分终于椎旁交感神经节，部分止于脊柱前方的腹腔神经节。节前纤维在交感神经节内再次更换成节后神经元，并发出交感节后纤维，沿脊神经直达相应的效应器官。大部分组成神经丛，分布于内脏器官。有部分经灰交通支返回脊神经，并随脊神经分支分布于躯干、四肢的血管、汗腺、平滑肌等。来自颈交感神经链三个神经节的交感神经分布到头颈部，调节血管张力、瞳孔大小、汗腺和唾液腺分泌以及毛发的运动;腹腔神经节来自于第 5~12 胸脊髓侧角,节后交感神经支配肝、脾、胃、肾、胰腺、小肠和近端结肠。肠系膜上交感神经节的节后交感神经支配远端结肠。

自主神经直接或间接地调节内脏器官的功能,维持机体内外环境的平衡。当自主神经功能紊乱时,会出现心血管系统、呼吸系统、消化系统、内分泌系统、代谢系统、泌尿系统、生殖系统等组织器官的功能障碍。在心血管系统可表现为阵发性高血压、周期性低血压、窦性心动过速或心动过缓以及类似心肌梗死,在呼吸系统可表现为呼吸深度和频率改变,在消化系统可表现为胃肠功能及消化液分泌障碍,在泌尿系统可表现为尿频、尿急、排尿困难、尿潴留或尿失禁,在生殖系统可表现为性功能紊乱,此外,还可表现为面部潮红、出汗、瞳孔扩大或缩小、流涎、寒战、睡眠障碍等临床症状。

并针疗法是以双针并刺、直达病灶点的针刺方式,松解局部痉挛、粘连、瘢痕、挛缩、堵塞,松筋解结,恢复脊柱及周围软组织的力学平衡,矫正筋歪或出槽,整复错缝,改善局部血液循环,加快排出代谢产物,减轻周围组织对自主神经的刺激,调节交感 – 肾上腺髓质系统功能,调节自主神经的功能,从而消除相关的自主神经功能紊乱症状。

八、恢复正常张力,重建组织结构

20 世纪 50 年代骨科专家 llizarov 发现,人的骨骼像人体内的结缔组织、上皮组织一样,具有很大的再生和可塑性,医生只要掌握其发育与生长规律,运用一定的医疗手段,在一定程度上可使骨骼按照医生的意愿进行生长或缩短,使因外伤失去的手指、脚趾等"失而复得",使人体某些先天性缺如和后天性畸形获得矫正和修复。他用十多年深入研究其技术与理论,形成了牵拉性组织再生的张力 – 应力法则。生物组织受到缓慢、持续牵伸产生一定的张力,可刺激组织的再生和活跃生长,其生长方式同胎儿组织一致,均为相同的细胞有丝分裂,称为牵拉组织再生技术或牵拉成骨技术。

外力损伤、慢性劳损、感受风寒等因素造成局部软组织损伤,肌肉痉挛,局部充血、水肿、渗出等无菌性炎症反应,日久形成粘连、瘢痕、挛缩、增生、肥大、钙化、骨化等,软组织和骨骼的力学平衡失调,引起相应的症状和体征。红外线、低频脉冲等物理治疗对局部组织有一定的消炎、镇痛作用,针灸、推拿等中医疗法对局部组织有疏通经络、行气活血、解除痉挛,以及松解粘连、瘢痕、挛缩等作用。但仍有些慢性软组织损伤或退行性骨关节疾病反复发作、迁延难愈。笔者采用并针疗法治疗这些疾病,不少患者可获得满意疗效,但其作用机制尚不清楚。笔者基于现代骨外科和骨伤康复技术,提出一运用牵拉组织再生理论来解释这种现象的猜想,有待进一步证实,即通过并针疗法松解局部粘连、瘢痕、挛缩,消除周围软组织的异常应力,恢复周围软组织的力学平衡,重建软组织正常的张/拉应力,在正常软组织张拉应力下,肌肉或筋膜的形态和功能恢复至正常,使局部软组织从病理状态向生理状态转化,从而使疾病得到治愈。

九、精准定位靶点,实施线性松解

对于慢性软组织损伤和退行性骨关节疾病,手术和小针刀均可通过切割、剥离方式松解病变组织,且以线性松解为主。目前线性松解是精准有效的松解方式。传统针刺是以单针刺入为主,"以点带面",故单针不能对病变组织进行充分有效松解。并针疗法以双针为载体,整合手术、小针刀、传统针刺、手法、干针等多种疗法,以双针并刺、直达靶点的针刺方式,根据"两点一线"的原理,以双针作为两点,构成线性结构,以寓手法于针下为治疗理念,有效松解病变组织,松筋解结(横络解结),恢复软组织与骨骼的力学平衡,矫正筋歪或出槽,整复错缝,使疾病得到康复。并针疗法可看作是骨伤科手法的内移,属于中医的精准靶点治疗技术。

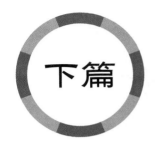

下篇

各　　论

第八章

头颈部疾病

第一节　落　　枕

一、概述

落枕,又称失枕。多因睡眠姿势不当,睡起后颈部疼痛,颈项僵硬,活动受限,似身虽起而颈尚留落于枕,故名"落枕"。本病是临床上的常见病、多发病,好发于青壮年,男性多于女性,冬春两季多发。

二、解剖结构

颈部肌群可分为颈前肌群和颈后肌群。

（一）颈前肌群

颈前肌群分为浅层和深层。浅层包括颈阔肌和胸锁乳突肌。颈阔肌起自胸大肌和三角肌表面的深筋膜,向上止于口角。胸锁乳突肌有胸骨头和锁骨头二头,胸骨头起自胸骨柄前面,锁骨头起自锁骨内 1/3 段上缘,止于乳突外面和上项线外侧 1/3。颈前肌群深层又分为外侧肌群和内侧肌群。外侧肌群包括前斜角肌、中斜角肌和后斜角肌。前斜角肌起自第 3~6 颈椎横突前结节,止于第一肋骨斜角肌结节;中斜角肌起自第 2~7 颈椎横突后结节,止于第 1 肋骨上缘外面;后斜角肌起自第 5~7 颈椎横突后结节,止于第 2 肋骨中部。前斜角肌、中斜角肌与第

1肋骨之间形成一个三角形间隙,称为斜角肌间隙,其内有锁骨下动脉、臂丛神经通过。内侧肌群包括头长肌和颈长肌。头长肌起自第3~6颈椎横突前结节,止于枕骨底部下面。颈长肌起自第1~3胸椎椎体和第3~6颈椎横突前结节,止于第2~4颈椎体和寰椎前结节。

(二)颈后肌群

颈后肌群分为浅层、中层和深层。浅层包括斜方肌和肩胛提肌。斜方肌起自上项线、枕外隆凸、项韧带及全部胸椎棘突,止于锁骨外1/3、肩峰及肩胛冈;近固定时,上部纤维收缩使肩胛骨上提、上回旋、后缩,中部纤维收缩使肩胛骨后缩、上回旋,下部纤维收缩使肩胛骨下降、上回旋;远固定时,一侧收缩使头向同侧屈曲和向对侧回旋,两侧收缩使头后仰和脊柱伸直。肩胛提肌起自上4块颈椎横突,止于肩胛骨上角和肩胛骨脊柱缘上部;上提肩胛骨并使肩胛骨下回旋,使颈部伸展、侧屈及转向同侧。颈后肌群中、深层包括头夹肌、颈夹肌、最长肌、横突棘肌(含半棘肌、多裂肌和回旋肌)、横突间肌、棘突间肌和椎枕肌。头夹肌起自项韧带下部、第3~7颈椎及第1~3胸椎棘突,止于枕骨上项线外侧部,部分肌束止于颞骨乳突后缘;颈夹肌起自第3~6胸椎棘突,止于第1~3颈椎横突后结节;单侧收缩使头转向同侧,双侧收缩使头后仰。骶棘肌又名竖脊肌,起自骶骨背面、腰椎棘突、髂嵴后部及腰背筋膜,肌束向上,由内向外,分为外侧、中部、内侧三个纵行肌柱,外侧有颈髂肋肌、胸髂肋肌和腰髂肋肌,止于肋骨肋角下缘;中部有头最长肌、颈最长肌和腰背最长肌,止于颈椎横突、胸椎横突及颞骨乳突;内侧有头棘肌、颈棘肌和胸棘肌,止于颈椎棘突和胸椎棘突。颈最长肌起自第1~6胸椎横突,止于第2~6颈椎横突后结节。颈半棘肌起自上位胸椎横突,跨过4~6个椎骨,止于颈椎棘突;头半棘肌起自第4~6颈椎关节突、第7颈椎横突及第1~6胸椎横突,止于枕骨上项线与下项线之间的骨面,单侧收缩使头颈屈向同侧,维持颈椎生理性前凸。多裂肌起自关节突,斜向内上,跨过1~2个椎体,止于棘突下缘,防止椎体向前滑脱。回旋肌起自下位椎骨的关节突,止于上位椎骨的棘突根部及部分椎板,单侧收缩使颈椎回旋,双侧收缩使颈椎后仰。椎枕肌(又称枕下肌群)包括头后大直肌、头后小直肌、头上斜肌和头下斜肌。横突间肌位于相邻两横突之间；棘突间肌位于相邻两棘突之间。

三、病因病理

（一）姿势不良

睡眠时姿势不良，头颈部长时间处于过度偏转的位置；或睡眠时枕头过高、过低或过硬，使头颈部处于过屈或过伸状态，均可导致颈项部一侧肌肉（如胸锁乳突肌、斜方肌、肩胛提肌、斜角肌、颈长肌等）的紧张，持续牵拉时间过长，影响颈部软组织的力学平衡，造成颈部肌肉、筋膜的静力性损伤，肌肉痉挛，部分肌纤维断裂，局部充血、水肿、渗出等无菌性炎症反应，严重者可发生颈椎小关节扭错，压迫或刺激周围的神经、血管，引起颈肌痉挛、疼痛、活动受限等。

（二）感受风寒

睡眠时感受风寒、盛夏贪凉，使颈部肌肉紧张、收缩，影响颈部软组织的力学平衡，局部血液循环障碍，代谢产物堆积，局部产生充血、水肿、渗出等无菌性炎症反应，压迫或刺激周围的神经、血管，引起颈部疼痛、僵硬、活动受限等。中医学认为风寒外袭致使颈项部气血凝滞、筋脉拘急、经络痹阻，僵凝疼痛，功能障碍。

（三）外力损伤

颈部突然扭转、肩扛重物等外力使颈部肌肉骤然猛力收缩，部分肌纤维断裂，局部充血、水肿、渗出等无菌性炎症，并产生保护性肌肉痉挛，颈部软组织的力学平衡遭到破坏，发生颈椎小关节扭错、滑膜嵌顿，引起颈部疼痛、活动障碍等。

四、临床表现

（一）症状

常有睡眠姿势不良、受凉或劳累病史。入睡前多无明显异常，睡起后突感颈部疼痛不适，板样牵拉感，头常歪向患侧，颈部活动不利，不能自由旋转后顾，严重者仰头、点头困难。如向后看时，须整个躯干向后转动，呈强迫体位。身体由平躺改为直立时颈部疼痛进行性加重，甚至累及肩部、胸背部。部分患者可有头枕部疼痛、头胀、颈部怕冷等。

（二）专科检查

颈部肌肉痉挛，触及条索状硬结，胸锁乳突肌、斜方肌、肩胛提肌及大小菱形肌等部位常有压痛；颈部僵硬，活动受限。

（三）影像学检查

颈椎 X 线（正侧位片、张口位片）检查多为阴性，部分患者可见颈椎生理前凸变直、消失，甚至反弓，寰枢关节两侧间隙不等宽。

五、诊断要点

1. 有睡眠姿势不良或受凉史。

2. 急性发病，睡起后颈部疼痛、僵硬，活动不利，严重者头部歪向病侧，呈强迫体位。

3. 患侧颈肌痉挛，触及条索状硬结，胸锁乳突肌、斜方肌、肩胛提肌、大小菱形肌等部位常有压痛。

六、治疗方法

（一）常见治疗点（图 8-1~ 图 8-3）

1. 手太阳经、手少阳经、足太阳经及足少阳经上的力敏化腧穴。常见的治疗点：天柱、后溪、悬钟、外劳宫、风池、肩井。

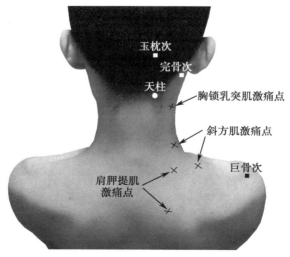

图 8-1 落枕常见的治疗点（颈部）

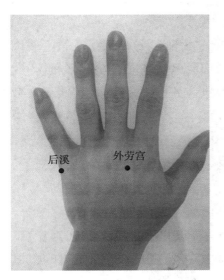

图 8-2　落枕常见的治疗点（手部）

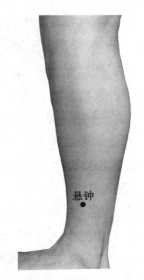

图 8-3　落枕常见的治疗点（小腿部）

2. 手阳明经筋、手太阳经筋、足少阳经筋及足太阳经筋上的筋结点。常见的治疗点：玉枕次、天鼎次、完骨次、巨骨次、曲垣次。

3. 胸锁乳突肌、斜方肌、肩胛提肌等相关肌肉的激痛点。

4. 后表线和螺旋线上的压痛点（骨性或肌性结节点）。

（二）操作方法

1. 切寻治疗点　切寻颈部的痛性结节（高张力肌梭处），手太阳经、手少阳经、足太阳经及足少阳经上的力敏化腧穴，手阳明经筋、手太阳经筋、足少阳经筋及足太阳经筋上的筋结点，胸锁乳突肌、斜方肌、肩胛提肌等相关肌肉的激痛点，后表线和螺旋线上的压痛点。

2. 病损处 / 病灶点　取颈部的痛性结节（高张力肌梭处）；常规消毒，取针两根，双针并刺，快速透皮，直达痛性结节；在锁定状态下，行提插、牵抖、震颤等手法操作，松解肌肉痉挛，然后拔针。

3. 力敏化腧穴、筋结点、激痛点等　取相应的力敏化腧穴、筋结点或激痛点，常规消毒，取针两根，双针并刺，快速透皮，直达治疗点；在锁定状态下，行提插、牵抖、震颤等手法操作，松筋解结、疏通经络、行气活血、去力敏化或使激痛点灭活，然后拔针。避免伤及神经、血管、脏器等。

（三）针刺原理剖析

落枕多因睡眠姿势不良、风寒侵袭、外伤等因素造成胸锁乳突肌、斜方肌、肩胛提肌、大小菱形肌等颈项部肌肉紧张或痉挛，部分肌纤维断裂，局部充血、水肿、渗出等无菌性炎症，颈椎小关节扭错，颈部软组织的力学平衡失调，压迫或刺激周围的神经、血管，引起颈部疼痛、僵硬、活动受限等。中医学认为本病因外感风寒、劳损、外伤等因素导致颈项部气血瘀滞、经络痹阻而发病，与手太阳经、手少阳经、足太阳经、足少阳经等有关。

并针疗法通过针刺力敏化腧穴和筋结点，疏通经络、松筋解结、行气活血、消肿止痛以及去力敏化；针刺病损点和激痛点，松解肌肉痉挛，使激痛点灭活，紧绷肌带松弛，局部张力降低，恢复颈部软组织的力学平衡；改善局部血液循环，加快排出代谢产物，促进炎症因子吸收，以缓解疼痛和恢复颈椎活动功能。

七、预防调护

1. 避免不良的睡眠姿势。
2. 选择合适的枕头。
3. 枕头不宜过硬、过高或过低，正确使用枕头，以防颈部悬空。
4. 避免转头过快、过猛。
5. 避免长时间低头、伏案工作，注意劳逸结合。
6. 加强颈背肌锻炼，提高颈肌的力量。
7. 睡眠时不要贪凉，以防风寒侵袭。
8. 局部热敷，以温经通络、缓解疼痛。

八、典型病例

病例一

患者李某，男，28岁，程序员，2016年10月19日初诊。

主诉：颈项部疼痛、活动受限1天。

现病史：患者昨日早晨睡起后突感颈项部疼痛、僵硬、转颈不利。遂到当地医院诊治，行颈椎X线正侧位片检查，未见明显异常。诊断为颈肌劳损,予以推拿、针灸、红外线等处理,当时颈项部疼痛稍微减轻,仍有明显僵硬感,转颈活动度稍增大。但今晨颈部疼痛加剧,偶有抽痛,转头困难,无上肢麻木及放射痛。

查体:右侧颈肌痉挛,触及索状硬结,颈椎活动受限,右侧胸锁乳突肌和肩胛提肌均有压痛点(激痛点)。

诊断:落枕。

处理方法:取风池、天柱次、天髎次以及胸锁乳突肌和肩胛提肌的激痛点。采用并针疗法处理。经过第 1 次治疗后,颈部疼痛明显减轻,活动度增大;3 天后复诊,颈部仍有稍许疼痛,活动度大致正常,予以第 2 次并针治疗,治疗后颈部疼痛消失,活动自如。随访 3 个月,颈部无不适感。

病例二

患者张某,女性,32 岁,职员,2018 年 5 月 16 日初诊。

主诉:颈痛、转头困难半天。

现病史:患者今早睡起后突感颈部疼痛,板样僵硬,转头困难。自行外用药酒后,症状未见缓解。就诊时症见:颈部疼痛、僵硬、活动受限,无上肢麻木及放射痛。

查体:左侧颈肌痉挛,触及索状硬结,左侧肩胛提肌有压痛点(激痛点),局部张力增高,颈部活动受限。

诊断:落枕

处理方法:取天柱、曲垣次以及左肩胛提肌激痛点。采用并针疗法处理,经过第 1 次治疗后,颈痛减轻,活动度增大。3 天后复诊,颈痛消失,活动正常。随访 3 个月,未见复发。

第二节 颈 椎 病

一、概述

颈椎病,又称颈椎综合征,是颈椎骨关节炎、增生性颈椎炎、颈神经根综合征和颈椎间盘脱出症的总称,是指颈椎骨质增生、颈项韧带钙化，以及颈椎间盘萎缩、退化、突出等改变，刺激或压迫颈部神经根、脊髓、血管而产生的一系列症状和体征的综合征。其临床表现为颈肩痛、头晕、头痛、上肢麻木、肌肉萎缩，严重者双下肢痉挛、行走困难、四肢麻痹、大小便障碍等。本病是临床上的常见病、多发病，属于中医"痹证""眩晕""项强""痿证"范畴。好发于40岁以上，男性多于女性。颈椎病常见的类型有颈型、神经根型、脊髓型、椎动脉型、交感神经型和混合型。

二、解剖结构

（一）颈椎骨

颈椎位于头以下、胸椎以上，由7块颈椎骨构成，连接头、躯干和上肢。

第1颈椎骨：又称寰椎，位于脊柱的顶端，与枕骨相连结，外形呈环形，无椎体，由前弓、后弓和两侧侧块构成。寰椎侧块的上关节凹与相应的枕骨髁构成椭圆关节，称为寰枕关节；后弓与侧块连结处的上面有一深沟，称为椎动脉沟，沟内有椎动脉、枕下神经通过。寰椎棘突极短。

第2颈椎骨：又称枢椎，其特点是椎体上方伸出一指状突起，称为齿突，齿突与寰椎前弓后面的齿突凹构成寰枢关节。

第3~7颈椎骨：除了第1、2颈椎骨外，第3~7颈椎骨的形态基本相似，均由椎体、椎弓和突起构成。

椎体是颈椎骨前方的短圆柱形骨块，中部略细，上下两端膨大。椎弓位于椎体后方，包括椎弓根、椎板、上关节突、下关节突、横突和棘突。椎体的后面与椎弓共同围成椎孔，椎体的后面为椎孔的前壁，椎弓为椎孔的后壁和侧壁。全部椎骨的椎孔共同串成一条管，称为椎管，其内容纳脊髓及其被膜等结构。第3~7颈椎体上面的侧缘向上突起，称为椎体钩。椎体钩与上位椎体下面两侧的唇缘相接，形成钩椎关节，又称Luschka关节，属于纤维关节，为椎间孔的前壁。钩椎关节的后方有颈脊神经根、根动静脉和窦椎神经，侧后方有椎动脉、椎静脉和椎神经。椎体与椎弓相连接的部分较细，称为椎弓根，椎弓根的上、下方分别有椎弓根上切迹和椎弓根下切迹。椎间孔由上位椎骨的椎下切迹和下位椎骨的椎上切迹共同围成,孔内有脊神经根、血管通过。椎弓后部呈板状的部分称为椎板。相邻的两椎板之间有黄韧带相连接。

每一个椎弓伸出七个突起,即向两侧伸出一对横突、向上伸出一对上关节突、向下方伸出一对下关节突和向后伸出一个棘突。第2~6颈椎的棘突短、末端分叉;第7颈椎的棘突较长,末端不分叉,又称隆突。颈椎的横突短而宽,根部有横突孔,孔内有椎动、静脉及交感神经椎动脉丛通过;上面有一深沟,称为脊神经沟,沟内有脊神经通过。横突末端有前、后结节。上位椎骨的下关节突和下位椎骨的上关节突构成关节突关节,可微小运动,参与构成椎管和椎间孔的后壁,前方与脊神经根和脊髓相邻。

(二)骨连接

相邻的颈椎骨之间借椎间盘、前纵韧带和后纵韧带相连接。

颈椎间盘位于相邻两椎体之间,是由软骨板、纤维环和髓核组成的一个密封体。软骨终板由透明软骨构成,位于椎间盘上方和下方,覆盖于椎体上、下面骺环中间的骨面,附着于相邻椎体上。纤维环由纤维软骨组成,位于椎间盘的周缘部,前部较厚,后部较薄;纤维在椎体间斜行,在横切面上排列成同心环状;周缘部纤维直接进入椎体骺环的骨质之内,较深层的纤维附着于透明软骨板上;中心部的纤维与髓核的纤维相互融合。髓核是乳白色半透明胶状体,富有弹性,位于上下软骨板与纤维环之间,由纵横交错的纤维网状结构即软骨细胞和蛋白多糖黏液样基质构成的弹性胶冻物质。初生儿髓核含水量为88%~96%,到14岁时含水量降至80%,到70岁时含水量仅为70%。髓核与包裹它上下面的软骨板、周围的纤维环共同构成一个对抗重力和张力的闭合缓冲系统。

前纵韧带位于椎体和椎间盘的前面,上至枕骨大孔前缘,下达第1、2骶椎,为全身最长的韧带,坚韧而宽厚,限制脊柱后伸和椎间盘向前脱出。后纵韧带位于椎管内椎体的后面,窄而坚韧,上起自枢椎,并与覆盖枢椎椎体的覆膜相续,下达骶骨,限制脊柱前屈和椎间盘向后脱出。黄韧带,又称椎弓间韧带,为连接于相邻两椎板之间节段性的弹性结缔组织膜,呈扁平状。横突间韧带是连接于相邻两横突之间的韧带。

棘间韧带是连接于相邻两棘突之间的薄层纤维,附着于棘突根部到棘突尖,向前与黄韧带,向后与棘上韧带相移行。

（三）脊髓、神经、血管

脊髓位于椎管中央,呈扁圆柱形,上端在枕骨大孔处与延髓相连接,下端在第 12 胸椎以下逐渐变尖,形成脊髓圆锥。全长粗细不等,有两个膨大处,分别称为颈膨大和腰膨大。颈膨大始自第 3 颈髓节段,下至第 2 胸髓节段,第 6 颈髓节段处最粗,椎管的横断面呈三角形,而颈脊髓的横切面呈扁椭圆形。脊髓节段分为 31 个,颈髓有 8 个节段,脊神经根作为脊髓节段的表面标志,每一对脊神经根所相连的脊髓为脊髓的一个节段。第 1 颈神经干经寰椎与枕骨之间穿出椎管,第 2~7 颈神经干均经同序数颈椎上方的椎间孔穿出,第 8 颈神经干经第 7 颈椎下方的椎间孔穿出。颈神经根较短,其走行近于水平方向,故对脊髓的固定作用较大。脊神经出椎间孔后立即分为前支、后支,还分出一支很细小的脊膜返支,经椎间孔返入椎管,分布于脊髓膜。一般脊神经前支粗大,后支较细小。颈椎骨的血液供应主要来自椎间动脉,椎间动脉发自椎动脉。椎间动脉一般是一条,有时成对,沿脊神经根腹侧进入椎管,在椎间孔内分为三个主要分支,分别为脊侧支、中间支和腹侧支。

（四）功能解剖

颈椎的前屈、后伸分别为 45°,主要由第 2~7 颈椎完成;左、右侧屈各为 45°,主要由中段颈椎完成;左、右旋转各为 45°,主要由寰枢关节完成。环转运动则由颈椎屈伸、侧屈及旋转活动共同完成。

三、病因病理

本病的病因繁多,发病机制复杂。多因慢性劳损、急性外伤所致。工作方式、生活习惯、环境因素、体质因素、精神状态、运动、外伤、畸形等因素与本病的发生亦有一定关系。颈椎间盘退行性改变及继发性椎间关节退变是其发病的基础。从脊柱生物力学角度分析,颈椎的稳定性主要依靠内源性稳定结构和外源性稳定结构来维持。内源性稳定结构包括椎体、椎间盘、小关节及周围的韧带筋膜,以维持颈椎的静力性平衡。外源性稳定结构是由颈椎周围的肌肉构成,以维持颈椎的动力性平衡。长期姿势不良、慢性劳损、急性外伤等因素造成颈椎内源性和 / 或外源性稳定结构的损伤,颈椎及周围软组织的力学平衡失调,导致颈肌紧张、颈椎间盘退行性变、椎间高度下降、黄韧带肥厚、椎间孔变窄、椎体不稳、骨质增生等。当颈神经根受压迫、刺激时,则引起脊神经根支配区的感觉和运动功能异常。当椎动脉受压迫、刺激时,则引起椎动脉供血不足而致头晕、头痛等。颈椎间盘突出、骨质增生、后纵韧带钙化、黄韧带肥厚、颈椎管狭窄等使脊髓受到压迫时,则引起上肢麻木、肌力下降、肌张力增高等。当交感神经受到压迫、刺激时,则引起交感神经兴奋或抑制的症状。

(一)颈椎退行性改变

颈椎退行性改变是颈椎病发生的病理基础。颈椎是脊柱中结构最薄弱、活动度最大的部分,故颈椎的稳定性最差。随着年龄的增长,颈部肌肉的反应性下降,椎间盘髓核含水量逐渐减少,髓核变性,椎间盘弹性下降,体积缩小,高度下降,周围韧带松弛,椎间关节活动度增大,影响颈椎及周围软组织的力学平衡,纤维环退变、破裂,继之发生椎间盘膨出或突出、颈椎不稳等。由于椎体前、后缘及钩椎关节等解剖结构受到周围软组织的异常牵拉力,可发生微小损伤,机体启动自我修复和代偿机制,产生粘连、瘢痕、挛缩、硬化、钙化、骨化,形成骨质增生,小关节错位,压迫或刺激颈神经根、颈脊髓、椎动脉、交感神经等,从而产生相应的症状和体征。

(二)慢性劳损

慢性劳损是颈椎病发病的重要因素,与职业特点、姿势等因素有关。

长期从事伏案工作的会计、缝纫工、刺绣工或长期使用电脑者,由于颈椎长时间处于过屈位,竖脊肌、头半棘肌、颈半棘肌、头夹肌、颈夹肌等颈后肌持续收缩、紧张,日久就会造成颈背部肌肉筋膜的慢性劳损,肌力减弱,颈椎动力性 / 静力性平衡遭到破坏,在持续性异常张 / 拉应力作用下,椎间盘前部和小关节所承受的应力增大,导致椎间盘变性、退化,发生小关节退变、椎间隙变窄、关节不稳、椎体前后缘增生、钩椎关节增生等退行性改变,压迫或刺激颈神经根、颈脊髓、椎动脉、交感神经等,引起相应的症状和体征。

(三)颈部外伤

跌仆、撞击、扭转等外力因素使颈部软组织损伤或颈椎骨折,颈椎生理曲度发生改变,颈椎及周围软组织的力学平衡失调,相应的椎间盘所承受的挤压力增大,导致颈椎间盘膨出、突出、脱出,压迫刺激颈神经根、颈脊髓、椎动脉等,从而引起颈痛、活动受限及不同程度的神经损害症状。

(四)感受风寒

风寒外袭使颈肌持续收缩、紧张,影响颈部软组织的力学平衡,局部血液循环障碍,代谢产物堆积,局部产生充血、水肿、渗出等无菌性炎症反应,压迫或刺激颈部周围神经、血管而产生相应的症状和体征。

(五)其他因素

先天性颈椎椎管狭窄、畸形等可以继发颈椎病。高血压、糖尿病、高脂血症等可使血管硬化,椎基底动脉供血不足,引起猝倒、头晕、头痛等。甲状腺功能亢进症、激素、肾炎等导致骨质疏松、椎体强度下降,继发颈椎退行性改变。小儿咽炎可引起寰枢关节半脱位、寰枢关节紊乱征。

四、临床表现

(一)颈型颈椎病

1. 症状 好发于青壮年,主要表现为颈部疼痛和僵硬感。疼痛可放射至枕顶部、肩部,时轻时重,劳累或受凉后症状加重。颈椎活动受限。部分患者可有头晕、耳鸣、眼痛、听力下降等,部分患者在颈部活动中偶尔闻及"咯咯"响声。

2. 专科检查 颈肌紧张,一侧或两侧有压痛点,颈椎活动受限。

3. 影像学检查 颈椎X线(正侧位、动力位)检查显示颈椎生理前凸变小、消失,甚至反张,颈椎不稳等。

(二)神经根型颈椎病

1. 症状 好发于30~50岁,发病缓慢。多数患者为单侧、单根发病,少数患者为双侧发病。颈肩部痛、枕颈部酸痛,并按神经根分布向下放射到前臂及手指。疼痛呈酸痛、胀痛、灼痛,甚至呈刀割样或针刺样。颈部活动受限。有的皮肤敏感,触摸即有触电感。颈部后伸、咳嗽,甚至腹压增加时疼痛可加重。上肢沉重、握力减弱、持物不稳,部分患者可有头晕、头痛、耳鸣、视力模糊等。

2. 专科检查　颈项肌肉较紧张、僵硬,颈椎横突尖前侧有放射性压痛,患侧肩胛骨内上部位常有压痛点。颈部活动受限。受累神经根分布区出现感觉减退,腱反射异常,肌力减弱、肌肉萎缩。常在斜方肌、冈上肌、冈下肌、菱形肌或胸大肌上找到压痛点。臂丛神经牵拉试验阳性,压颈试验阳性,锥体束征阴性。

3. 影像学检查　颈椎 X 线(正侧位、斜位、动力位)检查显示颈椎生理前凸变小、消失,甚至反张,椎体前后缘骨质增生,钩椎关节增生,椎间隙狭窄,椎间孔变窄,椎体不稳。颈椎 MRI 或 CT 检查可以清晰显示神经根受压的情况。

(三)脊髓型颈椎病

1. 症状　好发于 40~60 岁。不一定有颈肩痛,患者自觉颈部无不适,早期不容易被发现。如合并发育性颈椎管狭窄,发病年龄相对偏小。其临床表现与脊髓被侵袭的程度、部位及范围有关。手动作笨拙,细小动作失灵,如穿针、写小字不能;缓慢渐进性双下肢麻木、发冷、疼痛,步态不稳、无力,踩棉花感、易跌倒,不能跨越障碍。休息时症状可缓解,劳累后加重。部分患者有胸腹部束带感。严重者可出现下肢或四肢不全、痉挛性瘫痪,尿失禁、排尿无力、尿潴留、排便无力等,极少数男性患者可有性功能障碍。

2. 专科检查　颈部活动受限不明显,上肢动作欠灵活,上下肢肌张力高,腱反射亢进(肱二头肌反射、肱三头肌反射、桡骨膜反射、膝腱反射、跟腱反射),髌阵挛阳性、踝阵挛阳性,锥体束征阳性,Hoffmann征阳性,Babinski 征阳性,受累脊髓节段以下感觉障碍。

3. 影像学检查　颈椎 X 线(正侧位、双斜位)检查显示椎体后缘增生、椎体后有钙化阴影、椎间隙狭窄等。颈椎 CT 检查显示椎间盘变性、椎体增生、椎管前后径缩小,后纵韧带钙化、脊髓受压等改变。颈椎 MRI 检查显示受压节段脊髓有信号改变,脊髓受压呈波浪样压迹。

（四）椎动脉型颈椎病

1. 症状　单侧颈枕部或枕顶部发作性头痛，眩晕，眼花，耳鸣、听力下降。头颅旋转引起眩晕发作是本病的特点。突然猝倒发作，但意识清醒，常因头部活动到某一位置时诱发或加重。有时可出现失眠、健忘、记忆力减退、眼肌瘫痪、复视、视物不清、Horner 征、心动加速、心动过缓、声音嘶哑、吞咽困难等。

2. 专科检查　颈椎棘突旁压痛明显。转颈试验阳性，是诊断本病的重要特征。

3. 影像学检查　颈椎 X 线（正侧位片、斜位片）检查显示钩椎关节骨质增生、颈椎不稳等。

4. 其他检查　椎动脉血流检测或椎血管造影可协助诊断，以辨别椎动脉是否正常，有无压迫、迂曲、变细等。

（五）交感型颈椎病

1. 症状　多见于中年妇女。常与神经根型颈椎病合并发生，有交感神经兴奋或抑制的症状。主观症状多、客观体征少是本病的特征。

（1）交感神经兴奋的症状：头痛、头晕、偏头痛、枕颈部痛，眼睛干涩、胀痛、视物模糊，耳鸣、耳聋、听力下降，咽部异物感，注意力不集中，记忆力减退，失眠。一过性心动过速、心律不齐、心前区疼痛、血压异常（高血压），肢体发凉、怕冷，多汗、偶有一侧肢体少汗，排尿困难、尿不尽，便秘等。

（2）交感神经抑制的症状：头昏、眼花、头沉，眼睑下垂、眼球内陷、瞳孔缩小，流泪、鼻塞，指端发红、发胀、怕热喜冷，无汗、少汗，心动过缓、低血压，尿频、尿急，腹泻等。

2. 专科检查　客观体征较少，颈椎活动多为正常，颈椎棘突间或椎旁有压痛点，屈颈试验可阳性，臂丛牵拉试验可阳性。压迫不稳定椎体的棘突可诱发或加重交感神经症状。

3. 影像学检查　颈椎 X 线（正侧位片）检查显示钩椎关节骨质增生、椎间孔狭窄、颈椎失稳等。

4. 心电图检查多为正常。

五、诊断要点

（一）颈型颈椎病

1. 颈部疼痛,活动受限,颈肌僵硬,劳累或受凉后疼痛加重。

2. 颈部压痛明显。

3. 颈椎 X 线(正侧位片)检查显示颈椎生理曲度改变、失稳等。颈椎 MRI 检查显示颈椎间盘变性、膨出或轻度突出。

（二）神经根型颈椎病

1. 具有典型的根性症状(麻木、疼痛),其分布范围与颈脊神经所支配区域相一致。

2. 椎间孔挤压试验阳性,臂丛牵拉试验阳性。

3. 影像学所见与临床表现相符合。

4. 排除胸廓出口综合征、腕管综合征、肘管综合征、肩周炎等颈椎外病变所引起的上肢疼痛。

（三）脊髓型颈椎病

1. 颈脊髓损害症状。

2. 颈椎 X 线或 CT 检查显示颈椎体后缘增生、椎管变窄等。颈椎 MRI 检查显示受压节段脊髓有信号改变,脊髓受压呈波浪样压迹,脊髓变细,呈串珠样等。

3. 排除肌萎缩性侧索硬化症、脊髓肿瘤、脊髓损伤、多发性末梢神经炎等。

（四）椎动脉型颈椎病

1. 曾有猝倒病史,颈源性眩晕。

2. 旋颈试验阳性。

3. 颈椎 X 线(正侧位片)检查显示钩椎关节骨质增生、横突间距变小、颈椎不稳等。

4. 多伴有交感神经症状。

（五）交感型颈椎病

1. 交感神经功能障碍(兴奋或抑制)的临床表现。

2. 多无明显体征。

3. 颈椎 X 线（正侧位片）检查显示钩椎增生、椎间孔变窄、椎体失稳等。

六、治疗方法

（一）常见治疗点（图 8-4~ 图 8-6）

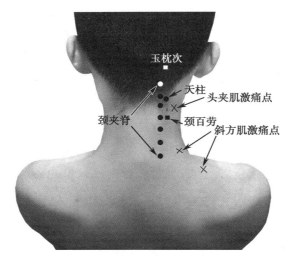

图 8-4　颈椎病常见的治疗点（颈部）

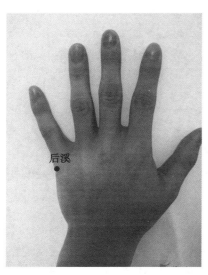

图 8-5　颈椎病常见的治疗点（手部）

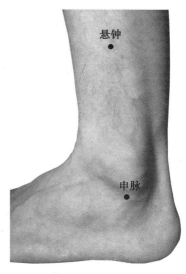

图 8-6　颈椎病常见的治疗点（小腿部）

1. 手太阳经、手少阳经、足太阳经及足少阳经上的力敏化腧穴。常见的治疗点：颈夹脊、天柱、后溪、申脉、悬钟、风池、天髎、颈百劳。

2. 足太阳经筋和足少阳经筋上的筋结点。常见的治疗点：玉枕次、完骨次、肩井次。

3. 头夹肌、斜方肌、颈夹肌、肩胛提肌等相关肌肉的激痛点。

4. 患椎棘突上、棘突间、棘突旁或横突处。

5. 在后表线、螺旋线和体侧线上的压痛点（骨性或肌性结节点）。

（二）操作方法

1. *切寻治疗点*　切寻患椎棘突上、棘突间、棘突旁或横突处的压痛点，手太阳经、手少阳经、足太阳经及足少阳经上的力敏化腧穴，足太阳经筋和足少阳经筋上的筋结点，头夹肌、斜方肌、颈夹肌、肩胛提肌等相关肌肉的激痛点，后表线、螺旋线和体侧线上的压痛点。

2. *病损处/病灶点*　取患椎棘突上、棘突间、棘突旁或横突处的压痛点，常规消毒，取针两根，双针并刺，快速透皮，直达棘突或横突的骨面，退出稍许；在锁定状态下，行提插、牵抖、摇摆等手法操作，松解局部软组织的粘连、瘢痕、挛缩，然后拔针。避免伤及脊髓、神经根、椎动脉等。

3. *力敏化腧穴、筋结点、激痛点等*　取相应的力敏化腧穴、筋结点或激痛点，常规消毒，取针两根，双针并刺，快速透皮，直达治疗点；在锁定状态下，行提插、牵抖、震颤、摇摆等手法操作，松解局部粘连、瘢痕、挛缩，去力敏化或使激痛点灭活，恢复颈段脊柱及周围软组织的力学平衡，然后拔针。避免伤及神经、血管、脏器等。

ER- 颈椎病
治疗操作视频

（三）针刺原理剖析

颈椎病是由于颈椎退行性改变、慢性劳损、急性外伤等因素导致颈部软组织损伤、椎间盘突出、钩椎关节增生、小关节错位等，颈段脊柱及颈部软组织的力学平衡失调，压迫或刺激颈脊神经根、脊髓、椎动脉、交感神经等，引起相应的症状和体征。中医学认为本病因风寒湿邪侵袭、外伤、劳损等因素导致颈部气滞血瘀、脉络受阻而发病，与手太阳、手少阳、足太阳、足少阳经等有关。

并针疗法通过针刺筋结点和力敏化腧穴,松筋解结、疏通经络、行气活血、化瘀止痛以及去力敏化,针刺病灶点,松解局部软组织的粘连、瘢痕、挛缩,针刺激痛点,使激痛点灭活,紧绷肌带松弛,局部张力降低,恢复颈段脊柱及颈部软组织的力学平衡,改善局部血液循环,加快排出代谢产物,促进炎症因子吸收,减轻局部对颈神经根、脊髓、椎动脉等结构的压迫和刺激,以缓解相关症状和恢复颈椎活动功能。

七、预防调护

1. 保持正确的坐姿,调整桌椅至适宜的高度。

2. 合理用枕,选择合适的高度与硬度,保持良好的睡眠体位。

3. 正确使用枕头,防止颈部悬空。

4. 避免过度劳累,注意劳逸结合,

5. 加强颈部功能锻炼(如颈椎操等),增强肌肉力量,提高颈椎稳定性。

6. 防寒保暖,睡眠时忌贪凉。

7. 急性发作期以静为主。

八、典型病例

病例一

患者谢某,女,45 岁,会计,2017 年 4 月 14 日初诊。

主诉:颈痛伴右上肢放射痛 1 年余,加重 1 个月。

现病史:患者于 2016 年 3 月劳累后感觉颈部酸痛,以后逐渐加重,并向右上肢放射,右手握力稍减弱。遂到当地医院求诊,行颈椎 X 线正侧位片检查显示第 4~7 颈椎退行性改变,颈椎 MRI 检查显示颈 5/6、颈 6/7 椎间盘轻度膨出。诊断为颈椎病,予以牵引、按摩、理疗、口服营养神经药等处理后,颈痛及右上肢放射痛得以缓解。1 个月前劳累后出现颈部疼痛,右上肢放射痛,握力减弱,耳鸣,失眠。

体查:颈椎生理前凸变直,颈肌紧张、僵硬,颈 5~7 棘突旁有压痛,以右侧为甚,颈椎活动稍受限。椎间孔挤压试验阳性,右臂丛神经牵拉试验阳性,左臂丛神经牵拉试验阴性。

诊断：神经根型颈椎病。

处理方法：取风池、天髎、完骨次、巨骨次，以及右侧肩胛提肌、颈半棘肌和斜方肌激痛点。采用并针疗法处理，经过第 1 次治疗后，颈痛及右上肢放射痛减轻；以后每周 2 次，连续治疗一个半月后，颈痛及右上肢放射痛消失，握力增强，颈椎活动自如。随访 6 个月，颈部无不适感，活动正常。

病例二

患者韦某，男，35 岁，程序员，2018 年 9 月 13 日初诊。

主诉：头昏、目眩 3 月余。

现病史：患者于 3 个月前开始出现头昏、目眩，偶尔站立不稳感，曾经有猝倒病史。遂到当地医院求诊，行头颅 MRI 检查未见明显异常，颈椎 X 线正斜位片检查显示颈椎生理前凸变直、钩椎关节骨质增生。诊断为颈椎病，予以口服中药、西药（具体不详）处理后，未见明显缓解。就诊时症见：头晕、目眩、偶尔站立不稳感，无上肢放射痛及麻木。

查体：颈肌紧张、僵硬，上段颈椎横突处有明显压痛。旋颈试验阳性。

诊断：椎动脉型颈椎病。

处理方法：取颈夹脊、天柱、后溪、玉枕次、完骨次，以及颈半棘肌和斜方肌激痛点。采用并针疗法处理，经过第 1 次治疗后，头晕、目眩稍减轻；以后每周 2 次，连续治疗 1 个月后，头晕、目眩消失，行走正常。随访 6 个月，未见复发。

第三节　颈源性头痛

一、概述

颈源性头痛，又称颈性头痛、颈椎性头痛、颈性偏头痛、颈源性综合征、颈神经后支源性头痛、神经血管性头痛、脊柱源性头痛、枕大神经痛、枕部头痛、第三枕神经痛，是指颈椎和 / 或颈部软组织的器质性或功能性病损所引起的以慢性、单侧头部疼痛为主要表现的临床综合征。本病是临床疼痛诊疗的常见病,属于中医"头痛"范畴。好发于30~50岁的中年人,女性多于男性,低头伏案工作者多见。1983年Sjaastad首次提出"颈源性头痛"这一术语。1990年国际头痛学会颁布了关于颈源性头痛的分类标准。1995年Bogduk指出颈椎退行性变和颈肌痉挛是导致颈源性头痛的直接原因。

二、解剖结构

高位颈神经包括第1~4颈神经,与头痛关系密切。

第1颈神经:在枕骨与寰椎之间穿出,分为前支和后支。前支在寰椎后弓的椎动脉沟内椎动脉的下方外行,绕寰椎侧块的外侧向前,在寰椎横突前侧下降,与第2脊神经前支的升支在颈内静脉的后侧相互吻合,形成颈丛的第一个袢,支配头前直肌和头侧直肌。后支,又称枕下神经,经寰椎后弓上方和椎动脉下方向后进入枕下三角,支配头后大直肌、头后小直肌、头上斜肌、头下斜肌、头半棘肌等。枕下神经一般属运动神经,有时也发出皮支支配项上部的皮肤,或与枕动脉伴行,分布于颅后下部的皮肤。

第2颈神经:前支在寰椎后弓与枢椎之间穿出,绕枢椎的上关节突,经两横突之间,由椎动脉的后方至其外侧,行于头长肌与肩胛提肌之间,发出升支与第1颈神经的前支联合形成颈丛的第一个袢,发出降支与第3颈神经前支的升支联合,形成颈丛的第二个袢。后支粗大,是颈神经后支中最大的一支,并分内侧支、外侧支、上交通支、下交通支和头下斜肌支,在寰椎后弓与枢椎椎弓之间穿出,在头下斜肌下方穿出,并发出肌支支配该肌,与第1颈神经后支交通后,分为较小的外侧支和较大的内侧支。外侧支分布于头最长肌、头夹肌和头半棘肌,与第3枕神经的分支有吻合;内侧支为枕大神经,经头下斜肌和头半棘肌之间向上内行,在头半棘肌附于枕骨处内侧,穿经头半棘肌与头夹肌,再经斜方肌及颈深筋膜,达上项线下方,与第3颈神经后支的内侧支发出的细支联合后,在枕区与枕动脉伴行,其分支与枕小神经相联合,分布至颅顶部的皮肤和头半棘肌,有时也发出分支到耳郭后上部的皮肤。在横突的结节间沟第 2 颈神经后支的上交通支与第 1 颈神经后支连接,形成交通袢,其下交通支向下进入第 2、3 颈椎关节突关节,与第 3 颈神经后支相连接。

第 3 颈神经:前支在椎动脉后方经头长肌与中斜角肌之间穿出,并发出升支与第 2 颈神经前支的降支联合,形成颈丛的第二个袢,发出降支与第 4 颈神经前支的升支联合,形成颈丛的第三个袢。后支较小,在椎动脉后方发出,绕第 3 颈椎关节突向后行,穿横突间肌内侧,分为内侧支、外侧支和交通支。内侧支走行于头半棘肌与颈半棘肌之间,穿头夹肌和斜方肌后,终支分布于皮肤;其在斜方肌深面时,发出一支穿斜方肌,终于枕下区的皮肤,该支被称为第 3 枕神经,行走于枕大神经的内侧,并与其有交通支相连。内侧支与第 2 颈神经后支的内侧支及枕下神经相连接,在头半棘肌下方,形成颈后神经丛,又称颈上神经丛。外侧支为肌支,支配头最长肌、头夹肌和头半棘肌,与第 2 颈神经的外侧支相连。

来自嗅神经、面神经、舌咽神经、迷走神经和三叉神经传入支的终末纤维,与第 1~3 颈神经后根传入纤维在颈髓 1、2 后角内联系。

三、病因病理

目前有关颈源性头痛的发病机制尚未完全明确,主要存在 4 种发病假说,即解剖汇聚理论、机械刺激学说、炎性水肿学说和肌肉痉挛。多数学者认为主要与颈部的解剖特点、机械性刺激和局部炎症水肿等因素有关。根据神经根的不同受累部分,可分为神经源性疼痛和肌源性疼痛两大类:前者是由于神经根的感觉根纤维受刺激引起的;后者是由腹侧运动神经根受刺激引起的。

(一)颈椎退行性病变

随着年龄的增长,髓核的水分逐渐减少,发生椎间盘变性、退变,体积缩小,椎间盘变薄,椎间隙高度下降,周围韧带松弛等颈椎退行性改变。长期低头、姿势不良、慢性劳损、外伤等因素造成颈椎及颈部软组织的力学平衡失调,椎间盘所承受的挤压应力分布不均衡,形成高应力集中区,加速椎间盘的退变,髓核脱水、变性、退化,纤维环破裂,椎间盘膨出或突出,椎间隙变窄,继之出现颈椎节段性不稳,椎间孔狭窄,椎体前后缘及钩椎关节增生,小关节错位等,压迫或刺激高位颈神经及其分支,如枕大神经、枕小神经、第3枕神经等,引起颈源性头痛。

寰枕关节微小移位可使脊膜受到牵拉,压迫或刺激枕大神经、枕小神经、耳大神经或第3枕神经,引起颈枕部疼痛;压迫第2颈髓的脊髓束,刺激三叉神经脊髓束,则引起前额部、眼眶、前头部疼痛。枕-寰-枢复合体不稳可使局部形成对周围神经的卡压并刺激感受器,引起颈源性头痛。钩椎关节错位易损害窦椎神经,该神经含交感神经纤维,使头部、脑部及上肢血管舒缩功能障碍,引起灼性神经痛或血管性头痛。来自嗅神经、面神经、舌咽神经、迷走神经及三叉神经传入支的终末纤维与第1~3颈神经后根传入纤维在颈髓1~2后角内联系,当这些颈神经受到机械性压迫或炎症刺激时,可引起牵涉性头痛、耳鸣、眼胀,嗅觉、味觉改变等。钩椎关节骨质增生、不稳等压迫或刺激椎动脉而致血管痉挛、狭窄、扭曲,椎-基底动脉供血不足,枕叶、脑桥、延髓、小脑、大脑皮质等组织缺血,引起眩晕、头痛、视力障碍等颅脑症状。

正常成人的椎间盘无血管,属免疫豁免区。椎间盘退变、膨出、突出,纤维环破裂,椎间盘物质释放,人体免疫系统视椎间盘物质为异物,产生免疫排斥性反应性炎症,造成椎间盘源性神经根炎,从而引发根性痛。其神经末梢释放炎性介质,引起软组织炎症,产生相应的神经分布区疼痛。

（二）肌肉痉挛

颈部肌肉痉挛是导致颈源性头痛的直接原因之一。长期低头伏案工作、姿势不良等因素引起颈部肌肉持续收缩,供血减少,肌肉痉挛,肌肉、筋膜劳损;或精神紧张、抑郁等因素使躯体向心性收缩,颈部神经-肌肉紧张,肌肉痉挛;或外伤、受凉等因素导致颈肌痉挛,局部张力增高,产生紧绷肌带,形成激痛点;或支配运动的神经受到机械性压迫或炎症刺激,引起反射性肌肉痉挛等,均可造成颈椎及周围软组织的力学失衡,局部组织供血不足,代谢产物堆积,局部产生充血、水肿、渗出等无菌性炎症反应,压迫或刺激穿行其中的高位颈神经及其分支(如枕大神经、枕小神经、耳大神经等),从而产生颈源性头痛。

四、临床表现

（一）症状

好发于 30~50 岁的中年人,女性多见。主要表现为头痛、眼花、耳鸣、眩晕、颈痛等。其中以单侧或双侧交替发作的头痛为主,全头痛较少见。初起时一侧颈肩部、枕部、耳后部、耳下部酸痛不适,可向头部和上臂部放射。以后逐渐发展成慢性、波动性头痛,疼痛可扩散到前额、颞部、顶部。头痛呈间歇性发作,每次持续数小时至数日;疼痛部位模糊不清、分布弥散以及向远处牵涉,为该头痛的典型特征。疼痛呈跳痛、刺痛、胀痛、烧灼痛、刀割样疼痛或放射性疼痛等,劳累、寒冷、情绪激动等因素可诱发疼痛加重,疼痛发作时喜欢用手按压痛点以求缓解。颈项部僵硬,主动和被动活动受限,部分患者可有眩晕、恶心、呕吐,耳鸣、听力障碍,眼部胀痛、流泪、结膜充血、眼球内陷、瞳孔不等大等。久病患者可出现注意力不集中、记忆力下降、情绪低落、畏光、怕声、烦躁、易怒、易疲劳等。

（二）专科检查

颈部僵硬,第 2、3 颈椎横突处压痛明显,并可放射到头部,颈椎棘突旁、乳突下后方及头部有压痛点,久病患者可有颈后部、颞部、顶部、枕部压痛点,有时在头夹肌、斜方肌、胸锁乳突肌或枕下肌上触及压痛点（激痛点）,颈椎主动或被动活动受限。部分患者出现嗅觉、味觉及舌颊部感觉减退,患侧针刺觉减弱。压顶试验阳性,托头试验阳性。

（三）影像学检查

颈椎 X 线（正侧位片、斜位片）检查显示椎体前后缘及钩椎关节骨质增生,生理性前凸变浅、消失,甚至反张,椎间孔变窄,棘上韧带钙化等。颈椎 CT、MRI 检查显示颈椎轻度退行性改变。但 X 线、MRI、CT 等影像学检查并不能确诊颈源性头痛。

五、诊断要点

1. 一侧或双侧交替发作的单侧头痛。

2. 非搏动样疼痛,疼痛起自颈部,疼痛发作变异样（间断性或持续性）。

3. 头颈部活动受限。

4. 患侧颈、肩或上肢呈非根性疼痛,偶有上肢根性痛。

5. 诊断性麻醉阻滞,注射颈 2 神经根可缓解疼痛。

六、治疗方法

(一)常见治疗点(图 8-7)

1. 手太阳经、足少阳经、足太阳经及督脉上的力敏化腧穴。常见的治疗点:风池、天柱、风府、后溪、颈百劳。

2. 足少阳经筋和足太阳经筋上的筋结点。常见的治疗点:玉枕次、肩井次、完骨次。

3. 头半棘肌、斜方肌、胸锁乳突肌、颈夹肌、颈半棘肌等相关肌肉的激痛点。

4. 颈椎棘突间、棘突旁或横突处。

5. 后表线、螺旋线和体侧线上的压痛点(骨性或肌性结节点)。

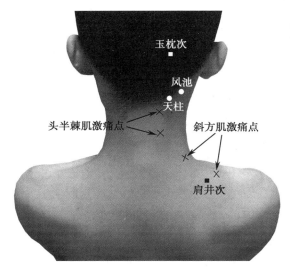

图 8-7 颈源性头痛常见的治疗点(颈部)

(二)操作方法

1. 切寻治疗点 切寻颈椎棘突间、棘突旁及横突处的压痛点,手太阳经、足少阳经、足太阳经及督脉上的力敏化腧穴,足少阳经筋和足太阳经筋上的筋结点,头半棘肌、斜方肌、胸锁乳突肌、颈夹肌、颈半棘肌等相关肌肉的激痛点,后表线、螺旋线和体侧线上的压痛点。

2. 病损处／病灶点　取颈椎棘突间、棘突旁或横突处的压痛点,常规消毒,取针两根,双针并刺,快速透皮,直达棘突、横突的骨面,退出稍许;在锁定状态下,行提插、牵抖、摇摆等手法操作,松解局部软组织的粘连、瘢痕、挛缩,然后拔针。避免伤及脊髓、神经、椎动脉等。

3. 力敏化腧穴、筋结点、激痛点等　取相应的力敏化腧穴、筋结点或激痛点,常规消毒,取针两根,双针并刺,快速透皮,直达治疗点;在锁定状态下,行提插、牵抖、震颤等手法操作,松筋解结、疏通经络、行气活血、化瘀止痛、去力敏化或使激痛点灭活,然后拔针。避免伤及神经、血管、脏器等。

（三）针刺原理剖析

颈源性头痛是由于姿势不良、慢性劳损、外力损伤、感受风寒等因素导致颈部肌肉痉挛,局部产生充血、水肿、渗出等无菌性炎症反应,或颈部骨骼肌内形成激痛点,局部张力增高,颈椎及颈部软组织的力学平衡失调,继之出现颈椎退行性变,压迫或刺激高位颈神经及其分支而产生颈源性头痛。颈椎退行性变和颈部肌肉痉挛是引起本病的直接原因。中医学认为本病因劳损、外伤、感受风寒等因素导致颈枕部气滞血瘀、经络痹阻而发病,与手太阳经、足少阳经、足太阳经、督脉等有关。

并针疗法通过针刺力敏化腧穴和筋结点,松筋解结、疏通经络、行气活血、化瘀止痛以及去力敏化;针刺颈部的病灶点和激痛点,松解局部软组织的粘连、瘢痕、挛缩,使激痛点灭活,紧绷肌带松弛,局部张力降低,恢复颈椎及颈部软组织的力学平衡,改善局部血液循环,加快排出代谢产物,促进炎症因子吸收,减轻局部对颈神经及分支的压迫和刺激,以缓解头痛和恢复头颈活动功能。

七、预防调护

1. 保持正确的坐姿。

2. 选择适合的枕头,不要过硬、过高或过低。

3. 正确使用枕头,防止颈部悬空。

4. 积极治疗急性头颈部损伤。

5. 加强自我防护,防止头颈外伤。

6. 避免劳累过度,注重劳逸结合。

7. 注重自我保健。

8. 加强颈部肌肉锻炼,增强肌肉力量,如颈椎操等。

9. 颈部保暖,避风寒。

10. 保持良好的心态,避免精神紧张。

八、典型病例

病例一

患者王某,男,58 岁,在职干部,2016 年 12 月 8 日初诊。

主诉:颈枕部疼痛 1 年余,加重 2 周。

现病史:患者于 1 年前劳累后感觉颈枕部酸痛不适,偶尔有僵硬感。在当地医院求诊,诊断为颈肌劳损,予以推拿、红外线、低频脉冲、外用药膏等处理,后枕部痛得到缓解,但容易反复发作,每逢天气变化或情绪波动时后枕部痛加重。2 周前突感颈枕部疼痛加重,并放射至右颞部,在外院行头颈部 MRI 检查示未见明显异常。外院医生诊断为神经性头痛,予以口服营养神经药、消炎止痛药等处理,症状稍减轻,仍有颈枕部疼痛。就诊时症见:颈枕部疼痛,并放射至右颞部,无头晕、耳鸣,无恶心呕吐,无上肢放射痛及麻木。

查体:痛苦表情,第 2、3 颈椎棘突右侧旁及乳突下后部有明显压痛,颈椎活动大致正常。

诊断:颈源性头痛。

处理方法:取风池、风府、天柱、天髎、完骨次以及颈半棘肌和斜方肌激痛点。采用并针疗法处理,经过第 1 次治疗后,颈枕部疼痛明显减轻;以后每周 2 次,连续治疗 2 周后,颈枕部疼痛消失、颈椎活动功能正常。随访 6 个月,未见复发。

病例二

患者叶某,女性,57 岁,退休职工,2018 年 11 月 29 日初诊。

主诉:后枕部疼痛半年。

现病史：患者于半年前劳累后出现后枕部胀痛，左颈肩部酸胀不适，睡眠较差。遂到当地医院求诊，行颈椎 X 线正斜位片检查显示颈椎生理前凸变直、C_5~C_7 椎体后缘增生、$C_{5/6}$ 和 $C_{6/7}$ 椎间隙狭窄，颈椎 MRI 检查显示 $C_{5/6}$、$C_{6/7}$ 椎间盘膨出，头颅 MRI 检查未见明显异常。诊断为颈椎病，予以红外线、低频脉冲、按摩、针灸等处理，症状未见明显缓解。就诊时症见：表情痛苦，后枕部胀痛，左颈肩部酸胀，睡眠差，无双上肢麻痹。

查体：痛苦表情，颈枕部有明显压痛，颈部肌肉紧张。

诊断：颈源性头痛。

处理方法：取风池、天柱、肩井次、完骨次以及颈半棘肌激痛点。采用并针疗法处理，经过第 1 次治疗后，后枕部胀痛减轻；以后每周 2 次，连续治疗 2 周后，后枕部痛消失，睡眠明显改善。随访 6 个月，未见复发。

第九章

上 肢 疾 病

第一节 肩关节周围炎

一、概述

肩关节周围炎,又称肩周炎、粘连性关节囊炎、冻结肩,是指由于肩关节周围软组织病变而引起肩关节疼痛、活动功能障碍为主要特征的筋伤。因其发病年龄以 50 岁左右多见,又称"五十肩"。本病是临床上肩部的常见疾病,属于中医"肩凝症""肩凝风""漏肩风""露肩风"范畴。好发于 40 岁以上的中老年人,女性多于男性(约 3∶1),左肩多于右肩,体力劳动者多见。根据不同病理过程和病情状态,分为三个阶段:急性疼痛期(凝结期)、粘连僵硬期(冻结期)和缓解恢复期(解冻期)。

二、解剖结构

广义的肩关节应包括盂肱关节、肩锁关节、胸锁关节、肩胛骨 – 胸壁间连接、肩峰下结构、喙锁间连接等结构。狭义的肩关节是指盂肱关节,属于典型的球窝关节。肱骨头的关节面大,呈半球形;关节盂浅而小,呈肾形,边缘附有盂唇,覆盖肱骨头 1/4~1/3;关节韧带薄弱,关节囊松弛;故肩关节是人体中活动范围最大、最灵活的关节,可以在多个轴位上运动。肩关节的稳定性主要靠肩关节周围的肌肉、韧带、盂唇、关节囊等软组织结构而非骨性结构来维持。从生物力学角度分析，肩关节稳定结构包括静态稳定结构和动态稳定结构。

静态稳定结构包括肩关节囊及周围韧带、滑囊、盂唇等结构。肩关节囊内有肱二头肌长头腱通过，以稳定肩关节。盂肱韧带由肩关节囊前部增厚形成，起自肱骨解剖颈的前下部，向上内止于盂上结节和盂唇，以增强关节囊的前部。肩关节囊外有喙肱韧带、喙肩韧带及肌腱，以加强其稳固性。肩关节滑囊是肩关节附近的黏液小囊，与关节腔相通，如肩胛下滑囊、肩峰下滑囊、三角肌下滑囊等。盂唇是关节盂边缘上起加深关节盂作用的纤维软骨盘，以增加盂肱关节的稳定性。喙突外侧、肩胛下肌和冈上肌之间的肌间隙为肩袖间隙，是肩袖结构的薄弱部位。

动态稳定结构是由肩关节周围肌肉构成。肩关节周围肌肉分为四层：内层包括冈上肌、冈下肌、小圆肌和肩胛下肌，四块肌肉的肌腱部分在肱骨头解剖颈处形成袖套状结构，称为肩袖。冈上肌起自肩胛骨冈上窝，向外经肩峰和喙肩韧带下方，跨越肩关节，止于肱骨大结节的上压迹，使肩关节外展。冈下肌起自冈下窝，止于肱骨大结节的中压迹，使肩关节外旋和内收。小圆肌起自肩胛骨背侧外缘上 2/3，止于肱骨大结节的下压迹，使肩关节外旋、内收、伸展以及水平外展。肩胛下肌起自肩胛下窝，止于肱骨小结节，内收肩关节并使其内旋及伸展。次内层包括肱二头肌、喙肱肌和肱三头肌。肱二头肌有长、短两个头，短头起自肩胛骨喙突，长头起自肩胛骨盂上粗隆，跨越肱骨头，进入结节间沟，两头在肱骨中部汇合，下行至肱骨下端，止于桡骨粗隆和前臂筋腱膜，屈肘、使前臂旋后和肩关节前屈。喙肱肌起自喙突尖部，止于肱骨内侧缘的中部，使肩关节前屈。肱三头肌起端有 3 个头，长头起自肩胛骨的盂下粗隆，外侧头和内侧头起自肱骨近端的背面，止于尺骨鹰嘴，使肘关节伸直和上臂后伸。外层包括胸小肌、前锯肌和大圆肌。最外层包括胸大肌、三角肌、肩胛提肌、菱形肌、斜方肌和背阔肌。

参与肩关节前屈的肌肉有喙肱肌、三角肌的前部纤维、胸大肌锁骨部和肱二头肌短头。参与肩关节后伸的肌肉有背阔肌、三角肌的后部纤维和肱三头肌。参与肩关节内收的肌肉有胸大肌、背阔肌和肩胛下肌。参与肩关节外展的肌肉有三角肌和冈上肌。参与肩关节内旋的肌肉有背阔肌、胸大肌、肩胛下肌和三角肌的前部纤维。参与肩关节外旋的肌肉有冈下肌和小圆肌。参与肩关节环转运动的肌肉有三角肌、胸大肌、斜方肌、菱形肌、前锯肌、背阔肌、大圆肌和小圆肌。

三、病因病理

目前肩关节周围炎的病因尚不明确，一般认为与肩关节周围软组织的退变、急性外伤、慢性劳损、感受风寒、肩关节以外的疾病等有关。

（一）慢性劳损

随着年龄的增长，人体骨骼、肌腱、韧带、筋膜等组织自身会发生退化。肩关节活动范围大、运动频率高，故容易发生肩关节周围软组织的损伤、退变。在日常生活和工作中，肩关节频繁活动容易造成肱二头肌长头肌腱、肩袖等结构组织的缺血、变性，受损局部产生自身免疫反应，导致肱二头肌长头腱鞘炎、肩峰下滑囊炎、冈上肌腱炎、三角肌下滑囊炎等肩关节周围软组织的退变，肩周保护性肌肉痉挛，或骨骼肌内产生激痛点，局部张力增高，影响肩关节周围软组织的力学平衡，肩关节功能性不稳，机体启动自我修复机制，形成粘连、瘢痕、挛缩，关节囊外纤维组织增生，关节囊增厚、粘连等，引起肩关节疼痛、僵硬、活动受限等。尤其好发于50岁左右的女性，可能与更年期妇女激素水平下降，以及神经、内分泌、免疫功能失调等因素有关。

（二）急性外伤

肩部扭挫、牵拉、撞击等外力作用造成肩关节囊及周围软组织的急性损伤，肌肉痉挛，部分肌纤维断裂，局部充血、水肿、渗出等无菌性炎症反应，影响肩关节及周围软组织的力学平衡，机体启动自我修复机制，形成粘连、瘢痕、挛缩，压迫或刺激周围的神经，如肩胛上神经、肩胛下神经、肌皮神经、腋神经关节支等，产生肩痛、肩关节活动受限等。

（三）感受风寒

感受风寒湿邪，使肩关节周围肌肉紧张、收缩，影响局部软组织的力学平衡，局部血液流动缓慢，周围组织营养障碍，代谢产物堆积，局部产生充血、水肿、渗出等无菌性炎症反应，日久就会发生粘连、挛缩，导致肩痛、肩关节活动受限等。

（四）其他疾病

肩关节脱位、上肢骨折等致上肢固定于身边过久，造成肩关节周围软组织的粘连、挛缩，甚至肌肉萎缩，导致肩关节活动受限。颈椎病亦可通过颈源性疼痛反射机制导致肩关节周围炎，其可能机制是颈椎骨质增生、椎间盘突出等压迫刺激窦椎神经或神经根，导致颈肩部肌肉痉挛、疼痛、肩关节活动减少。冠心病、肺炎、胆囊炎等反射性地引起肩部疼痛，使肩关节活动受限。糖尿病、甲状腺功能亢进、甲状腺功能减退等内分泌系统疾病与肩关节周围炎关系密切。

1983 年 Depalma 将肩关节周围炎病理过程分为三期：早期为凝结期，此期病变主要位于肩关节囊，肩关节造影显示关节囊紧缩、关节囊下皱襞互相粘连而消失，肱二头肌长头腱与腱鞘间有薄的粘连。以后随着病情加重，进入冻结期，此期除关节囊严重挛缩外，关节周围软组织均受累，退行性变加剧，滑膜充血、增厚，组织缺乏弹性，喙肱韧带挛缩限制了肱骨头外旋，冈上肌、冈下肌、肩胛下肌挛缩，肱二头肌长头腱鞘炎，滑膜隐窝闭塞、关节囊粘连、肩峰下滑囊增厚等，使肩关节活动明显受限。经过 7~12 个月后炎症逐渐消退，疼痛消失，肩关节活动功能逐渐恢复，称为解冻期。

四、临床表现

（一）症状

多发于中老年人，呈慢性发病，少数有外伤史。主要症状是逐渐加重的肩部疼痛、肩关节活动障碍。初起肩周微有疼痛，常不引起注意。1~2 周后，疼痛逐渐加重，肩部酸痛、钝痛、刀割样疼痛，有时可放射至肘、手及肩胛区，但无感觉障碍，常因天气变化或劳累后加重。昼轻夜重，甚至夜间痛醒，影响睡眠，不敢患侧卧位。持续疼痛可引起肌肉痉挛与肌肉萎缩。早期肩关节外展、外旋活动开始受限，逐渐发展成肩关节广泛受限，主动和被动活动均受限，影响梳头、洗脸、穿衣等日常生活。肩关节外展时呈现典型的"扛肩"现象。有时因并发血管痉挛发生上肢血液循环障碍,出现前臂或手部肿胀、发凉、手指活动疼痛等症状。

（二）专科检查

肩部肿胀不明显,肌肉挛缩,久病患者可见失用性肌萎缩,尤以三角肌为明显。肩前方、后方、外侧均有压痛,压痛点主要分布于肱二头肌长头腱部、肩峰下、喙突、三角肌止点等。早期肩关节内外旋轻度受限,晚期上臂处于内旋位,各个方向活动均受限,尤以外展、内外旋为甚。肩外展试验阳性,即肩外展功能受限,继续被动外展时,肩部随之高耸。

（三）影像学检查

肩关节X线（正位片）检查多无明显异常,但对鉴别诊断有意义。有时早期可见肩峰下脂肪线模糊变形或消失;晚期可见骨质疏松、肩部软组织钙化、冈上肌腱钙化,大结节处有密度增高的阴影等。肩关节MRI片可以清晰显示肩关节盂唇、关节囊、肩袖等结构组织的病变。

五、诊断要点

1. 好发于中老年人,慢性发病。

2. 肩周疼痛,以夜间疼痛为甚。

3. 肩关节各个方向活动受限,以外展、内外旋为甚。

4. 肩前方、后方、外侧均有压痛,肌肉痉挛、萎缩。

5. 肩关节X线（正位片）检查多为阴性,晚期可见骨质疏松或钙化影。

六、治疗方法

（一）常见治疗点（图9-1~图9-3）

1. 手阳明经、手少阳经、手太阳经及足三阳经上的力敏化腧穴。常见的治疗点:肩髃、肩髎、肩贞、肩前、阳陵泉、条口、承山。

2. 手太阴经筋、手阳明经筋、手少阳经筋及手太阳经筋上的筋结点。常见的治疗点:臑会次、臑俞次、消泺次、天宗次、中府次、手五里次。

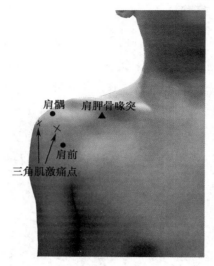

图 9-1　肩关节周围炎常见的治疗点（肩前侧）

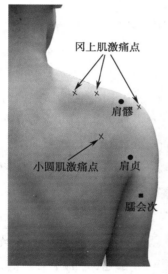

图 9-2　肩关节周围炎常见的
治疗点（肩后侧）

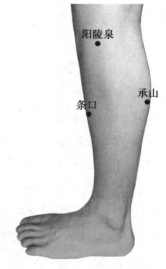

图 9-3　肩关节周围炎常见的
治疗点（小腿部）

3. 三角肌、冈上肌、小圆肌、大圆肌、肱二头肌、喙肱肌等相关肌肉的激痛点。

4. 肩胛骨喙突处。

5. 手臂线上的压痛点（骨性或肌性结节点）。

（二）操作方法

1. 切寻治疗点　切寻肩胛骨喙突处的压痛点，手阳明经、手少阳经、手太阳经及足三阳经上的力敏化腧穴，手太阴经筋、手阳明经筋、手少阳经筋及手太阳经筋上的筋结点，三角肌、冈上肌、小圆肌、大圆肌、肱二头肌、喙肱肌等相关肌肉的激痛点，手臂线上的压痛点。

2. 病损处／病灶点　取肩胛骨喙突处的压痛点，常规消毒，取针两根，双针并刺，快速透皮，直达喙突骨面，退出稍许；在锁定状态下，行提插、牵抖、摇摆等手法操作，松解局部软组织的粘连、瘢痕、挛缩，然后拔针。

3. 力敏化腧穴、筋结点、激痛点等　取相应的力敏化腧穴、筋结点或激痛点，常规消毒，取针两根，双针并刺，快速透皮，直达治疗点；在锁定状态下，行提插、牵抖、震颤等手法操作，松筋解结、疏通经络、行气活血、去力敏化或使激痛点灭活，然后拔针。避免伤及神经、血管等。

ER- 肩关节周围炎治疗操作视频

（三）针刺原理剖析

肩关节周围炎是由于老年退行性变、外伤、劳损、感受风寒、内分泌失调等因素造成肩关节周围软组织的无菌性炎症，肌痉挛，关节囊及周围组织的粘连或挛缩，引起肩痛及肩关节活动障碍为主要表现的一组综合征。中医学认为本病因风寒湿邪、劳损、气血不足等导致肩部经络痹阻、气血凝结而发病，与手阳明经、手少阳经、手太阳经等有关。

并针疗法通过针刺筋结点和力敏化腧穴，松筋解结、疏通经络、行气活血以及去力敏化；针刺激痛点和病灶点，缓解肩周肌肉痉挛，松解局部粘连、瘢痕、挛缩，使激痛点灭活，紧绷肌带松弛，局部张力降低，恢复肩关节及周围软组织的力学平衡；改善局部血液循环，加快排出代谢产物，促进炎症因子吸收，以缓解疼痛和恢复肩关节活动功能。

七、预防调护

1. 急性期以疼痛为主，应减轻持重，减少肩关节活动。

2. 中晚期要加强肩关节功能锻炼，如爬墙练习、打太极拳、打太极剑等。

3. 自我肩部按摩。

4. 避免肩部外伤。

5. 避免肩部固定时间过长。

6. 避风寒,中老年人平时注意肩部保暖。

八、典型病例

病例一

患者詹某,女,51 岁,从事家政工作,2017 年 5 月 10 日初诊。

主诉:左侧肩关节疼痛、活动障碍 6 个月,加重 1 个月。

现病史:患者于 2016 年 12 月坐公交车时不慎扭伤致左侧肩部疼痛、活动受限。遂到当地医院求诊,行左肩 X 线正位片检查未见明显异常。诊断为左肩部扭挫伤,予以外用药膏、口服消炎镇痛药、理疗等处理,症状得以缓解。2017 年 4 月受凉后突觉左肩疼痛加重,僵硬感,肩关节活动不利。在当地医院诊断为左侧肩关节周围炎,予以关节腔注射玻璃酸钠、红外线等处理,症状未见缓解,左侧肩痛逐渐加重。就诊时症见:左肩部疼痛,夜间加重,影响睡眠,肩关节活动受限,影响梳头、洗脸等日常活动。

查体:左侧三角肌、冈上肌轻度萎缩,肩峰下、三角肌止点及肩胛区有压痛,触及条索状硬结,左肩关节外展、内外旋受限。

诊断:左侧肩关节周围炎。

处理方法:取左侧肩胛骨喙突处的压痛点、肩髃、肩髎、肩贞、消泺次、天宗次、中府次,以及冈上肌、冈下肌和三角肌的激痛点。采用并针疗法处理,经过第 1 次治疗后,左侧肩痛减轻,活动度稍增大;以后每周 2 次,连续治疗 2 个月后,左侧肩痛消失,活动度接近正常。随访 6 个月,未见复发。

病例二

患者施某,女,49 岁,会计,2017 年 8 月 2 日初诊。

主诉:右肩关节疼痛、活动受限 5 个月,加重 2 个月。

现病史:患者于 5 个月前劳累后出现右肩部疼痛不适,未引起重视,近2个月来肩痛渐进性加重,夜间疼痛明显,影响睡眠。遂到当地医院求诊,行右侧肩关节X线正位片检查未见明显异常。诊断为右侧肩关节周围炎,予以口服消炎镇痛药、外用药膏、红外线、低频脉冲等处理,症状未见明显改善。就诊时症见:右侧肩痛,昼轻夜重,经常夜间痛醒,肩关节活动受限,睡眠差。

查体:肩关节各个方向活动受限,以外展、内外旋为甚,肩关节周围广泛压痛,扪及三角肌激痛点。

诊断:右侧肩关节周围炎。

处理方法:取肩胛骨喙突处的压痛点、肩髃、肩髎、肩前、天宗次、中府次以及三角肌激痛点。采用并针疗法处理,经过第1次治疗后,右肩痛减轻,活动范围稍增大。以后每周2次,连续治疗2个月后,左肩痛消失,活动大致正常,睡眠质量明显改善。随访6个月,未见复发。

第二节　冈上肌腱炎

一、概述

冈上肌腱炎,又称冈上肌综合征、冈上肌损伤、外展综合征,是指劳损或轻微外伤引起冈上肌腱退行性病变,属无菌性炎症,以肩痛和肩外展功能障碍为主要表现。本病是临床上肩部的常见疾病,属于中医"痹证"范畴。好发于中青年,男性多于女性,体力劳动者、家庭主妇及运动员多见。疼痛弧是冈上肌腱炎的特征,即患肩外展未到60°时,疼痛较轻;被动外展至60°~120°范围内时,疼痛较重;当上举超过120°时,疼痛又减轻,且可自主继续上举。临床上将60°~120°这个范围称为"疼痛弧"。

二、解剖结构

冈上肌被斜方肌和三角肌覆盖,其肌腱与冈下肌、肩胛下肌和小圆肌共同组成肩袖。冈上肌呈圆锥形,较厚,起于肩胛骨冈上窝内侧2/3

骨面,肌束向外,移行为短而扁平的肌腱,在喙肩韧带和肩峰下滑囊之下、肩关节囊之上通过,止于肱骨大结节外上方,受肩胛上神经支配。冈上肌位于肩袖的顶部,协同三角肌完成肩关节外展,并使肱骨头固定于肩胛盂内以稳定肩关节。

冈上肌在肩关节肌群中,是肩部四周力量集中的交叉点,故冈上肌极易受到损伤。冈上肌腱在大结节止点近侧 1cm 范围内,是肌腱的乏血管区,血液供应差,受到应力作用的影响最大,该"危险区域"容易发生冈上肌断裂。肩峰下滑囊,又称三角肌下滑囊,位于肩峰、喙肩韧带和三角肌深面筋膜的下方,肩袖和肱骨大结节的上方。

三、病因病理

冈上肌腱炎的病因较多,主要与慢性劳损、急性外伤、感受风寒等因素有关。

在肩关节外展上举的过程中,冈上肌腱在喙突–肩峰处形成的喙肩穹与肱骨头的间隙中滑动,容易受到喙突肩峰的摩擦,及喙肩穹下受到肱骨头的撞击、夹挤,日久形成慢性劳损,造成肌腱水肿、渗出、粘连、纤维化、钙化,甚至肌腱断裂。冈上肌的力臂较短,是肩部肌群中各方力量的聚合点。当肩关节外展时,冈上肌受到的力量较大,长期反复的劳累可使冈上肌腱发生退行性改变,易发生劳损,呈慢性炎症改变。冈上肌腱表面与肩峰之间为肩峰下滑囊,故冈上肌腱炎与肩峰下滑囊炎两者往往同时并存,相互影响。多数肩峰下滑囊炎是继发于冈上肌腱病变。

单肩挎包、提重物等因素增大了冈上肌的承受力量,造成其起点部的慢性损伤,局部充血、水肿、渗出等无菌性炎症反应,或产生激痛点,导致肩部外侧疼痛及活动受限。急性外伤、感受风寒湿邪等因素导致冈上肌紧张、痉挛,部分肌纤维断裂,局部充血、水肿、渗出等无菌性炎症反应,影响局部软组织的力学平衡,机体启动自我修复机制,形成粘连、瘢痕、纤维化,引起肩外侧痛及活动受限。冈上肌腱肱骨大结节止点近侧 1cm 范围内是乏血管区,血供最差,该区域发生肌腱变性、坏死、腱纤维断裂和修复过程中,局部出现酸性环境时可有利于不定型的游离钙离子析出并形成钙盐沉积于肌腱纤维内,造成钙化性冈上肌腱炎。当钙盐沉积缓慢增多,向肌腱表面发展,刺激并破入肩峰下滑囊内,就会出现肩峰下滑囊炎症状。

四、临床表现

（一）症状

好发于中青年,缓慢发病。肩外侧渐进性疼痛,以肩峰大结节处为主,可放射至颈部、肩部及上肢,有沉重感,当肩关节自主外展至60°时,因疼痛不能继续外展及上举,但可被动外展及上举,出现"疼痛弧"现象。疼痛弧是冈上肌腱炎的特征。久病患者可有不同程度的冈上肌萎缩。

（二）专科检查

冈上肌痉挛,肱骨大结节处或肩峰下有压痛,肩关节活动受限,尤以外展为甚。疼痛弧试验阳性。

（三）影像学检查

患侧肩部X线(正位片)检查多无明显异常,部分患者可见冈上肌腱钙化影。

五、诊断要点

1. 有肩部轻微外伤、劳损或受凉史。

2. 好发于中青年,缓慢发病。

3. 肩外侧渐进性疼痛,向三角肌止点放射。

4. 肱骨大结节处或肩峰下有压痛,疼痛弧现象。

六、治疗方法

（一）常见治疗点（图9-4~图9-5）

1. 手阳明经、手少阳经及手太阳经上的力敏化腧穴。常见的治疗点:天宗穴、臂臑、秉风、天髎。

2. 手阳明经筋、手少阳经筋及足少阳经筋上的筋结点。常见的治疗点:肩髃次、肩髎次、肩井次。

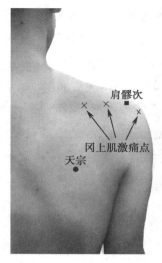

图9-4　冈上肌腱炎常见的
治疗点（肩后侧）

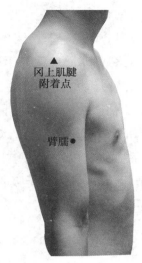

图9-5　冈上肌腱炎常见的
治疗点（肩外侧）

3. 冈上肌激痛点。

4. 肱骨大结节处。

5. 臂后表线上的压痛点（骨性或肌性结节点）。

（二）操作方法

1. *切寻治疗点*　切寻肱骨大结节处及肩峰下的压痛点，手阳明经、手少阳经及手太阳经上的力敏化腧穴，手阳明经筋、手少阳经筋及足少阳经筋上的筋结点，冈上肌激痛点，臂后表线上的压痛点。

2. *病损处/病灶点*　取肱骨大结节处及肩峰下的压痛点，常规消毒，取针两根，双针并刺，快速透皮，直达病损点；在锁定状态下，行提插、牵抖、摇摆等手法操作，松解局部软组织的粘连或瘢痕，然后拔针。

3. *力敏化腧穴、筋结点、激痛点等*　取相应的力敏化腧穴、筋结点或激痛点，常规消毒，取针两根，双针并刺，快速透皮，直达治疗点；在锁定状态下，行提插、牵抖、摇摆等手法操作，松筋解结、疏通经络、行气止痛、活血化瘀、去力敏化或使激痛点灭活，然后拔针。避免伤及神经、血管。

（三）针刺原理剖析

冈上肌腱炎是由于外伤、劳损、感受风寒等因素造成冈上肌腱退行性病变或慢性损伤，局部充血、水肿、渗出等无菌性炎症反应，日久形成粘连、瘢痕、挛缩、纤维化、钙化等,引起肩外侧痛、肩关节外展功能障碍等。中医学认为本病因感受风寒湿邪、劳损、外伤等导致肩部气滞血瘀、脉络痹阻而发病,与手阳明经、手少阳经、手太阳经等有关。

并针疗法通过针刺肱骨大结节处及肩峰下的压痛点,松解局部软组织的粘连或瘢痕;针刺冈上肌激痛点,使激痛点灭活,紧绷肌带松弛,局部张力下降;针刺筋结点和力敏化腧穴,松筋解结、疏通阻滞、行气止痛、活血化瘀以及去力敏化,恢复肩部软组织的力学平衡,改善局部血液循环,促进炎症因子吸收,抑制肉芽组织增生,减少局部软组织粘连,以缓解疼痛和恢复肩关节活动功能。

七、预防调护

1. 中老年人,尤其是平时缺乏运动锻炼者,在肩部活动时要避免突然、强力的动作,做肩关节外展、后伸、上举等动作的角度不宜过大。

2. 急性期肩部外侧剧痛者,避免上肢外展、外旋等用力动作。

3. 中后期肩痛缓解后,加强肩关节功能锻炼。

4. 劳逸结合。

5. 肩部保暖,避风寒。

八、典型病例

病例一

患者黄某,女性,36 岁,家庭主妇,2017 年 6 月 15 日初诊。

主诉:右肩外侧痛、活动受限 3 个月,加重 1 周。

现病史:患者于 3 个月前晾衣服时突然感到右侧肩关节外侧牵扯痛,当时未引起重视。以后疼痛逐渐加重,右肩关节外展、上举时疼痛剧烈,遂到当地医院求诊,行右侧肩关节 X 线正位片检查,未见明显异常。诊断为肩部损伤,予以口服活血化瘀类中成药、外用药膏、红外线等处理,右肩外侧痛得以缓解,活动正常。1 周前用力搬重物时突感右肩部剧烈疼痛,外展、上举活动功能受限。自行外用药膏后,未见明显改善。就诊时症见:右侧肩部剧烈疼痛,肩关节外展、上举活动功能受限,右上肢无放射痛及麻木。

查体:右侧肱骨大结节上方和肩胛骨冈上窝均有压痛,在右冈上区触及条索状硬结,疼痛弧试验阳性。

诊断:右侧冈上肌腱炎。

处理方法:取肱骨大结节处的压痛点、秉风、天髎、曲垣、肩井次、肩髃次以及冈上肌激痛点。采用并针疗法处理,经过第1次治疗后,右肩外侧疼痛有所减轻,活动稍改善;以后每周2次,连续治疗2周后,右肩外侧痛消失,右肩关节各个方向活动正常。随访6个月,未见复发。

病例二

患者施某,女性,52岁,退休人员,2017年4月初诊。

主诉:左肩部疼痛、活动受限6个月。

现病史:患者于6个月前不慎轻微扭伤致左肩部疼痛、活动稍受限,左肩外展、上举时疼痛加重。遂到当地医院求诊,行左侧肩关节X线正位片检查,显示未见骨折、脱位。诊断为左肩扭伤,予以口服消炎镇痛药、外用药膏、低频、红外线等处理,连续治疗2个月,疗效不佳。此后,患者自行外用药膏、药酒等治疗,未见明显的疗效。就诊时症见:左侧肩部疼痛,外展、上举功能受限。

查体:左侧肱骨大结节上方有明显压痛。左侧疼痛弧试验阳性。

诊断:左侧冈上肌腱炎。

处理方法:取左侧肱骨大结节处的压痛点、臂臑、秉风、天髎、天宗次、肩髃次以及冈上肌激痛点。采用并针疗法处理,经过第1次治疗后,左肩痛减轻;以后每周2次,连续治疗2周后,左肩痛缓解,活动正常。随访3个月,未见复发。

第三节　肱二头肌长头肌腱炎

一、概述

肱二头肌长头肌腱炎,又称肱二头肌长头肌腱鞘炎,是指肱二头肌长头腱在肩关节活动时,反复在肱骨结节间沟摩擦而发生退变,腱鞘充血、水肿、粘连,使肌腱的滑动功能发生障碍,引起肩部疼痛和肩关节活动障碍的炎症性疾病。本病是临床上肩前痛的常见疾病,属于中医"筋痹"范畴。好发于 40 岁以上的人群,体力劳动者及运动员多见。若不及时治疗或处理不当,可发展成为肩关节周围炎。

二、解剖结构

肱二头肌位于上臂前面浅层,呈梭形,起端有长、短二头。长头以长腱起于肩胛骨盂上结节和盂唇上极,短头起于肩胛骨喙突,两头于肱骨中部汇合为肌腹,下行至肱骨下端,集成肌腱止于桡骨粗隆和前臂筋腱膜,受肌皮神经支配,具有屈肩、屈肘和使前臂旋后的作用。

肱二头肌长头腱分为关节内段、鞘内段和鞘外段三部分。长头腱上部为关节内段,走行于肩胛骨盂上结节至结节间沟上界之间;中间部分为鞘内段,走行于结节间沟内,外包裹滑膜鞘;下部为鞘外段,走行于肱骨结节间沟下界至肌腱－肌腹移行部之间。肱二头肌长头腱在肱骨结节间沟与横韧带形成的骨性纤维鞘管中通过,该鞘管外侧壁为肱骨大结节和肱骨大结节嵴,内侧壁为肱骨小结节和肱骨小结节嵴,底面为结节间沟,上方覆盖坚韧的横韧带,长度约 5cm,以限制长头腱滑动的方向和范围。肩下垂位时,长头腱鞘内段和关节内段几乎呈直角。肩关节被动外旋、后伸时,长头腱受到牵拉而紧张,以限制肱骨头向上移位。

肱骨结节间沟的内侧壁与沟底所形成的角度变异较大,角度范围在 15°~90°。角度越小,说明肱骨结节间沟越浅平,越易致肱二头肌长头腱滑脱。

三、病因病理

本病可因外伤或劳损后急性发病,大多为慢性劳损所致。

肱二头肌长头腱经肱骨结节间沟后进入肩关节,沟脊上有横韧带将长头腱限制在沟内;当肩关节内收、内旋、后伸时,肌腱滑向上方;当肩关节外展、外旋、屈曲时,肌腱滑向下方。在日常生活、工作中,上臂位于身体前侧并处于内旋位,使长头腱挤向肱骨结节间沟的内侧壁,容易遭受磨损而发生退变、粘连,鞘壁增厚、鞘管腔变窄,使长头腱的滑动功能障碍,引起肱二头肌长头腱炎。肱骨结节间沟先天性变异、肱骨外科颈骨折等,造成肱骨结节间沟变浅,表面粗糙不平,增大了肌腱与腱鞘之间的摩擦,在肩关节活动时长头腱受到反复磨损而致慢性损伤性炎症,使长头肌腱在腱鞘内的滑动功能出现障碍。

搬运工、棒球运动员等由于反复肩关节外展、内外旋活动,长头腱关节内部分与喙肩穹之间反复摩擦、撞击,导致该肌腱的急慢性损伤、退行性改变,局部充血、水肿、渗出等无菌性炎症反应,日久形成粘连、瘢痕,鞘壁增厚,使长头腱在腱鞘内的滑动功能障碍。肩关节突然过度外展、外旋,导致肱二头肌长头腱滑脱、肩关节脱位、肱骨外科颈骨折等;不及时治疗或处理不当时,就会引起长头腱变性、退化、粘连、瘢痕等,导致本病的发生。由于肱二头肌长头腱的腱鞘与肩关节腔相通,任何肩关节的慢性炎症反应都可引起肌腱腱鞘充血、水肿、增厚、纤维化、粘连,鞘管腔变窄,使长头腱在腱鞘内的滑动功能出现障碍。

四、临床表现

(一)症状

好发于 40 岁以上的中年人,有外伤或劳损病史。主要表现为肩部疼痛和肩关节活动受限。疼痛主要位于肩关节前方,可放散至三角肌止点或肱二头肌肌腹,肩关节内收、内旋及后伸,或外展、外旋及屈曲时疼痛加剧,休息后减轻,夜间加重,影响睡眠,患手不能触及对侧肩胛下角。急性发病者,常有外伤史,症状较重,可有不同程度的肌肉痉挛,患者常用手托住患侧上肢于屈曲位,不敢患侧卧位。慢性发病者,病程较长,疼痛较轻。严重者可发展成为肩关节周围炎,疼痛范围较广泛,肌肉轻度萎缩,肩关节活动受限。

(二)专科检查

肱骨结节间沟及其上方肱二头肌长头腱有明显压痛,肱二头肌抗阻力试验阳性。该试验又称 Yergason 试验,嘱患者屈肘 90°,医者一手扶住患者肘部,另一手扶住腕部,嘱患者用力屈肘、外展、外旋,医者拉前臂抗屈肘时,引起结节间沟处剧烈疼痛即为阳性,是诊断本病的主要依据。

（三）影像学检查

肩关节 X 线（正位片）检查多无明显异常，部分患者可见肱骨结节间沟钙化影。肱骨结节间沟切线位 X 线片检查，部分患者可见肱骨结节间沟变窄、变浅，沟底或沟边骨赘形成等。

五、诊断要点

1. 多数患者呈慢性发病，好发于 40 岁以上的中年人。
2. 肩部疼痛，以肩关节前面为主，肩关节活动受限。
3. 肱骨结节间沟及其上方肱二头肌长头腱压痛。
4. 肱二头肌抗阻力试验阳性。
5. 结合影像学检查。

六、治疗方法

（一）常见治疗点（图 9-6）

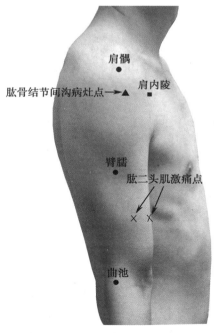

图 9-6　肱二头肌长头肌腱炎常见的治疗点（肩部）

1. 手太阴经、手厥阴经及手阳明经上的力敏化腧穴。常见的治疗点：肩髃、臂臑、曲池、天府、天泉。

2. 手太阴经筋、手厥阴经筋及手阳明经筋上的筋结点。常见的治疗点：肩内陵次。

3. 肱二头肌激痛点。

4. 肱骨结节间沟处。

5. 臂前深线上的压痛点（骨性或肌性结节点）。

（二）操作方法

1. *切寻治疗点* 切寻肱骨结节间沟处的压痛点，手太阴经、手厥阴经及手阳明经上的力敏化腧穴，手太阴经筋、手厥阴经筋及手阳明经筋上的筋结点，肱二头肌激痛点，臂前深线上的压痛点。

2. *病损处/病灶点* 取肱骨结节间沟处的压痛点，常规消毒，取针两根，双针并刺，快速透皮，直达腱鞘；在锁定状态下，行提插、牵抖、摇摆等手法操作，松解局部软组织的粘连或瘢痕，然后拔针。

3. *力敏化腧穴、筋结点、激痛点等* 取相应的力敏化腧穴、筋结点或激痛点，常规消毒，取针两根，双针并刺，快速透皮，直达治疗点；在锁定状态下，行提插、牵抖、震颤等手法操作，松筋解结、疏通经络、行气活血、消肿止痛、去力敏化或使激痛点灭活，然后拔针。

（三）针刺原理剖析

肱二头肌长头肌腱炎是由于劳损、外伤、感受风寒等造成肱二头肌长头腱在腱鞘内受到反复摩擦和挤压，产生肌腱腱鞘充血、水肿、渗出等无菌性炎症反应，肌腱退行性改变，腱鞘增厚，鞘管腔变窄，使长头腱在腱鞘内滑动受到阻碍，引起肩前方疼痛、肩关节活动障碍等。中医学认为本病因外伤、劳损、感受风寒等导致肩部经脉痹阻、气血运行不畅而发病，与手太阴经、手厥阴经、手阳明经等有关。

并针疗法通过针刺病灶点，松解局部软组织的粘连或瘢痕，恢复长头腱在腱鞘内的滑动功能；针刺筋结点和力敏化腧穴，松筋解结、疏通经络、行气活血、消肿止痛以及去力敏化；针刺激痛点，使激痛点灭活，紧绷肌带松弛，局部张力降低，恢复局部软组织的力学平衡，改善局部血液循环，加快排出代谢产物，促进炎症因子吸收，以缓解疼痛和恢复长头腱在腱鞘内的滑动功能。

七、预防调护

1. 急性发作期应减少患肩过度活动,适当休息。

2. 急性发作期剧痛者,可使用三角巾悬吊前臂。

3. 避免肩关节过度外展、后伸及旋转。

4. 避免患肢突然用力过猛。

5. 待肩部疼痛缓解后,加强肩关节功能锻炼,防止肩关节粘连和肌肉萎缩。

6. 局部热敷。

7. 肩部保暖,避风寒。

八、典型病例

患者刘某,男,43 岁,工程师,2017 年 7 月 26 日初诊。

主诉:右侧肩前方疼痛 5 个月,加重 20 天。

现病史:患者于 5 个月前打球轻微扭伤致右肩酸痛不适,活动稍受限。自行外用药膏,症状得以缓解。20 天前搬重物时突感右肩前方疼痛,上举、后伸活动时疼痛加重,自行外用药膏后,症状未见改善。就诊时症见:右肩前方疼痛,上举、后伸活动时疼痛加剧,无上肢麻木、放射痛。

查体:右肱骨结节间沟处明显压痛,右肩关节被动活动正常,抬举乏力。肱二头肌抗阻力试验阳性。

诊断:右侧肱二头肌长头肌腱炎。

处理方法:取右侧肱骨结节间沟处的压痛点、肩前、天泉、肩内陵次,以及肱二头肌激痛点。采用并针疗法处理,经过第 1 次治疗后,右肩前方疼痛减轻;以后每周 2 次,连续治疗 2 周后,右肩前方疼痛消失,抬举有力。随访 3 个月,未见复发。

第四节 肱骨外上髁炎

一、概述

　　肱骨外上髁炎,又称肘外侧疼痛综合征、肱桡关节滑囊炎、肱骨外髁骨膜炎,是指前臂伸肌起点的慢性损伤性炎症,以肘关节外侧疼痛为主要症状。因早年发现网球运动员易患此类损伤,俗称网球肘。本病是临床上肘部的常见疾病,属于中医"肘痛""伤筋"范畴。好发于30~55 岁的人群,男性多于女性,男女比例约为 3∶1,家庭主妇、木工、网球或羽毛球运动员多见。

二、解剖结构

　　肘关节由肱骨下端和尺、桡骨上端关节面构成,包括肱尺关节、肱桡关节和桡尺近侧关节,具有屈肘、伸肘和使前臂旋前、旋后的作用。肱尺关节由肱骨滑车与尺骨半月切迹构成,属于蜗状关节。肱桡关节由肱骨小头与桡骨头关节凹构成,属于球窝关节。桡尺近侧关节由桡骨环状关节面与尺骨桡切迹构成,属于车轴关节。

　　从生物力学的角度分析,肘关节的稳定性依赖于骨性结构及周围关节囊韧带提供的静力性稳定,以及关节周围肌肉提供的动力性稳定。静力稳定结构包括肱尺关节、肱桡关节、桡尺近侧关节、关节囊、内侧副韧带复合体、外侧副韧带复合体等。动力稳定结构主要由肘关节周围的肌肉构成。肱骨外上髁形态扁平,位于肱骨下端的外侧,肱骨小头的外上方,与内上髁不在同一水平线,而略高于内上髁,起于此处的肌肉有桡侧腕短伸肌、指总伸肌、小指伸肌、尺侧腕伸肌、肘肌和旋后肌。桡侧腕短伸肌起自肱骨外上髁和肘关节桡侧副韧带,止于第 3 掌骨底的背面。指伸肌起自肱骨外上髁,止于各指中节和远节指骨底。尺侧腕伸肌起自肱骨外上髁和尺骨背侧缘,向下移行为长腱,止于第 5 掌骨底的背面。肘肌起自肱骨外上髁后上方和肘关节桡侧副韧带,止于尺骨上端的背面和肘关节囊。旋后肌起自肱骨外上髁和尺骨外侧缘的上部,止于桡骨上部的前面。肱骨外上髁的血液供应较恒定,其来源有两支:一支为肱骨滋养动脉的降支,另一支为肱深动脉所发出的分支。肱骨外上髁处的神经支配,主要有桡神经的前臂背侧皮神经及由桡神经分出的肘肌支分支。

三、病因病理

本病多因慢性劳损致肱骨外上髁处形成急、慢性炎症所致。急性外伤亦是本病发生的重要原因。

(一)慢性劳损

多发生于家庭主妇、砖瓦工、木工等,由于长期频繁用力做肘、腕关节活动,前臂伸肌起点受到反复牵拉,造成前臂伸肌起点的撕裂伤或慢性损伤,局部充血、水肿、渗出等无菌性炎症反应,影响局部软组织的力学平衡,机体启动自我修复机制,形成粘连、瘢痕、挛缩、钙化、骨化等,挤压或刺激穿经前臂伸肌中的血管神经束而引起肘外侧疼痛。或在肱桡肌、桡侧腕长伸肌、桡侧腕短伸肌等前臂伸肌内产生激痛点,局部张力升高,使前臂伸肌起点受到不同程度的持续性牵拉而致慢性劳损。当桡侧腕伸短肌的肌腱发生慢性劳损时,可能引起桡侧副韧带的损伤,进而继发环状韧带损伤、桡骨小头失稳,引起肘外侧疼痛及活动受限。

(二)急性外伤

网球、羽毛球、乒乓球等运动中,由于频繁抽杀动作,使前臂伸肌猛力收缩,造成前臂伸肌起点的撕裂伤,骨膜下出血,甚至肱桡关节囊撕裂伤、滑膜嵌顿,引起肘外侧疼痛和活动受限。如未经及时与合理的治疗,久之产生血肿机化、纤维化,粘连、瘢痕、钙化、骨化,骨赘形成,压迫和刺激周围血管神经束,出现肘外侧部疼痛及放射痛。

四、临床表现

(一)症状

有肘部劳损或外伤史,起病缓慢。多为单侧发作,偶有双侧同时发作。初起时在劳累后偶感肘外侧酸胀、疼痛,休息后减轻,以后逐渐发展成持续性疼痛,时常因突然用力不当诱发剧烈疼痛,并可放射至前臂、肩部。局部多无明显肿胀,或有轻微肿胀。做拧毛巾、提茶壶、扫地等日常动作时疼痛加重,前臂无力,甚至持物落地。可因疼痛而致肘关节活动受限。

（二）专科检查

肘外侧多无明显肿胀,或有轻微肿胀,肘外侧有明显压痛点。压痛点位于肱骨外上髁上方,提示桡侧腕长伸肌起始部损伤;压痛点位于肱骨外上髁,提示桡侧腕短伸肌起始部损伤;压痛点位于桡骨小头附近,提示环状韧带损伤;压痛点位于肱桡关节间隙,提示肱桡关节滑膜炎或滑膜嵌压;桡侧腕伸肌上部广泛压痛,提示可能有血管神经束受压或桡骨头位置不稳。Mills 试验阳性（又称前臂伸肌紧张试验,患者伸直患侧肘关节,前臂旋前,检查者将患侧腕关节屈曲,若患者肱骨外上髁区疼痛即为阳性）。

（三）影像学检查

肘关节 X 线（正侧位片）检查多无明显异常,部分患者可见肱骨外上髁处钙化影、肱骨外上髁粗糙、骨膜反应等。

五、诊断要点

1. 肘外侧部疼痛。

2. 肘外侧有压痛,压痛点主要分布于肱骨外上髁、环状韧带、肱桡关节间隙处等。

3. Mills 试验（前臂伸肌紧张试验）阳性,前臂伸肌抗阻试验阳性。

六、治疗方法

（一）常见治疗点（图 9-7~ 图 9-8）

1. 手阳明经、手太阴经及足少阳经上的力敏化腧穴。常见的治疗点：曲池、肘髎、孔最、阳陵泉。

2. 手阳明经筋上的筋结点。常见的治疗点：手三里次、手五里次。

3. 肘肌、桡侧腕长伸肌、肱桡肌、肱三头肌、指伸肌等相关肌肉的激痛点。

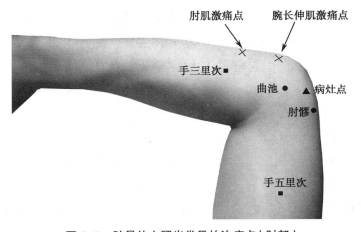

图 9-7　肱骨外上髁炎常见的治疗点（肘部）

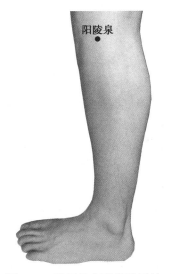

图 9-8　肱骨外上髁炎常见的
治疗点（小腿部）

4. 肱骨外上髁处。

5. 臂前深线和臂后表线上的压痛点（骨性或肌性结节点）。

（二）操作方法

1. *切寻治疗点*　切寻肱骨外上髁处的压痛点，手阳明经、手太阴经及足少阳经上的力敏化腧穴，手阳明经筋上的筋结点，肘肌、桡侧腕长伸肌、肱桡肌、肱三头肌、指伸肌等相关肌肉的激痛点，臂前深线和臂后表线上的压痛点。

2. *病损处/病灶点*　取肱骨外上髁处的压痛点，常规消毒，取针两根，双针并刺，快速透皮，直达肱骨外上髁的骨面，退出稍许；在锁定状态下，行提插、牵抖、摇摆等手法操作，松解局部软组织的粘连或瘢痕，然后拔针。

3. *力敏化腧穴、筋结点、激痛点等*　取相应的力敏化腧穴、筋结点或激痛点，常规消毒，取针两根，双针并刺，快速透皮，直达治疗点；在锁定状态下，行提插、牵抖、摇摆等手法操作，松筋解结、舒经通络、行气活血、去力敏化或使激痛点灭活，然后拔针。

（三）针刺原理剖析

肱骨外上髁炎是由于长期肘、腕关节的频繁活动造成前臂伸肌起点的急慢性损伤,局部充血、水肿、渗出等无菌性炎症反应,粘连、瘢痕、挛缩,引起肘外侧疼痛。中医学认为本病因肘部外伤、劳损、感受风寒湿邪导致肘部气血凝滞,络脉瘀阻而发病,与手阳明经、手太阴经、足少阳经等有关。

ER-肱骨外上髁炎治疗操作视频

并针疗法通过针刺病灶点,松解局部软组织的粘连、瘢痕;针刺筋结点和力敏化腧穴,松筋解结、疏通经络、行气止痛、活血化瘀以及去力敏化;针刺激痛点,使激痛点灭活,紧绷肌带松弛,局部张力下降,恢复肘部软组织的力学平衡,改善局部血液循环,加快排出代谢产物,促进炎症因子吸收,以缓解肘外侧疼痛和恢复肘关节功能。

七、预防调护

1. 避免肘、腕关节剧烈活动。

2. 急性发作期应减少活动,适当休息。

3. 急性发作期可使用三角巾悬吊、石膏、护具等制动。

4. 待疼痛缓解后,逐渐开始肘关节功能活动。

5. 局部保暖、避风寒。

八、典型病例

患者张某,男,61岁,退休干部,2017年4月19日初诊。

主诉:右肘外侧疼痛3年,加重2个月。

现病史:患者于3年前劳累后自觉右肘外侧酸痛不适,休息后稍缓解。遂到当地医院求诊,诊断为右侧肱骨外上髁炎,予以封闭治疗后,疼痛得以缓解。自此半年后右肘外侧疼痛再次发作,予以局部封闭,红外线、外用药膏等处理,疼痛可得到缓解。2个月前打乒乓球时突感右肘外侧剧烈疼痛,握物无力,当地医生再次予以局部封闭、理疗、外用药膏等处理后,疗效欠佳。就诊时症见:右肘外侧疼痛,不敢用力提茶壶。

查体:右侧肱骨外上髁处有明显压痛。右侧 Mills 试验阳性。

诊断：右侧肱骨外上髁炎。

处理方法：取右侧肱骨外上髁处的压痛点、曲池、手三里次，以及桡侧腕长伸肌激痛点。采用并针疗法处理，经过第 1 次治疗后，右肘外侧疼痛减轻；以后每周 2 次，连续治疗 2 周后，右肘外侧痛消失，持物有力，活动正常。随访 3 个月，未见复发。

第五节　旋前圆肌综合征

一、概述

旋前圆肌综合征是指正中神经主干在前臂近侧受压后，产生正中神经支配区感觉和运动功能障碍的一组综合征。主要表现为前臂近侧疼痛、屈指无力、桡侧三个半手指麻木等。1951 年 Seyffarth 首次报道了"旋前圆肌综合征"，所报道的病例均为正中神经通过旋前圆肌或指浅屈肌时受到卡压刺激所致。本病属于中医"筋痹"范畴。好发于 50 岁左右的中年人，女性多于男性，电工、建筑工人及家庭妇女多见。

二、解剖结构

旋前圆肌位于前臂近侧的浅层，起始部有两个头，肱头（又称浅头）起自肱骨内上髁，尺头（又称深头）起自尺骨冠突的内侧，肌纤维斜向外下，止于桡骨体中 1/3 的外侧，受正中神经支配，使前臂旋前和屈肘。指浅屈肌起始部有两个头，肱尺头起自肱骨内上髁、尺骨冠状突内缘及腱弓，桡骨头起自桡骨前斜线和外侧缘中 1/3 处，肌腹向下分成 4 条腱，分别止于第 2~5 指中节基底部的两侧，可屈腕、屈掌指关节及近侧指骨间关节。指浅屈肌腱弓是指浅屈肌起始部尺、桡骨之间的表面筋膜增厚而形成的弓状结构，腱弓凹向下，厚而坚韧，正中神经经指浅屈肌腱弓下进入深面。

正中神经起源于臂丛的内外侧束，与 $C_{5~8}$ 和 T_1 神经根均有关。外侧束分为正中神经外侧头和肌皮神经，内侧束分为正中神经内侧头和尺神经,正中神经的内、外侧头在腋动脉的前方、腋部胸小肌的外侧缘汇合为正中神经主干。正中神经主干在腋动脉外侧沿内侧肌间隔下行,至臂中部时越过肱动脉前方内移至肱动脉的内侧,肱肌的浅面下行,经肱二头肌腱膜的深面到达肘窝,跨过尺动脉前方,入旋前圆肌二头之间,继续下行至指浅、深屈肌之间。浅出后于掌长肌与桡侧腕屈肌之间,经腕横韧带深面、屈肌腱浅面到达手掌,再分成终末支。在前臂上部发出桡侧腕屈肌支、掌长肌支、指浅屈肌支、骨间掌侧神经和掌皮支。骨间掌侧神经与骨间掌侧动脉伴行,位于前臂骨间膜的掌侧,经拇长屈肌与指深屈肌之间下行,穿过指浅屈肌腱弓,达旋前方肌深面进入该肌,并发出肌支支配示、中指指深屈肌,以及拇长屈肌和旋前方肌。掌皮支支配手掌侧基底部的皮肤感觉。手部的鱼际支支配拇短屈肌的浅头、拇短展肌、拇对掌肌和第1~2蚓状肌;其发出的指掌侧总神经共3条,支配桡侧3指半的感觉,背侧支支配远端指骨背侧皮肤。

三、病因病理

(一)解剖因素

正中神经穿经旋前圆肌的位置关系并不是十分恒定的,随肱动脉分叉的高低、尺骨头的缺如及联合腱板的有无而变化。旋前圆肌的肌腹肥厚,肱骨头起点过高,肱骨头深面或尺骨头浅面腱性组织过多,旋前圆肌形成的腱弓等均可造成正中神经的受压。

(二)慢性劳损

多发于小提琴手、木工、泥瓦工等职业者,由于肘、腕关节反复屈伸用力,前臂频繁旋转等造成前臂肌肉的累积性损伤,局部充血、水肿、渗出等无菌性炎症,日久形成粘连、瘢痕、挛缩,旋前圆肌肥大,肱二头肌腱膜及指浅屈肌纤维弓增厚等,挤压或刺激正中神经主干而致神经传导功能异常。

(三)急性外伤

外来暴力直接作用于前臂近侧前面,跌倒时手掌撑地且前臂处于旋前位等导致前臂近侧软组织损伤,肌肉痉挛,部分肌纤维断裂,局部充血、水肿、渗出等无菌性炎症反应,刺激或挤压正中神经而致神经传导功能异常。如伤后不及时治疗或处理不当,日久形成粘连、瘢痕、挛缩、纤维化、腱性组织变得坚韧等,造成正中神经受压。

（四）其他因素

软组织肿块、神经源性肿瘤、囊肿、桡尺骨近端骨折等因素均可造成正中神经受压。

四、临床表现

（一）症状

潜隐发病,前臂近侧疼痛不适,以旋前圆肌区为主,并向桡侧 3 个半手指放射,呈烧灼或针刺样疼痛,无夜间痛。患手屈指无力,不能完成精细动作,严重者可出现正中神经支配的手部肌肉功能障碍,拇指对掌和屈指无力,大鱼际肌萎缩,手指和腕部抽搐,写字无力、握笔不稳。桡侧 3 个半手指麻木或感觉异常。部分患者可有患肢喜暖、怕凉,皮肤粗糙、少汗等。

（二）专科检查

旋前圆肌区压痛明显,触及条索状硬结。Tinel 征阳性;旋前圆肌激发试验阳性(患者屈肘抗阻力前臂旋前和屈腕,前臂近侧疼痛加重即为阳性,提示正中神经在旋前圆肌处受压);指浅屈肌腱弓激发试验阳性(患者抗阻力屈曲中指近侧指间关节,前臂近侧疼痛加重即为阳性,提示正中神经在指浅屈肌腱弓处受压);肱二头肌腱膜激发试验阳性(患者抗阻力前臂旋后和屈肘,前臂近侧疼痛加重即为阳性,提示正中神经在肱二头肌腱膜处受压)。

（三）影像学检查

肘关节 X 线（正侧位片）检查未见明显异常。

（四）电生理检查

肌电图检查显示正中神经感觉和运动传导速度均减慢,波幅降低。

五、诊断要点

1. 有慢性劳损或外伤史。

2. 前臂近侧疼痛,并向桡侧 3 个半指放射。

3. 桡侧 3 个半手指麻木，屈指无力。

4. 旋前圆肌区压痛明显。

5. Tinel 征阳性。

6. 旋前圆肌激发试验阳性。

六、治疗方法

（一）常见治疗点（图 9-9）

1. 手少阴经、手厥阴经、手太阴经及手阳明经上的力敏化腧穴。常见的治疗点：少海、内关、合谷、鱼际、曲泽。

2. 手少阴经筋、手厥阴经筋及手太阴经筋上的筋结点。常见的治疗点：泽前次、臂中次、泽下次。

3. 旋前圆肌区压痛点或激痛点。

4. 臂前深线上的压痛点（骨性或肌性结节点）。

（二）操作方法

1. 切寻治疗点 切寻旋前圆肌区的压痛点，手少阴经、手厥阴经、手太阴经及手阳明经上的力敏化腧穴，手少阴经筋、手厥阴经筋及手太阴经筋上的筋结点，旋前圆肌激痛点，臂前深线上的压痛点。

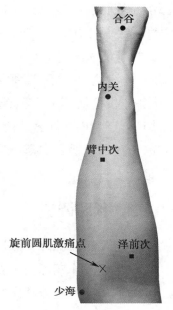

图 9-9 旋前圆肌综合征常见的治疗点（上肢部）

2. 病损处/病灶点 取旋前圆肌区的压痛点，常规消毒，取针两根，双针并刺，快速透皮，直达病损点；在锁定状态下，行提插、牵抖、震颤等手法操作，松解肌肉痉挛、粘连、挛缩，然后拔针。避免伤及正中神经。

3. 力敏化腧穴、筋结点、激痛点等 取相应的力敏化腧穴、筋结点或激痛点，常规消毒，取针两根，双针并刺，快速透皮，直达治疗点；在锁定状态下，行提插、牵抖、震颤等手法操作，疏通经络、松筋解结、行气活血、消肿止痛、去力敏化或使激痛点灭活,然后拔针。避免伤及神经、血管。

（三）针刺原理剖析

旋前圆肌综合征是由于慢性劳损、外伤、解剖结构异常等因素导致旋前圆肌损伤、肥大、增粗、肱二头肌腱膜及指浅屈肌纤维弓增厚等,使正中神经受到扭曲或卡压而致正中神经传导功能异常,引起正中神经支配区的感觉和运动功能障碍。中医学认为本病因风、寒、湿、热等外邪留滞筋脉、气机不畅、气血痹阻而引发肢体麻木、疼痛,与手少阴经、手厥阴经、手太阴经、手阳明经等有关。

并针疗法通过针刺病灶点和激痛点,松解旋前圆肌的痉挛、粘连、挛缩,使激痛点灭活,紧绷肌带松弛,局部张力降低;针刺筋结点和力敏化腧穴,松筋解结、疏通经络、行气活血、消肿止痛以及去力敏化,恢复局部软组织的力学平衡,改善局部血液循环,加快排出代谢产物,促进炎症因子吸收,减轻正中神经受压,以缓解疼痛和恢复神经传导功能。

七、预防调护

1. 避免肘、腕部活动过度,适当休息。
2. 急性发作期可使用支具、夹板、石膏等制动。
3. 避免前臂旋转动作过大。
4. 避免寒冷刺激,注意局部保暖。

八、典型病例

患者余某,男,35 岁,建筑工人,2017 年 6 月 29 日初诊。

主诉:左前臂近端疼痛 8 个月。

现病史:患者于 8 个月前劳累后感觉左前臂近端疼痛不适,之后逐渐加重,并向桡侧 3 个半手指放射,搬重物时疼痛加重。在当地医院诊断为颈椎病,予以中药、针灸、按摩、红外线、中频脉冲等处理,未见明显缓解。就诊时症见:左侧前臂近端疼痛,并向桡侧 3 个半手指放射,桡侧 3 个半手指麻木,屈指乏力。

查体:旋前圆肌区有明显压痛,触及一硬性结节。Tinel 征阳性。

诊断:左侧旋前圆肌综合征。

处理方法:取少海、臂中次、泽前次以及旋前圆肌激痛点。采用并针疗法处理,经过第 1 次治疗后,左前臂近侧疼痛有所减轻;以后每周 2 次,连续治疗 3 周后,左前臂近侧疼痛消失,手指麻木、疼痛均消失,活动正常。随访 6 个月,未见复发。

第六节　桡骨茎突狭窄性腱鞘炎

一、概述

桡骨茎突狭窄性腱鞘炎,是指由于拇指或腕部活动频繁,使拇长展肌和拇短伸肌的肌腱在桡骨茎突部腱鞘内相互反复摩擦,导致该处肌腱与腱鞘发生损伤性炎症,局部渗出、水肿、纤维化,鞘管壁增厚,管腔变窄,肌腱局部变粗,造成肌腱在腱鞘内滑动困难而产生相应的临床症状。主要表现为桡骨茎突部疼痛,腕关节和拇指活动时疼痛加重等。本病是临床上腕部的常见疾病,发病缓慢,属于中医"痹证"范畴。好发于中年以上,女性多于男性,木工、打字、刺绣等手工操作者和家庭妇女多见,哺乳期及更年期妇女更易患本病。

二、解剖结构

桡骨下端膨大,其外侧部向下方的锥形突出,称为桡骨茎突。桡骨茎突掌侧下端外侧面向外前侧突出的有一纵行骨嵴,是桡骨茎突部纵行结构上最突起的骨性结构。桡骨茎突部有一窄而浅的骨沟,上面覆以腕背横韧带,形成一骨纤维性鞘管,鞘管内有拇长展肌腱和拇短伸肌腱通过。该鞘管长 5~6cm,底面凹凸不平,内侧为桡骨茎突,外侧和背侧为腕背侧韧带。

拇长展肌位于前臂背面中部,在肘肌和旋后肌止点下方,起自尺骨和桡骨中部的背面及二者之间的骨间膜,肌纤维斜向下外方移行于长腱,在前臂下外侧与桡侧腕短伸肌和桡侧腕长伸肌的肌腱斜行交叉,经伸肌支持带深层至手,与拇短伸肌腱通过第一纤维性鞘管后,折成一定角度,止于第一掌骨底外侧,其作用是使拇指外展及前臂旋后。拇短伸肌紧贴拇长展肌的外侧,为较小的梭形肌,在拇长展肌起点的下方,起自桡骨背面及其附近的骨间膜,肌纤维斜向下外方移行于长腱,紧贴拇长展肌外侧下行,通过第一纤维性鞘管后折成一定角度止于拇指第一节指骨底的背侧,其作用是使拇指伸直。

三、病因病理

本病多为手腕部活动过度所致慢性积累性损伤,少数患者为急性创伤、冻伤、感染等因素引起。

（一）解剖因素

拇长展肌和拇短伸肌共同通过腕背第一骨纤维性腱鞘,出鞘管后折成一定角度分别止于第一掌骨底外侧和拇指第一节指骨底的背侧。该鞘管的底面窄而浅、凹凸不平,增加肌腱与腱鞘之间的摩擦。当拇指外展、腕向桡侧倾斜时,腕关节与前臂纵轴有100°左右的夹角;当拇指外展、腕向掌侧屈曲时,腕关节与前臂纵轴呈70°左右的夹角,女性可小至20°~30°,此折角女性大于男性,故女性的发病率高于男性。拇指对掌活动时,由于第一腕掌关节呈鞍状结构,活动角度最大,这些解剖特点使肌腱与腱鞘之间容易发生磨损。

（二）慢性劳损

多发于手工劳动者、家庭妇女等,由于长期腕关节和拇指活动频繁,使拇长展肌腱与拇短伸肌腱在腱鞘中频繁地来回滑动,肌腱走行方向改变并且形成一定角度,增加肌腱与腱鞘的摩擦,日久会发生慢性劳损,即可使腱鞘发生损伤性炎症,局部充血、水肿、渗出等无菌性炎症,纤维化、粘连,鞘管壁增厚,管腔变窄,肌腱局部变性、变粗,造成拇短伸肌和拇长展肌的肌腱在鞘管内滑动受到阻碍,逐渐发展成狭窄性腱鞘炎,引起腕关节桡侧疼痛,腕关节和拇指活动时疼痛加重。增生狭窄的腱鞘犹如紧张束带挤压肌腱,使邻近未受到挤压的肌腱水肿、膨大,形成葫芦状;严重者受压处肌腱粘连、增生、变粗,形成中间膨大、两端正常的纺锤形。当肌腱通过狭窄的腱鞘时，就会产生扳机样交锁、弹跳感或弹响。

（三）急性外伤

撞击、挤压等外力直接作用于桡骨茎突处，造成拇长展肌腱、拇短伸肌腱及第一骨纤维性腱鞘的急性损伤，局部充血、水肿、渗出等无菌性炎症，使拇长展肌和拇短伸肌肌腱在腱鞘内滑动受到阻碍，从而引起桡骨茎突处疼痛及伸拇受限。

四、临床表现

（一）症状

好发于家庭妇女和手工操作者，发病缓慢。桡骨茎突部轻度肿胀、隆起，局限性疼痛，并可放射至手、肘及肩臂部，拇指做大幅度屈伸活动时疼痛加重，提物无力，有时伸拇受限；部分患者可有摩擦感或弹响；病程较长者因拇指失用而出现大鱼际肌萎缩。

（二）专科检查

桡骨茎突处压痛明显，可触及硬结或隆起，局部稍红肿，皮温偏高，伸拇受限，拇指外展时有摩擦感或弹响。握拳尺偏（Finkelstein）试验阳性（嘱患者拇指屈曲握拳，其余四指将拇指握于掌心内，然后使腕关节被动尺偏，引起桡骨茎突处剧痛即为阳性）。

五、诊断要点

1. 有慢性劳损史，好发于家庭妇女及手工操作者。
2. 腕部桡侧疼痛，腕关节无力，活动受限。
3. 桡骨茎突处压痛明显，触及硬结。
4. 握拳尺偏（Finkelstein）试验阳性。

六、治疗方法

（一）常见治疗点（图9-10）

1. 手阳明经和手太阴经上的力敏化腧穴。常见的治疗点：阳溪、列缺、合谷。

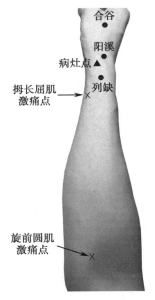

图9-10　桡骨茎突狭窄性腱鞘炎
常见的治疗点（上肢部）

2. 手阳明经筋上的筋结点。常见的治疗点：偏历次。

3. 旋前圆肌、拇长屈肌等相关肌肉的激痛点。

4. 桡骨茎突处。

5. 臂前深线上的压痛点（骨性或肌性结节点）。

（二）操作方法

1. 切寻治疗点　切寻桡骨茎突处的压痛点，手太阴经和手阳明经上的力敏化腧穴，手阳明经筋上的筋结点，旋前圆肌、拇长屈肌等相关肌肉的激痛点，臂前深线上的压痛点。

2. 病损处／病灶点　取桡骨茎突处的压痛点，常规消毒，取针两根，双针并刺，快速透皮，直达桡骨茎突处；在锁定状态下，行提插、牵抖、摇摆等手法操作，松解局部软组织的粘连或瘢痕，然后拔针。避免损伤桡动脉。

3. 力敏化腧穴、筋结点、激痛点等　取相应的力敏化腧穴、筋结点或激痛点，常规消毒，取针两根，双针并刺，快速透皮，直达治疗点；在锁定状态下，行提插、牵抖、摇摆等手法操作，松筋解结、疏通经络、活血化瘀、消肿止痛、去力敏化或使激痛点灭活，然后拔针。避免伤及神经、血管。

（三）针刺原理剖析

桡骨茎突狭窄性腱鞘炎是由于劳损、外伤等因素使拇长展肌和拇短伸肌肌腱在桡骨茎突部的腱鞘内滑动受阻，从而引起桡骨茎突处疼痛、腕关节和拇指活动时疼痛加重等。中医学认为本病因外感风寒、外伤、劳损等导致腕部脉络痹阻、气血瘀滞而发病，与手阳明经和手太阴经有关。

并针疗法通过针刺病灶点，松解局部软组织的粘连或瘢痕；针刺筋结点和力敏化腧穴,疏通经络、松筋解结、行气活血、化瘀止痛以及去敏化;针刺激痛点,使激痛点灭活,紧绷肌带松弛,局部张力降低;恢复局部软组织的力学平衡,改善局部血液循环,加快排出代谢产物,促进炎症因子吸收,以消炎消肿、缓解疼痛和恢复手腕关节活动功能。

七、预防调护

1. 急性发作期应减少手腕部用力活动,如提重物。
2. 急性发作期可使用夹板、硬纸板、护具等制动。
3. 平时手部动作要缓慢,避免腕部过度活动。
4. 少用凉水,避免寒冷刺激。
5. 局部保暖、热敷。

八、典型病例

病例一

患者刘某,男,61 岁,退休干部,2016 年 12 月 8 日就诊。

主诉:右侧桡骨茎突部疼痛 1 个月。

现病史:患者于 1 个月前抱小孩时感觉右侧桡骨茎突部酸痛不适,并放射到前臂及手背,提物无力,自行外用药膏后,症状稍减轻。就诊时症见:右侧桡骨茎突部疼痛,稍肿胀,提物无力,伸拇受限。

查体:右侧桡骨茎突处有压痛,稍肿胀,伸拇受限。Finkelstein 试验阳性。

诊断:右侧桡骨茎突狭窄性腱鞘炎。

处理方法:取列缺、偏历次、阳溪次以及旋前圆肌激痛点。采用并针疗法处理,经过第 1 次治疗后,右腕桡侧疼痛减轻;1 周后复诊,右腕桡侧疼痛明显减轻,给予第 2 次治疗后,右腕桡侧疼痛消失,活动正常。随访 6 个月,未见复发。

病例二

患者张某,女,65 岁,退休工人,2016 年 10 月 18 日就诊。

主诉:右腕桡侧疼痛 2 个月。

现病史:患者于 2 个月前出现右腕桡侧疼痛不适,以后疼痛逐渐加重。近1周来右腕关节及右拇指活动时右腕部桡侧疼痛加剧,并放射至右肘部。

查体:右侧桡骨茎突处有明显压痛,触及条索状硬结。Finkelstein试验阳性。

诊断:右侧桡骨茎突狭窄性腱鞘炎。

处理方法:取列缺、阳溪次以及旋前圆肌和拇长屈肌激痛点。采用并针疗法处理,经过第1次治疗后,右腕疼痛减轻;以后每周1次,连续治疗3次后,右腕疼痛消失,活动正常。随访3个月,未见复发。

第七节 指屈肌腱腱鞘炎

一、概述

指屈肌腱腱鞘炎,又称扳机指、弹响指、指屈肌腱狭窄性腱鞘炎,是指由于指屈肌腱与掌指关节处指屈肌腱纤维鞘管之间反复摩擦,产生慢性无菌性炎症,局部出现水肿、渗出和纤维化,鞘管壁变厚,肌腱局部变粗,使肌腱在腱鞘内滑动受阻而引起手掌部疼痛、患指伸屈障碍等症状的疾患。本病是临床上手部的常见疾病,属于中医"伤筋"范畴,可发生于不同年龄,女性多于男性,木工、泥瓦工等手工操作者及妇女多见,也可见于婴儿及老年人。任何手指均可发生,但多发于拇指、中指和环指,双手同时发作较为少见。发生在拇指者称为拇长屈肌腱腱鞘炎,又称为弹响拇。发生在第2~5指者称为指屈肌腱腱鞘炎,又称为弹响指或扳机指。

二、解剖结构

屈指肌包括指浅屈肌、指深屈肌和拇指屈肌。指浅屈肌的起点有两个头,桡骨头起自桡骨上1/2的前面,肱骨头起自肱骨内上髁和尺骨冠突,肌束向下移行成4个腱条,止于第2~5指中节指骨体的两侧。指深屈肌起自尺骨体上3/5的前面、前缘、内侧面和邻近的骨间膜,肌纤维向下移行成 4 个腱条,在指浅屈肌的深面,经腕管入掌,经腕管时与指浅屈肌腱包于同一指总屈肌腱鞘,止于第 2~5 指末节指骨底。拇长屈肌起自桡骨前面的中部及邻近的骨间膜,在指深屈肌腱的桡侧经腕管入掌,经拇短屈肌与拇收肌之间,入拇指的骨纤维管,止于拇指末节指骨底。

掌骨颈和掌指关节掌侧的浅沟与鞘状韧带组成骨性纤维管,指屈肌腱从该管内通过。指浅、深屈肌腱包在屈肌总腱鞘内,拇长屈肌腱包在拇长屈肌腱鞘内。腱鞘是套在肌腱外面的双层套管样密闭的滑膜管。腱鞘分为腱滑膜鞘和腱纤维鞘,腱滑膜鞘包绕于肌腱,腱纤维鞘包绕于腱滑膜鞘。腱滑膜鞘为双层圆筒状,内(脏)层贴附于肌腱的表面,外(壁)层贴附于腱纤维鞘的内面,两层之间有一空腔,含有少量的滑液,具有润滑和保持肌腱活动度的作用。在靠近指骨掌面,腱滑膜鞘内、外两层相互移行成双层的腱系膜,内有出入肌腱的血管、神经。成人大多数系膜退化,只剩血管穿过部分,称为腱纽。腱纤维鞘由手指深筋膜增厚而成,附着于指骨及关节囊的两侧,形成一骨纤维性管道,其纤维分环状部和交叉部,对肌腱起约束、支持和滑车的作用,并增强肌的拉力。手指的血管和神经自手掌远端走行于屈指肌腱的两侧,指骨两侧并无血管和神经。

三、病因病理

指屈肌腱腱鞘炎的发生,与慢性劳损、寒冷刺激、体质因素、内分泌失调等有关。

大多数成人指屈肌腱腱鞘炎的发生与手指的劳损有关。好发于手工操作者及妇女,由于手指频繁的屈伸活动,使手指屈肌腱与骨性纤维管之间反复摩擦、挤压,或长期用力握持硬物,使骨性纤维管受到硬物与掌骨头的挤压,或外力直接撞击手掌指关节处,使指屈肌腱、骨性纤维管损伤而致骨性纤维管局部充血、水肿、渗出等无菌性炎症,继之腱鞘增厚,逐渐形成环形狭窄。指屈肌腱在狭窄处受压而变细,两端膨大呈葫芦状,影响局部软组织的力学平衡,肌腱在腱鞘内的滑动功能发生障碍而引起手掌部疼痛、手指屈伸不利等。月经期妇女、更年期妇女及孕妇较多见,主要由于性激素水平的变化致使屈指肌腱水肿、腱鞘壁增厚,鞘管腔变窄,挤压指屈肌腱而引起腱鞘炎。屈伸患指时,膨大的肌腱部分通过腱鞘狭口受到阻碍,使患指屈伸活动受限。勉强用力屈伸手指或被动伸屈时产生扳机样的弹跳动作或弹响声,故称为弹响指。严重者手指交锁于屈曲位不能伸直,或伸直位不能屈曲,称为闭锁。

小儿指屈肌腱腱鞘炎多为先天性,又称先天性狭窄性腱鞘炎,多因指屈肌腱骨性纤维管的异常增厚所致。多发于拇指。

四、临床表现

(一)症状

发病缓慢,初起时患指掌指关节掌侧局限性酸胀,晨起、工作劳累或受凉后加重,活动或热敷后减轻,用力屈伸时疼痛,活动稍受限,逐渐发展,疼痛可向腕部及手指远侧放散。屈指时可有弹响或交锁,严重者患指交锁于屈曲位不能伸直,或交锁于伸直位不能屈曲,主动和被动伸直受限。婴幼儿指屈肌腱腱鞘炎多发于拇指,呈半屈曲畸形,不能伸直。

(二)专科检查

患指掌骨头的掌侧面有明显压痛,触及米粒状硬结。手指屈伸时可感到结节状物滑动及弹跳感,有时有弹响。严重者患指固定于伸直位不能屈曲,或固定于屈曲位不能伸直。

(三)影像学检查

手掌 X 线(正斜位片)检查未见明显异常。

五、诊断要点

1. 有手部劳损史,好发于妇女及手工劳动者,多发于拇指、中指、环指。

2. 手指活动不利,局限性酸痛,晨起或劳累后症状明显。

3. 患指掌指关节掌侧皮下可触及结节,局部压痛明显,有弹响或交锁现象。

六、治疗方法

（一）常见治疗点（图9-11）

1. 第1~5掌指关节掌侧处。

2. 拇长屈肌、指深屈肌、指浅屈肌等相关肌肉的激痛点。

（二）操作方法

1. 切寻治疗点　切寻患指掌指关节掌侧处的筋结（压痛）点，拇长屈肌、指深屈肌、指浅屈肌等相关肌肉的激痛点。

2. 病损处/病灶点　取患指掌指关节掌侧处的筋结（压痛）点，常规消毒，取针两根，双针并刺，快速透皮，直达治疗点；在锁定状态下，行牵抖、提插、摇摆等手法操作，松解局部软组织的粘连或瘢痕，然后拔针。

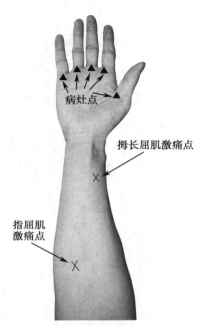

图9-11　指屈肌腱腱鞘炎常见的
治疗点（手部）

3. 激痛点　取患指相关肌肉的激痛点，常规消毒，取针两根，双针并刺，快速透皮，直达激痛点；在锁定状态下，行牵抖、提插、摇摆等手法操作，使激痛点灭活，然后拔针。

（三）针刺原理剖析

指屈肌腱腱鞘炎是由于指屈肌腱与掌指关节处纤维鞘管之间反复摩擦、挤压，引起局部充血、水肿、渗出等无菌性炎症，鞘壁增厚，鞘管变窄，肌腱局部增粗，指屈肌腱在腱鞘内滑动功能障碍，从而出现患指疼痛、弹响感等。中医学认为本病因过度劳作、积劳伤筋或寒凉侵袭等导致掌指部气血凝滞，不能濡养经筋而发病，与手三阳经筋有关。

并针疗法通过针刺筋结（压痛）点，松筋解结，松解局部软组织的粘连或瘢痕，改善局部血液循环，加快排出代谢产物，促进炎症因子吸收，消除水肿，消炎止痛；针刺激痛点，使激痛点灭活，紧绷肌带松弛，局部张力降低，恢复局部软组织的力学平衡，恢复肌腱在腱鞘内的滑动功能,以缓解疼痛和恢复患指功能。

七、预防调护

1. 平时手部做动作要缓慢,避免手指过度劳累。
2. 避免掌指关节处受到硬物挤压。
3. 避免寒冷刺激。
4. 经常温水泡手,少用凉水。
5. 低温作业时应戴防护手套。

八、典型病例

病例一

患者詹某,女,48 岁,清洁工人,2017 年 2 月 15 日初诊。

主诉:左手第一掌指关节掌侧疼痛 3 个月。

现病史:患者于 3 个月前自觉左手第一掌指关节掌侧处酸痛不适,屈伸不利;之后逐渐加重,拇指屈伸时有弹跳感。在当地医院诊断为弹响拇,予以局部封闭、外用药膏、红外线等处理,症状稍改善,仍有疼痛。就诊时症见:左手第一掌指关节掌侧疼痛,拇指屈伸时有弹跳感。

体查:左手第一掌指关节掌侧面有明显压痛,触及一米粒大小硬结,拇指屈伸时产生弹跳动作。

诊断:左侧拇长屈肌腱腱鞘炎。

处理方法:取左手第一掌指关节掌侧痛性结节点、鱼际穴、劳宫以及拇长屈肌激痛点。采用并针疗法处理,经过第 1 次治疗后,左手第一掌指关节掌侧疼痛减轻;以后每周 2 次,连续治疗 2 周后,左手第一掌指关节疼痛及弹跳动作消失,活动正常。随访 3 个月,未见复发。

病例二

患者林某,女,42 岁,从事家政工作,2017 年 3 月 22 日初诊。

主诉:右手中指指间关节疼痛,屈伸不利 1 个月。

现病史:患者于 1 个月前晨起感觉右手中指掌指关节掌侧酸痛,手指屈伸不利。自行外用药膏、药酒等处理,未见明显缓解。就诊时症见:右手中指掌指关节掌侧疼痛,患指不能完全伸直,患指屈伸时有弹响。

　　体查：左手中指掌指关节掌侧压痛明显，触及一米粒大小的硬结，中指屈伸时可感到结节状物滑动。

　　诊断：右手第三指屈肌腱腱鞘炎。

　　处理方法：取右手第三掌指关节掌侧的硬结。采用并针疗法处理，经过第 1 次治疗后，左手中指疼痛减轻；以后每周 2 次，连续治疗 2 周后，左手中指疼痛及弹响消失，活动自如。随访 3 个月，未见复发。

第十章

胸腰椎疾病

第一节　胸椎小关节紊乱症

一、概述

胸椎小关节紊乱症,又称胸椎后关节滑膜嵌顿、胸椎后关节紊乱症、胸椎小关节错缝、急性胸椎骨错缝、胸椎部肋脊横突关节扭伤、胸椎小关节旋转半脱位、胸椎小关节紊乱综合征等,是指胸椎小关节在外伤、劳损、退变等因素作用下发生解剖位置的改变,关节囊滑膜嵌顿而形成的不完全脱位,且不能自行复位而引起的以疼痛和功能受限为主要表现的一种病症。本病是引起胸背痛的常见原因,属于中医"筋出槽""骨错缝"范畴。好发于青壮年,体力劳动者多见。

二、解剖结构

胸椎小关节由胸椎后关节、肋骨小头关节和肋横突关节构成,属联动、微动关节。胸椎后关节,又称为胸椎关节突关节,由上位胸椎的下关节突与下位胸椎的上关节突构成,上关节突的关节面朝后而偏上外,下关节突的关节面朝前而偏下内。肋骨小头关节由肋骨小头关节面与胸椎侧面的肋凹构成。肋横突关节由肋结节关节面与相应的胸椎横突肋凹构成。

胸脊神经有 12 对,由相应的胸段脊髓发出,由前根和后根合成,依次从同序椎间孔穿出,出椎间孔后立即分为前支、后支和脊膜支(返支)。前支较长,除第 1 胸脊神经的大部分参与臂丛、第 12 胸脊神经的小部分参与腰丛外,其余均不成丛。第 1~11 对胸脊神经前支分布于相应的肋间隙内,称为肋间神经。第 12 对胸脊神经前支位于第 12 肋下方,称为肋下神经。肋间神经在肋间内、外肌之间,肋间血管的下方,沿肋沟前行,在胸腹壁侧面发出外侧皮支。第 1~6 对肋间神经分布于胸壁皮肤、浅筋膜、肋间肌、胸横肌和壁胸膜;第 7~11 对肋间神经和肋下神经经肋弓深面进入腹前外侧壁,除分布于胸壁外,还分布于腹壁皮肤、浅筋膜、腹肌和壁腹膜。后支较短,分布于躯干背侧,分成内侧支和外侧支,肌支支配胸半棘肌、多裂肌、回旋肌、胸棘肌、横突间肌、棘间肌、胸髂肋肌和胸最长肌,皮支支配肩、背、臀部(外侧)的皮肤感觉。胸脊神经由前根和后根在椎间孔处合成,前根属运动性,后根属感觉性。脊神经后根在椎间孔附近有一椭圆形的膨大,称为脊神经节。胸交感神经节,两侧各有 11 或 12 个,沿两个肋骨小头前方下行,但最下两个稍偏向内侧,处于第 11、12 胸椎体之侧面。上胸部(T_1~T_5)交感神经节的一部分节后纤维分布到食管、气管、支气管和肺。下胸部(T_6~T_{12})脊髓侧角发出的节前纤维,通过 T_6~T_{12} 交感神经节后纤维,组成内脏大、小神经,达腹腔神经节和肠系膜上神经节,在节中交换神经元,节后纤维随腹腔血管分布到腹腔器官。

三、病因病理

在解剖结构上胸椎连接较为稳固,活动度较小,通常不容易受损伤。胸椎小关节紊乱症的发病与胸椎退行性改变、慢性劳损、急性外伤等因素有关。

(一)胸椎退行性改变

胸段脊柱因有胸廓的其他组织加固,较颈段和腰段脊柱稳定,故发生损伤的机会较少。随着年龄的增长,以及日常活动中椎体对椎间盘纤维环产生一定的扭转力和挤压力,胸椎间盘逐渐发生变性、退化,髓核含水量减少,弹性下降,椎间盘高度变薄,椎间隙变窄,椎间韧带松弛,甚至椎间盘膨出、突出、髓核位移等,导致脊柱运动协调性降低,并且削弱了胸段脊柱的稳定性,椎体间活动度增大,容易引起胸椎小关节的微小移位(错缝)。

(二)慢性劳损

长期的不良姿势可使胸背部软组织处于紧张、牵拉、扭转状态,这些脊柱外平衡的不协调,会促使脊柱内平衡的不协调,导致胸椎小关节错位、关节囊滑膜嵌顿、纤维环破裂、髓核突出、骨质增生、椎间孔变窄等,压迫和刺激相应的胸脊神经及其分支、交感神经节等结构,引起脊背部疼痛、活动受限以及交感神经功能障碍症状。

(三)急性外伤

持物扭转、撞击等外力因素导致胸椎小关节错位,关节囊撕裂,滑膜嵌顿,局部组织充血、水肿、渗出等无菌性炎症反应,引起脊背部疼痛及活动受限。疼痛又引起反射性肌肉痉挛,影响到胸段脊柱的力学平衡,机体启动自我修复和代偿机制,形成粘连、瘢痕、挛缩、增生、钙化,发生胸椎骨质增生、椎间孔变窄等胸椎退行性变,压迫和刺激胸脊神经及其分支、交感神经节等,引起相应的症状或体征。

四、临床表现

(一)症状

常有姿势不良或外伤史。轻者为关节劳损,主要表现为脊背部酸痛、沉重,天气变化或劳累后加重,一般不伴有胸腹部放射性痛和胸腹腔脏器功能紊乱。重者为韧带撕裂或关节错位,主要表现为"岔气",颈肩背牵掣作痛,季肋部疼痛,胸闷、胸部压迫堵塞感,入夜翻身困难,相应的胸脊神经支配区的感觉和运动功能障碍。部分患者发病时可闻及胸椎小关节在突然错位时的"咯嗤"声响。急性发作时患者脊背部剧烈疼痛,并向肋间隙、胸前区及腰腹部放射,咳嗽、喷嚏时加重。部分患者可出现心前区疼痛、心律失常、呼吸不畅、食欲下降、胃脘胀痛等症状。

(二)专科检查

痛苦面容,患椎棘突偏离脊柱的中轴线,后凸隆起或凹陷,受损胸椎节段棘突有压痛、叩击痛和椎旁压痛,受损胸椎节段椎旁软组织可有触痛,触及条索状物、痛性硬结,甚至痉挛。头颈仰卧、转侧困难,常保持于某一固定体位,不能随意转动。

（三）影像学检查

胸椎X线（正侧位）检查多无明显异常,部分患者可见胸椎骨质增生,需排除骨折、结核、肿瘤等骨质异常改变。

五、诊断要点

1. 有姿势不良或外伤史。

2. 脊背部疼痛,可向肋间隙、胸前区及腰腹部放射。

3. 患椎棘突偏离脊柱中轴线,后凸隆起或凹陷,受损胸椎节段棘突有压痛、叩击痛和椎旁压痛,受损胸椎节段软组织可有触痛,触及索条状物、痛性硬结。

4. 需排除骨折、结核、肿瘤等骨质异常改变。

六、治疗方法

（一）常见治疗点（图10-1）

1. 足太阳经和督脉上的力敏化腧穴。常见的治疗点：夹脊穴。

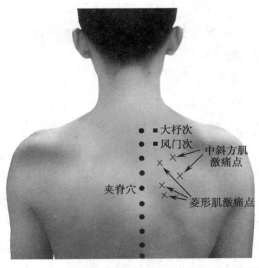

图10-1　胸椎小关节紊乱症常见的治疗点（背部）

2. 足太阳经筋上的筋结点。常见的治疗点：大杼次、风门次、肺俞次、厥阴俞次、心俞次、督俞。

3. 斜方肌、大小菱形肌等相关肌肉的激痛点。

4. 受损胸椎节段棘突或椎旁。

5. 后表线和功能线上的压痛点（骨性或肌性结节点）。

（二）操作方法

1. *切寻治疗点*　切寻受损胸椎节段棘突或椎旁的压痛点，足太阳经和督脉上的力敏化腧穴，足太阳经筋上的筋结点，斜方肌、大小菱形肌等相关肌肉的激痛点，后表线和功能线上的压痛点。

2. *病损处/病灶点*　取受损胸椎节段棘突或椎旁的压痛点，常规消毒，取针两根，双针并刺，快速透皮，直达病灶点；在锁定状态下，行提插、牵抖、摇摆等手法操作，松解局部软组织的粘连、瘢痕、挛缩，然后拔针。避免伤及脊髓和神经。

3. *力敏化腧穴、筋结点、激痛点等*　取相应的力敏化腧穴、筋结点或激痛点，常规消毒，取针两根，双针并刺，快速透皮，直达治疗点；在锁定状态下，行提插、牵抖、摇摆等手法操作，松筋解结、疏通经络、行气活血、消肿止痛、去力敏化或使激痛点灭活，然后拔针。避免伤及脊髓、神经、胸腔脏器等。

4. *手法整复*　患者取俯卧位，操作者用双手交叉紧贴于受损胸椎处，快速反向冲压，即俯卧快速冲压法；亦可采用膝顶搬提法，以矫正关节错缝和解除滑膜嵌顿。

（三）针刺原理剖析

胸椎小关节紊乱症是胸椎小关节在外力作用下发生解剖位置的改变、滑膜嵌顿，且不能自行复位，压迫和刺激胸脊神经及分支而导致脊背部疼痛、活动受限等症状。中医学认为本病因慢性劳损、外伤等因素导致胸背部气滞血瘀、经脉痹阻而发病，与足太阳经和督脉有关。

并针疗法通过针刺受损胸椎节段棘突或椎旁的压痛点，松解局部软组织的粘连、瘢痕、挛缩；针刺筋结点和力敏化腧穴，疏通经络、松筋解结、行气活血、消肿止痛以及去力敏化；针刺激痛点，使激痛点灭活，紧绷肌带松弛,局部张力降低;恢复胸段脊柱的力学平衡,使胸椎小关节恢复到正常的解剖位置,改善局部血液循环,促进炎症因子吸收,以缓解疼痛及相关症状。

七、预防调护

1. 加强背部肌肉锻炼,如游泳、引体向上等。
2. 保持正确的姿势,如睡姿、坐姿、站姿等。
3. 避免过度劳累,注意劳逸结合。
4. 局部保暖,避风寒。
5. 局部热敷。
6. 经常做扩胸运动。

八、典型病例

患者赵某,女,43 岁,销售人员,2017 年 8 月 7 日初诊。

主诉:脊背部胀痛、胸闷 3 月余。

现病史:患者于 3 个月前劳累后感觉脊背胀痛,胸闷,憋气。遂到当地医院求诊,行胸片、心电图、动态心电图、平板运动等检查均未见明显异常。诊断为胸闷查因,予以口服复方丹参滴丸、中药汤剂等处理,症状稍微缓解,停药后又出现症状。就诊时症见:脊背疼痛、胸闷,无恶心、呕吐,睡眠欠佳。

体查:第六胸椎棘突旁有明显压痛,棘突偏左,椎旁肌肉紧张。

诊断:胸椎小关节紊乱症。

处理方法:取第六胸椎棘突旁的压痛点、督俞次、灵台。采用并针疗法处理,经过第 1 次治疗后,脊背痛及胸闷均有所减轻;以后每周 2 次,连续治疗 2 周后,脊背疼痛、胸闷及憋气感均消失。随访 6 个月,未见复发。

第二节　急性腰扭伤

一、概述

急性腰扭伤,俗称闪腰、岔气,是指腰骶部、骶髂部或腰背部的肌肉、韧带、筋膜、关节囊等软组织突然受到扭、挫、闪等外力作用而引起腰部疼痛及活动受限的一种急性损伤。本病是引起腰痛的常见原因,其发病率占全部腰痛患者的 12% 以上,属于中医"腰痛""腰部伤筋"范畴。好发于中青年,男性多于女性,重体力劳动者、体育运动员及长期缺乏运动者多见。若急性腰扭伤不及时治疗或处理不当,可发展成为慢性腰痛。

二、解剖结构

腰段脊柱周围有许多肌肉、韧带等软组织,对维持体位,增强脊柱稳定性、平衡性和灵活性均起着重要作用。腰背部肌肉可分为浅层和深层。

1. 浅层　包括斜方肌和背阔肌。斜方肌起自上项线、枕外隆凸、项韧带和全部胸椎棘突,肌纤维向外侧集中,止于锁骨外侧 1/3、肩峰和肩胛冈,受第 11 对脑神经副神经和第 3、4 颈神经前支支配。近固定时,上部纤维收缩使肩胛骨上提、上回旋(肩胛下角外旋)和后缩,下部纤维收缩使肩胛骨下降和上回旋,中部纤维收缩使肩胛骨后缩(向脊柱靠拢);远固定时,一侧收缩使头向同侧屈曲和向对侧回旋;两侧收缩使头和脊柱伸直。背阔肌是全身最大的阔肌,呈直角三角形,上内侧部被斜方肌遮盖,以腱膜起自下 6 个胸椎棘突、全部腰椎棘突、骶中嵴和髂嵴外侧唇后 1/3,肌束向外上方集中,以扁腱止于肱骨小结节嵴,受胸背神经支配,使肱骨后伸、内旋和内收。

2. 深层　包括骶棘肌、横突棘肌、横突间肌和棘突间肌。骶棘肌(竖脊肌)是腰背部最强厚的肌肉,以一个总腱起于骶骨背面、腰椎棘突、髂嵴后部和腰背筋膜,肌束向上纵行排列于脊柱棘突与肋角之间的沟内,分为外、中、内三条肌柱,外侧为髂肋肌(分为腰髂肋肌、背髂肋肌、项髂肋肌),中部为最长肌(分为腰背最长肌、颈最长肌、头最长肌),内侧为棘肌(分为胸棘肌、颈棘肌、头棘肌),分别止于肋骨肋角下缘、颈椎和胸椎横突、颞骨乳突以及颈椎和胸椎棘突,受颈、胸、腰神经后支支配。下固定时,双侧收缩使头和脊柱后伸及维持身体直立姿势,一侧收缩使脊柱向同侧侧屈,髂肋肌还有降肋的作用。横突棘肌由多个斜肌束组成,排列于骶骨至枕骨的整个脊柱背面,被骶棘肌所掩盖,肌束起自下位椎骨的横突,斜向内上方,跨越 1~6 个椎骨不等,止于棘突。由浅入深,分为三层:浅层为半棘肌,肌纤维较长而直,斜跨 4~6 个椎骨,位于背部和项部;中层为多裂肌,肌纤维短而略斜,斜跨 2~4 个椎骨;深层为回旋肌,肌纤维最短,只斜跨 1 个椎骨;受颈、胸、腰脊神经后支支配;双侧收缩使躯干后伸,单侧收缩使躯干向同侧屈曲并转向对侧。横突间肌是指相邻两横突之间的短肌,棘突间肌是指相邻两棘突之间的短肌,以协同横突棘肌维持躯干的姿势。腰椎前方为松软的腹腔,只有一些肌肉、韧带、筋膜等软组织,无骨性结构保护。

3. **胸腰筋膜** 胸腰筋膜覆于竖脊肌的表面,上续项筋膜,内侧附着于胸椎棘突和棘上韧带,外侧附着于肋角,在胸背区较薄,在腰区增厚,分前、中、后三层。前层位于腰方肌的前面,又名腰方肌筋膜,筋膜内侧附着于腰椎横突尖,向下附着于髂腰韧带和髂嵴后方,上部增厚形成内、外侧弓状韧带。中层位于竖脊肌与腰方肌之间,内侧附着于腰椎横突尖和横突间韧带,外侧在腰方肌外侧缘与前层汇合,形成腰方肌鞘,以此作为腹横肌起始部的腱膜,向上附着于第 12 肋下缘,向下附着于髂嵴。后层位于竖脊肌的后面,与背阔肌和下后锯肌腱膜汇合,向下附着于髂嵴,内侧附着于腰椎棘突和棘上韧带,外侧在竖脊肌外侧缘与中层汇合,形成竖脊肌鞘。其作用是支持和保护骶棘肌。

三、病因病理

根据损伤的性质,本病可分为扭伤和挫伤两大类,扭伤者较多见。

(一)腰扭伤

多由于外力作用超过腰部软组织的生理负荷量,使腰部软组织功能失去控制而失调时,造成不同程度的肌肉、筋膜、韧带、关节囊等软组织损伤,包括出血、肿胀、纤维断裂以及小关节滑膜嵌顿等。腰骶关节是脊柱运动的枢纽,骶髂关节是连接躯干与下肢的桥梁,腰部的肌肉和韧带是维持脊柱稳定的重要因素,身体重量产生的压力和外来的冲击力多集中于这些部位,故这些部位发生损伤的机会较多。当脊柱屈曲时,两侧伸脊肌(以竖脊肌为主)收缩,以抵抗身体的重量和维持躯干的姿势,如负重过大或用力过猛,则引起腰部肌肉强烈收缩,肌纤维撕裂;当脊柱完全屈曲时,躯干主要靠棘上韧带、棘间韧带、髂腰韧带等韧带来维持躯干的姿势,如负重过大或用力过猛,则引起韧带损伤。行走滑倒、闪扭身躯等造成躯体失去原有的动态平衡,通过脊柱的杠杆作用,产生强大的牵拉力,导致腰部肌肉强烈收缩,肌纤维撕裂,韧带损伤,小关节错缝,滑膜嵌顿,局部充血、水肿、渗出等无菌性炎症反应,微小血管破裂、出血点或形成小血肿,保护性腰部肌肉痉挛,出现腰部疼痛、僵硬、活动受限等。由于影响脊柱及其周围软组织的力学平衡,若压迫或刺激周围的神经、血管,则可能引起下肢放射痛。

(二)腰挫伤

腰挫伤多为直接暴力所致。扛抬重物时姿势不当、配合不协调、用力过猛,或车祸、高处坠落、重物砸压等,造成腰部肌肉、筋膜、韧带等软组织的损伤,肌肉痉挛,局部组织充血、水肿、渗出等无菌性炎症反应,小血管破裂,形成小血肿,小关节错缝,或压迫刺激周围的神经、血管,则引起腰部疼痛、肿胀、活动受限,偶尔有下肢放射痛。严重者可合并肾脏损伤。

如急性腰扭伤未经及时与合理的治疗,形成粘连、瘢痕或挛缩,腰肌力量减弱,则会逐渐发展成为慢性腰痛,缠绵难愈。

四、临床表现

(一)症状

1. 急性腰肌筋膜损伤　受伤时患者常感到腰部有一响声或撕裂感,随即感到腰部剧烈疼痛,不能伸直,翻身活动时加重,重者不能坐起、站立和行走,整个腰部不能活动,呈强直状态;咳嗽、深呼吸、大小便等腹压增加时疼痛加重,常以双手撑住腰部。轻者伤时腰痛轻微,尚能继续工作,数小时后或次日疼痛加重。部分患者可出现一侧或双侧臀部及大腿后部疼痛,部位和性质比较模糊,多为反射性疼痛。

2. 急性腰部韧带损伤　受伤时有清脆的响声或撕裂感,腰部疼痛,呈断裂样、针刺样或刀割样,局部肿胀、瘀斑,坐卧困难。

3. 急性腰椎后关节滑膜嵌顿　有闪腰史,受伤后立即出现腰部剧烈疼痛,表情痛苦,不敢活动,腰肌紧张,僵硬。

（二）专科检查

腰部僵硬,生理前凸消失,可有脊柱侧弯,骶棘肌痉挛。损伤部位有明显固定性压痛。腰肌扭伤常在骶棘肌的骶骨或髂骨附着处有压痛,亦可在棘突旁或横突附近有压痛。棘上韧带或棘间韧带损伤则在棘突上或棘突间有压痛。腰骶关节部韧带损伤则在骶髂韧带部有压痛。腰部活动受限。下肢直腿抬高试验可为阳性,但加强试验多为阴性。

（三）影像学检查

腰椎 X 线（正侧位片）检查多无明显异常,部分患者可见腰椎生理前凸减小或消失、保护性侧弯,但无骨折或骨质破坏等异常改变。

五、诊断要点

1. 有外伤史,多见于青壮年。

2. 腰部疼痛,腰部活动受限。

3. 腰椎生理性前凸消失,脊柱侧弯,腰肌痉挛,僵硬。损伤部位有明显固定性压痛,是诊断本病的主要依据。

4. 腰椎 X 线（正侧位片）检查可排除骨折、脱位或骨质破坏等异常改变。

六、治疗方法

（一）常见治疗点（图 10-2~ 图 10-4）

1. 足太阳经、足少阳经及督脉上的力敏化腧穴。常见的治疗点:腰痛点、委中、后溪、腰阳关、十七椎、大肠俞、关元俞、环跳。

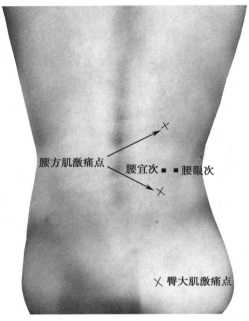

图 10-2 急性腰扭伤常见的治疗点（腰部）

腰方肌激痛点
腰宜次 ▪ ▪ 腰眼次
臀大肌激痛点

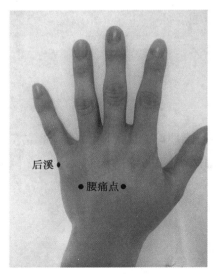

后溪 ▪
▪ 腰痛点 ▪

图 10-3 急性腰扭伤常见的
治疗点（手部）

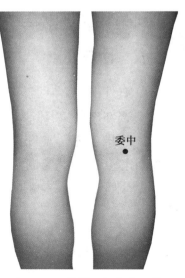

委中 ▪

图 10-4 急性腰扭伤常见的
治疗点（下肢部）

2. 足太阳经筋和足少阳经筋上的筋结点。常见的治疗点：腰宜次、腰眼次、气海俞次、京门次。

3. 腰方肌、臀大肌等相关肌肉的激痛点。

4. 后表线和功能线上的压痛点（骨性或肌性结节点）。

（二）操作方法

1. 切寻治疗点　切寻腰骶部及臀部的病损（压痛）点。足太阳经、足少阳经及督脉上的力敏化腧穴，足太阳经筋和足少阳经筋上的筋结点，腰方肌、臀大肌等相关肌肉的激痛点，后表线和功能线上的压痛点。

2. 病损处/病灶点　取腰骶部及臀部的病损（压痛）点，常规消毒，取针两根，双针并刺，快速透皮，直达病灶点；在锁定状态下，行提插、牵抖等手法操作，松解局部软组织的痉挛或挛缩，然后拔针。

3. 力敏化腧穴、筋结点、激痛点等　取相应的力敏化腧穴、筋结点或激痛点，常规消毒，取针两根，双针并刺，快速透皮，直达治疗点；在锁定状态下，行提插、牵抖、震颤等手法操作，松筋解结、疏通经络、活血化瘀、行气止痛、去力敏化或使激痛点灭活，然后拔针。避免伤及神经和血管。

（三）针刺原理剖析

急性腰扭伤是由于外力因素致使腰背部、腰骶部或骶髂部的肌肉、韧带、筋膜等软组织发生急性损伤，肌肉痉挛，局部充血、水肿、渗出等无菌性炎症反应，小关节错位，滑膜嵌顿，导致腰部疼痛、活动受限等症状。中医学认为本病因扭伤、挫伤等因素导致腰部气血瘀滞、脉络不通而发病，与足太阳经、足少阳经、督脉等有关。

并针疗法通过针刺腰骶部及臀部的病损（压痛）点，松解局部软组织的痉挛或挛缩；针刺筋结点和力敏化腧穴，松筋解结、疏通经络、行气活血、祛瘀止痛以及去力敏化；针刺激痛点，使激痛点灭活，紧绷肌带松弛，局部张力降低，恢复腰段脊柱及周围软组织的力学平衡，改善局部血液循环，加快排出代谢产物，促进炎症因子吸收，以缓解疼痛和恢复腰部活动功能。

七、预防调护

1. 腰痛剧烈者应卧床休息。

2. 佩戴腰带。

3. 弯腰搬物姿势要正确。

4. 运动前做好充分准备活动。

5. 避免过度劳累，注意劳逸结合。

6. 腰部保暖，避风寒。

7. 平时加强腰背肌锻炼。

八、典型病例

患者李某，女，37 岁，银行职员，2017 年 1 月 18 日初诊。

主诉：扭伤致腰部疼痛、活动受限 1 天。

现病史：患者昨日打羽毛球时不慎扭伤致腰部剧烈疼痛，并放射至左臀部，弯腰困难。遂到当地医院求诊，行腰椎 X 线正侧位片检查未见明显异常。诊断为急性腰扭伤，予以红外线照射、外用药膏、口服消炎镇痛药等处理后，腰部疼痛稍微减轻。今日就诊时症见：腰部疼痛，并放射至左侧臀部，弯腰困难。

体查：左侧腰肌紧张，第 3~5 腰椎棘突旁有明显压痛，在左臀部触及条索状硬结，活动受限，翻身转侧困难。

诊断：急性腰扭伤。

处理方法：取委中、左侧腰阳关次、十七椎次、志室次、腰宜次以及腰方肌激痛点。采用并针疗法处理，经过第 1 次治疗后，腰部疼痛明显减轻，活动度增大；以后每周 2 次，连续治疗 2 周后，腰痛完全消失，活动正常。随访 6 个月，未见复发。

第三节　慢性腰肌劳损

一、概述

慢性腰肌劳损，又称为功能性腰痛、慢性下腰损伤、腰臀肌筋膜炎，是指腰骶部肌肉、筋膜、韧带等软组织的慢性损伤，导致局部无菌性炎症,引起腰骶部一侧或两侧弥漫性疼痛。本病是引起腰腿痛的常见原因,是临床上的常见病、多发病,属于中医"痹证""腰痛"范畴。好发于青壮年,与职业、工作环境有关。主要表现为腰部或腰骶部酸胀、疼痛,并随气候变化或劳累程度而变化,劳累后加重,休息后可减轻,时轻时重,缠绵难愈。

二、解剖结构

腰段脊柱是一根独立的支柱,承担着人体 60% 以上的重量。腰椎前方为松软的腹腔,只有一些肌肉、韧带、筋膜等软组织,无骨性结构保护。腰部在承重和运动时因负载过大或姿势不良产生强大的张拉力,容易导致腰段脊柱周围的肌肉、筋膜、韧带等软组织损伤。腰骶关节为脊柱活动的枢纽,骶髂关节为连接躯干与下肢之间的桥梁,腰部肌肉、筋膜及韧带是腰椎的稳定结构。腰背部肌肉分为浅、深两层。浅层主要有斜方肌和背阔肌。斜方肌起自于上项线、枕外隆凸、项韧带和全部胸椎棘突,止于锁骨外侧 1/3、肩峰和肩胛冈。近固定时,上部纤维收缩使肩胛骨上提、上回旋及后缩,中部纤维收缩使肩胛骨向脊柱靠拢,下部纤维收缩使肩胛骨下降及上回旋;远固定时,一侧收缩使头颈偏同侧及向对侧回旋,两侧收缩使头颈后仰和脊柱伸直。背阔肌起自下 6 个胸椎和全部腰椎棘突、骶中嵴和髂嵴外侧唇后 1/3,止于肱骨小结节嵴,使肱骨后伸、内旋及内收。深层主要有骶棘肌、横突棘肌和深层短肌。从肌肉功能上来分析,骶棘肌和横突间肌为腰脊柱的伸肌,腰大肌、髂肌和腹直肌为腰脊柱的屈肌,横突间肌、腰方肌和背阔肌为腰脊柱的侧屈肌,横突棘肌和腹内、外斜肌为腰脊柱的旋肌。骶棘肌起自骶骨背面、腰椎棘突、髂嵴后部及腰背筋膜,向上纵行排列于脊柱棘突与肋角之间的沟内,止于肋骨肋角下缘、颈椎和胸椎横突、颞骨乳突及颈椎和胸椎棘突,双侧收缩可使躯干后伸并维持直立,单侧收缩使躯干侧屈。横突棘肌包括半棘肌、多裂肌和回旋肌,由浅至深,各肌纤维起自各椎骨横突,止于上位椎骨棘突。深层短肌包括横突间肌、棘突间肌等,是位于相邻椎骨之间的短肌,以协助维持躯干姿势。横突间肌较发达,位于相邻两横突之间,分为内小、外大两肌束,外侧肌束起于相邻两横突之间,内侧肌束上起于横突基部的副突,下止于下位椎骨上关节突旁的乳突,脊神经后支从两肌束间穿过,分支供应内侧肌束,外侧肌束则由前支供应,单侧收缩使腰椎侧屈,双侧收缩使脊柱固定。

腰背筋膜是全身最厚和最强大的筋膜,分为前、中、后三层,起着支持和保护骶棘肌的作用。前层位于腰方肌的前面,内侧附着于腰椎横突尖,向下附着于髂腰韧带和髂嵴的后方;中层位于骶棘肌与腰方肌之间,内侧附着于腰椎横突尖和横突间韧带,外侧在腰方肌的外侧缘与前层汇合,形成腰方肌鞘,向上附着于第12肋下缘,向下附着于髂嵴;后层位于骶棘肌的后面,与背阔肌和下后锯肌腱膜汇合,向下附着于髂嵴,内侧附着于腰椎棘突和棘上韧带,外侧在骶棘肌的外侧缘与中层汇合,形成竖脊肌鞘。

三、病因病理

慢性腰肌劳损多由于姿势不良、弯腰劳动等长期积累性损伤所致。有部分患者为急性腰扭伤未经及时与合理的治疗而转为慢性腰痛。先天性畸形、腰椎退行性改变、感受风寒等因素与本病的发生亦有一定关系。

(一)慢性劳损

大多数患者与职业性体位有关。长期弯腰劳动、习惯性姿势不良、负重过大等,日久形成潜在的积累性损伤,腰部肌肉、韧带、筋膜等软组织持续性收缩或紧张,影响腰部软组织的力学平衡。当腰肌不能维持正常腰部功能位置时,腰椎间韧带受到牵拉;肌肉内压力升高,肌肉中末梢神经和血管受到挤压,血液循环受阻,供血不足,代谢产物积聚,产生局部组织的无菌性炎症。日久形成局部粘连、瘢痕、挛缩,肌纤维变性、肥厚等,肌肉失去正常的弹性,其生理功能下降,进而引起慢性腰骶部疼痛。

(二)急性外伤

急性腰扭伤、腰椎骨折等,得不到及时治疗、处理不当、治疗不彻底或反复的腰部扭伤,使受损的腰部肌肉、韧带及筋膜不能完全修复,局部组织循环不足,代谢产物聚积,局部产生无菌性炎症反应,日久形成粘连、瘢痕、挛缩,肌纤维变性、肥厚,肌肉弹性下降,挤压或刺激神经末梢,导致慢性腰痛。

（三）先天性畸形和其他疾病

先天性隐性骶椎裂、腰椎骶化、骶椎腰化等骨骼结构异常,老年骨质疏松症所引起的脊柱后凸畸形,腰椎滑脱等,造成腰段脊柱的力学平衡失调,特别是腰椎内在稳定性失调,导致腰部肌肉、韧带、筋膜等软组织的负担增加,容易使腰部软组织发生慢性劳损而产生腰骶部的慢性疼痛。

（四）外感风寒

贪凉露卧、汗出当风、风寒湿邪侵犯腰部,痹阻经络,气血运行不畅,腰府失养,不通则痛。现代医学认为风寒湿邪侵袭腰部,导致腰骶部肌肉紧张或痉挛,局部组织循环不足,代谢产物积聚,产生充血、水肿、渗出等无菌性炎症反应,肌纤维变性、肥厚,局部粘连、瘢痕、挛缩,逐渐发展成为慢性腰痛。

四、临床表现

（一）症状

有腰部劳损或外伤史,发病缓慢,病程较长。常感到腰部酸、胀、困、沉重和不适,或钝痛,少数呈刺痛或灼痛,时轻时重,缠绵难愈。每逢阴雨天气或劳累后加重,休息后减轻。不能久坐、久站,经常要改变体位,弯腰过久则伸直困难,常被迫后伸腰部或用拳捶腰部。腰部喜热怕冷,局部皮肤感觉迟钝或粗糙感。腰部活动多无明显受限。急性发作时可出现腰骶部剧烈疼痛,并向臀部及大腿部放射,一般无麻木感。

（二）专科检查

腰段脊柱外形多无明显异常,压痛范围较广泛,压痛点多发生在腰骶关节背面、骶骨背面、腰椎横突处、棘突上、棘突间等。有时可触及一侧或双侧骶棘肌痉挛、僵硬、条索或结节。拾物试验可阳性,下肢直腿抬高试验多为阴性。

（三）影像学检查

腰椎 X 线（正侧位片）检查多无明显异常,部分患者可见腰骶椎先天性畸形、腰椎骨质疏松或增生等。

五、诊断要点

1. 有长期腰痛史,反复发作。

2. 腰骶部酸痛不适或钝性胀痛,时轻时重,劳累后加重,休息后减轻,缠绵难愈。

3. 腰骶部压痛,腰椎活动多无明显障碍。

4. 腰椎 X 线(正侧位片)检查多无明显异常。

六、治疗方法

(一)常见治疗点(图 10-5、图 10-6)

1. 足太阳经、足少阳经及督脉上的力敏化腧穴。常见的治疗点:肾俞、大肠俞、委中、腰阳关、十七椎、关元俞、环跳、风市、阳陵泉。

2. 足太阳经筋和足少阳经筋上的筋结点。常见的治疗点:气海俞次、腰宜次、腰眼次、京门次。

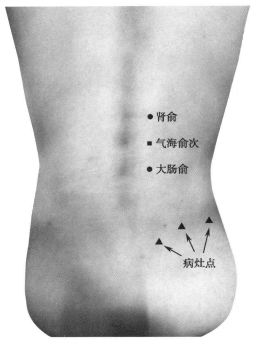

图 10-5 慢性腰肌劳损常见的治疗点(背部)

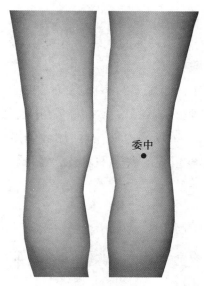

图 10-6　慢性腰肌劳损常见的治疗点（下肢部）

3. 髂嵴后上缘、腰椎棘上韧带和棘间韧带处。

4. 后表线和功能线上的压痛点（骨性或肌性结节点）。

（二）操作方法

1. *切寻治疗点*　切寻髂嵴后上缘、腰椎棘上及棘间韧带的病损点或压痛点，足太阳经、足少阳经及督脉上的力敏化腧穴，足太阳经筋和足少阳经筋上的筋结点，后表线和功能线上的压痛点。

2. *病损处/病灶点*　取髂嵴后上缘、腰椎棘上及棘间韧带的病损点或压痛点，常规消毒，取针两根，双针并刺，快速透皮，直达病损点或压痛点；在锁定状态下，行提插、牵抖、摇摆等手法操作，松解局部软组织的粘连、瘢痕、挛缩，然后拔针。

3. *力敏化腧穴、筋结点等*　取相应的力敏化腧穴、筋结点，常规消毒，取针两根，双针并刺，快速透皮，直达治疗点；在锁定状态下，行提插、牵抖、摇摆等手法操作，疏通经络、活血化瘀、行气止痛、去力敏化，然后拔针。避免伤及神经和血管。

（三）针刺原理剖析

慢性腰肌劳损是由于急性腰扭伤未经及时与合理的治疗，或长期累积性劳损所引起的腰骶部软组织慢性损伤。中医学认为本病因外感风寒湿、外伤、劳损等因素导致腰部经络不通、气血痹阻、不通则痛,或肾精亏虚、腰部失养、不荣则痛而发病,与足少阳经、足太阳经、督脉、足少阴经等有关。

并针疗法通过针刺腰骶部的病损点或压痛点,松解局部软组织的粘连、瘢痕、挛缩;针刺筋结点和力敏化腧穴,疏通经络、活血化瘀、行气止痛以及去力敏化,改善局部血液循环,加快排出代谢产物,促进炎症因子吸收,恢复腰部软组织的力学平衡,以缓解腰骶部疼痛和恢复腰部活动功能。

七、预防调护

1. 纠正习惯性姿势不良,保持正确的姿势,如坐姿、站姿等。
2. 卧硬板床。
3. 佩戴腰围或宽皮带束腰,以保护腰部。
4. 合理使用腰枕。
5. 经常变换体位,避免腰部长时间保持在某一固定体位。
6. 避免过度劳累,注意劳逸结合。
7. 节制房事。
8. 加强腰背肌锻炼,如飞燕式、三点式拱腰等。
9. 腰部保暖,避风寒。
10. 适当减肥,控制体重。

八、典型病例

患者姜某,男,51 岁,教师,2017 年 12 月 8 日初诊。

主诉:腰痛反复发作 10 余年,加重 1 天。

现病史:患者于 10 年前外伤致腰部疼痛、活动受限。曾经在当地医院诊断为急性腰扭伤,予以红外线、中频脉冲、外用药膏等处理,症状得以缓解。以后腰痛多次发作,给予红外线、中频脉冲、口服消炎镇痛药、外用药膏等处理,均得到缓解。昨天坐位站起时突感腰部抽搐样疼痛,活动障碍,无双下肢放射痛及麻木。遂到当地医院求诊,行腰椎 X 线正侧位片检查显示腰椎退行性改变。诊断为急性腰扭伤,予以口服消炎镇痛药、红外线、外用药膏等处理,腰痛无明显改善。就诊时症见:腰部剧烈疼痛,活动困难,无下肢麻木、放射痛。

查体:痛苦表情,双手叉腰缓慢行走,腰骶部肌肉紧张,第 3~5 腰椎棘突处有明显压痛,左侧臀大肌区触及条索状硬结。双下肢直腿抬高试验约 90°,加强试验均阴性,4 字试验阴性,腰椎活动受限。

诊断:慢性腰肌劳损。

处理方法:取第 3~5 腰椎棘突处、腰肾俞、气海俞、腰阳关、腰眼次以及臀大肌激痛点。采用并针疗法处理,经过第 1 次治疗后,腰部疼痛明显减轻;以后每周 2 次,连续治疗 2 周后,腰部疼痛消失,活动正常。随访 3 个月,未见复发。

第四节　第三腰椎横突综合征

一、概述

第三腰椎横突综合征,又称第三腰椎横突滑囊炎、第三腰椎横突周围炎、第三腰椎横突增长性腰背痛、腰脊神经后支卡压综合征,是指由于第三腰椎横突的解剖变异及其生物力学特点,活动中与附近软组织发生摩擦、牵拉和压迫刺激后所形成的以第三腰椎横突处压痛为特征的病症。本病是引起腰腿痛的常见原因,属于中医"腰痛""腰腿痛"范畴。好发于青壮年,男性多于女性,体力劳动者多见。

二、解剖结构

人体在生长发育过程中逐渐形成腰椎生理性前凸,第三腰椎为腰椎生理性前凸的顶点,是腰椎活动的中心,活动度较大。第三腰椎横突特别长,且呈水平位伸出是其特征。

第一二腰椎横突的外侧有肋骨保护,第四五腰椎横突位于髂骨内侧,有髂骨保护。第三腰椎横突位于肋弓与髂嵴之间,无骨性结构保护。第三腰椎横突最长,是腰肌和腰方肌的起点,并有腹横肌、背阔肌的深部筋膜附着其上。各横突间有横突间肌和横突间韧带。

腰脊神经出椎间孔后立即分为前支和后支。前支较粗,参与构成腰骶神经丛。后支较细而短,后支主干从下位椎骨横突的上缘、上关节突的外侧向后下走行,以 60° 分为内侧支和外侧支。内侧支较细,紧贴横突根部骨纤维孔下行,沿下位椎骨的上关节突外缘向下进入乳突与副突之间的骨纤维管,出管后即发出细小分支,支配同位和下位椎骨的小关节、棘肌、回旋肌、棘间韧带,以及棘突,主干向下、内、背侧走行,下行 3 个椎体平面后,在后正中线附近穿出深筋膜至皮下。外侧支较粗,沿横突背面下行,向同位和下位椎骨的小关节发出分支,于骶棘肌深面向下、外、背侧穿行,主干在骶棘肌中间束与外侧束之间出筋膜,在骶棘肌外侧束表面下降 2 个椎体平面至皮下。腰 1~3 脊神经后支的外侧支与胸 12 脊神经后外侧支组成臀上皮神经。腰 2 脊神经的后支紧贴第三腰椎横突尖向外侧走行,穿过深筋膜,从骶棘肌外缘在浅、深筋膜之间向下走行,在腰三角处穿腰背浅筋膜,越过髂嵴分布于臀上部的皮肤,还有部分纤维入臀中肌和大腿后侧皮肤。

三、病因病理

第三腰椎横突综合征多因急性腰扭伤未经及时与合理的治疗,或长期慢性劳损所致。第三腰椎横突的解剖特点是其发病的内在因素。

(一)第三腰椎横突的解剖特点

第三腰椎横突很长,且呈水平位伸出,横突端附近有血管神经束交叉经过,还有较多肌筋膜附着。如骶棘肌、腰大肌、腰方肌、腹横肌、腰背筋膜等,腰背筋膜深层附于第三腰椎横突的末端,腹横肌移行于腰背筋膜而附着于第三腰椎横突,腹内压变化可以通过腹横肌而影响到横突末端组织。第三腰椎是腰椎生理前凸的顶点,是腰椎的活动中心,腰腹部肌肉收缩时,此处受力最大,容易引起肌肉附着处的撕裂伤,第二腰脊神经的后支紧贴第三腰椎横突端的后方,分布于臀部及大腿后侧皮肤;股外侧皮神经干穿经横突前方的深面,分布到大腿外侧及膝部。当第三腰椎横突过长、过大或发生周围组织纤维织炎时,压迫或刺激这些神经就会引起臀部及腿部疼痛。因此,第三腰椎横突的解剖特点是其发病的解剖基础。

（二）慢性劳损

长期弯腰劳动、习惯性姿势不良、感受风寒等因素造成一侧的椎旁肌肉紧张、收缩，而对侧横突呈杠杆作用上撬，活动度大，容易引起该处肌肉撕裂伤，局部充血、水肿、渗出等无菌性炎症反应，影响局部软组织的力学平衡，机体启动自我修复机制，横突末端周围组织粘连、瘢痕、挛缩、纤维化、增厚、钙化、骨化等，使该处附近的血管神经束（如臀上皮神经、股外侧皮神经等）受到摩擦、刺激和压迫，引起腰臀部疼痛、活动受限等。

（三）急性外伤

腰部闪、挫、扭等因素导致第三腰椎横突部的急性损伤，使该处附着肌肉撕裂、出血，甚至撕脱性骨折，局部产生充血、水肿、渗出等无菌性炎症反应，影响局部软组织的力学平衡，机体就会启动自我修复机制，日久形成粘连、瘢痕、挛缩、纤维化、增厚等，使该处附近的血管神经束受摩擦、刺激和压迫而产生腰臀部疼痛症状。

四、临床表现

（一）症状

有腰部慢性劳损或外伤史。多为一侧腰部疼痛，呈酸痛、钝痛、剧痛，部分患者疼痛可扩散至臀部、股后部、膝下、股内收肌部或下腹部，腰部活动时或活动后疼痛加重，但无间歇性跛行。有时翻身及行走均感到困难，晨起或弯腰时疼痛加重，严重者可影响到日常生活工作。少数患者可有腰部紧束感，股内收肌痉挛，臀肌萎缩等。

（二）专科检查

第三腰椎横突处有明显局限性压痛，可触及条索或硬结，腰部功能多无明显受限。急性发作时，腰部肌肉张力增高，活动受限，下肢直腿抬高试验可阳性，加强试验阴性，屈躯试验阳性。久病患者可出现肌肉萎缩、继发对侧肌紧张。

（三）影像学检查

腰椎 X 线（正侧位片）检查显示第三腰椎横突过长、左右不对称或向后倾斜。

五、诊断要点

1. 有腰部劳损或外伤史，多见于从事体力劳动的青壮年。

2. 一侧慢性腰痛，可沿大腿向下放射至膝部。

3. 第三腰椎横突末端处有明显局限性压痛。

4. 屈躯试验阳性。

5. 可结合腰椎 X 线（正侧位片）检查。

六、治疗方法

（一）常见治疗点（图 10-7）

1. 足太阳经和足少阳经上的力敏化腧穴。常见的治疗点：肾俞、气海俞、大肠俞、委中、夹脊穴、风市。

2. 足太阳经筋上的筋结点。常见的治疗点：腰宜次、腰眼次。

3. 腰方肌、腰大肌、臀中肌、臀小肌、股内收肌等相关肌肉的激痛点。

4. 患侧第三腰椎横突末端处。

5. 前深线上的压痛点（骨性或肌性结节点）。

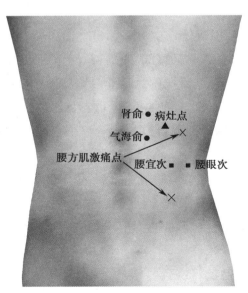

图 10-7　第三腰椎横突综合征常见的治疗点（腰部）

（二）操作方法

1. 切寻治疗点　切寻患侧第三腰椎横突末端处的压痛点，足太阳经和足少阳经上的力敏化腧穴，足太阳经筋上的筋结点，腰方肌、腰大肌、臀中肌、臀小肌、股内收肌等相关肌肉的激痛点，前深线上的压痛点。

2. 病损处/病灶点　取第三腰椎横突末端处的压痛点，常规消毒，取针两根，双针并刺，快速透皮，直达横突末端的骨面，退出稍许；在锁定状态下，行提插、牵抖、摇摆等手法操作，松解局部粘连、瘢痕、挛缩，然后拔针。

3. 力敏化腧穴、筋结点、激痛点等　取相应的力敏化腧穴、筋结点或激痛点，常规消毒，取针两根，双针并刺，快速透皮，直达治疗点；在锁定状态下，行提插、牵抖、摇摆等手法操作，疏通经络、行气活血、化瘀止痛、去力敏化或使激痛点灭活，然后拔针。避免伤及神经、血管、内脏等。

（三）针刺原理剖析

第三腰椎横突综合征是由于第三腰椎横突过长、过大，急性外伤或慢性劳损等因素造成第三腰椎横突周围软组织的损伤，局部发生充血、水肿、渗出等无菌性炎症反应、粘连、瘢痕、挛缩等，使横突端附近的血管神经束受到摩擦、刺激和压迫，从而产生腰部及臀腿部疼痛。中医学认为本病因风、寒、湿、瘀、虚，常相兼杂合为病，不通则痛、不荣而痛所致，与足太阳经、足少阳经等有关。

并针疗法通过针刺第三腰椎横突末端处压痛点，松解局部软组织粘连、瘢痕、挛缩；针刺筋结点和力敏化腧穴，舒经通络、行气活血、化瘀止痛以及去力敏化；针刺激痛点，使激痛点灭活，紧绷肌带松弛，局部张力降低，恢复腰段脊椎及周围软组织的力学平衡，改善局部血液循环，促进炎症因子吸收，减轻对血管神经束的刺激和压迫，以减轻疼痛、麻木和恢复腰椎活动功能。

七、预防调护

1. 剧烈疼痛者，应卧硬板床休息。

2. 纠正习惯性姿势不良，包括坐姿、站姿等。

3. 佩戴腰带，以减轻疼痛、缓解肌痉挛。

4. 避免过度劳累,注意劳逸结合。

5. 平时加强腰背肌锻炼。

6. 常做扩胸伸腰运动。

7. 腰部保暖,避风寒。

八、典型病例

患者刘某,女,57 岁,司机,2017 年 10 月 16 日初诊。

主诉:腰痛反复发作 3 年,加重 1 个月。

现病史:患者于 3 年前无外伤下出现腰部酸胀、疼痛,时轻时重,每逢阴雨天气时疼痛加重。自行外用药膏后,腰痛得以减轻,但容易反复。1 个月前劳累后腰痛加重,并沿左侧臀部及大腿外侧向下放射,腰椎侧弯时疼痛加重,翻身困难。遂到当地医院求诊,行腰椎 X 线正侧位片检查显示第三腰椎横突左右不对称。诊断为第三腰椎横突综合征,予口服消炎镇痛药、局部封闭、外用药膏、红外线等处理,症状未见明显减轻。就诊时症见:腰部疼痛、放射至左侧臀部及下肢,翻身困难。

查体:左侧第三腰椎横突末端明显压痛。下肢直腿抬高试验右侧 90°,左侧 60°,加强试验均为阴性,屈躯试验阳性。

诊断:第三腰椎横突综合征。

处理方法:取左侧第三腰椎横突末端处、志室以及气海俞次。采用并针疗法处理,经过第 1 次治疗后,腰臀腿部疼痛明显减轻;以后每周 2 次,连续治疗 2 周后,腰臀腿部疼痛消失,活动正常。随访 6 个月,未见复发。

第五节　腰椎间盘突出症

一、概述

腰椎间盘突出症是指因腰椎间盘发生退行性改变,在外力作用下,使纤维环破裂,髓核组织从破裂之处突出或脱出于后方或椎管内,压迫和刺激脊神经根或马尾神经而引起腰痛及下肢放射痛为特征的一种病症。本病是腰腿痛最常见的原因,是骨伤科的常见病和多发病,属于中医"痹证""腰痛"范畴。好发于 20~40 岁青壮年,男性多于女性,体力劳动者多见,其中腰 4/5、腰 5/骶 1 椎间盘突出症较常见,约占所有腰椎间盘突出症的 95%。根据髓核突出的病理形态,分为膨出型、突出型、脱出型、游离型和 Schmorl 结节突出型;根据影像学突出的部位和受累的神经组织,分为旁侧型、中央型、外侧型和极外侧型。

二、解剖结构

腰椎位于脊柱下部,上接胸椎,下连骶椎。椎体前部由椎体借椎间盘和前纵韧带连结而成。椎体后部由椎弓、椎板、横突和棘突组成,其间借关节、肌肉、韧带等组织连接。腰椎的前后结构之间围成椎孔,各椎节依序列连成椎管,容纳脊髓下端、圆锥及马尾神经等。椎间盘位于两个椎体之间,是一个具有流体力学特性的结构,由纤维环、髓核和软骨板三部分构成,对脊柱具有连接、稳定、增加活动、缓冲震荡的弹性垫作用。

软骨板由透明软骨构成,覆盖于椎体上、下面骺环中间的骨面,平均厚度约 1mm,成人的软骨板为无血管、无神经的组织,损伤时不产生疼痛,不能自行修复,起保护椎骨、缓冲压力、固护髓核、连接椎体与椎间盘之间营养交换的作用。髓核与包裹它上下面的软骨板及周围的纤维环共同构成对抗重力和张力的闭合缓冲系统。

髓核是乳白色半透明胶状体,富于弹性,位于上下软骨板与纤维环之间,由纵横交错的纤维网状结构,即软骨细胞和蛋白多糖黏液样基质构成的弹性胶冻物质。髓核在椎间盘中的位置略偏后方,约占椎间盘横截面的 50%~60%。髓核在出生时体积大而松散,位于椎间盘的中央;到成年时位置移至椎间盘的中后部。儿童时期的髓核结构与纤维环分界明显,20 岁以前构成髓核的主要物质为大量蛋白多糖复合体、纤维软骨和胶原纤维,随着年龄的增长,髓核水分减少,胶原增粗,髓核与纤维环分界逐渐模糊,进入老年时期,髓核水分减少,髓核与纤维环分界不明显。出生后 8 个月以内,椎间盘的血供来自周围组织和椎体,椎体的微血管穿过软骨板进入椎间盘内,但不进入髓核;出生8个月后,这些微血管逐渐闭锁,成年以后微血管完全闭塞,髓核和纤维环的营养靠软骨板的渗透供应。

纤维环由含胶原纤维束的纤维软骨构成,位于椎间盘的周缘部,包绕髓核,与上、下软骨板和脊柱前、后纵韧带紧密相连。纤维环的纤维在椎体间斜行,在横切面上排列成同心圆,相邻环的纤维具有相反的斜度,而相互交叉。纤维环由同心圆状排列的纤维构成,分为外、中、内三层。外层主要为胶原纤维成分,内层为纤维软骨带,各层之间有黏合样物质,使彼此牢固地结合在一起。纤维环的前侧和两侧部分较厚,后侧较薄,前侧部分几乎等于后侧部分的两倍。纤维环的前部有前纵韧带加强,后侧有后纵韧带,但后纵韧带较窄,且薄。纤维环包裹在髓核之外,保持髓核的液体成分,维持髓核的位置和形状。纤维环十分坚固,紧密附于软骨板,维持脊柱的稳定性。

在纤维环的周缘部有丰富的神经末梢,在纤维环的深部、软骨板和髓核均无神经纤维。椎间盘前部和两侧主要为来自脊神经和交感神经的纤维,后部则来自窦椎神经。腰骶神经根从硬脊膜囊的前外侧穿出,在椎管内斜向外下走行,经椎间孔出椎管。第3、4腰神经根各自从相应椎体的上1/3或中1/3水平离开硬膜囊,紧贴椎弓根进入椎间孔。第5腰神经根由腰4、5的椎间盘水平或其上缘离开硬膜囊,向外下走行,绕椎弓根进入腰5、骶1椎间孔。骶1神经根发自腰5、骶1椎间盘的上缘或第5腰椎体下1/3水平,向下外走行越过腰5骶1椎间盘的外1/3,绕骶1椎弓根进入椎孔。

三、病因病理

一般认为腰椎间盘突出症的发病原因有内因和外因两个方面,内因是腰椎间盘退行性改变,外因包括急性外伤、慢性劳损、感受风寒等。

(一)解剖因素

椎间盘纤维环的后部有后纵韧带,纵贯脊柱全长。自第1腰椎平面以下的后纵韧带逐渐变窄,至腰5骶1之间的宽度只有原来的一半,在暴力较大时,髓核容易向后外方突出。椎间盘在成年以后逐渐缺乏血液循环,修复能力差,在外力作用下容易使弹性差的髓核穿过已经变得不坚韧的纤维环而致髓核突出。

(二)腰椎间盘退行性变

腰椎间盘退行性变是其发病的内因。随着年龄的增长,以及在日常生活工作中,椎间盘不断受到脊柱纵轴的挤压力、牵拉力及扭转力等外力作用,导致椎间盘发生不同程度的退行性变,髓核含水量逐渐减少,变性、退化,失去弹性,纤维化变性,软骨板退变、变薄,进而椎间隙变窄,周围韧带松弛,影响脊柱内、外力学平衡,继之出现椎间关节松动或失稳、椎间孔形态改变等退行性改变。在此基础上,在外伤、劳损、感受风寒等外部因素的作用下,容易导致椎间盘纤维环破裂、髓核突出,压迫和刺激神经根及马尾神经,产生相应的症状和体征。

(三)急性外伤

腰椎呈生理性前凸,椎间盘前侧部分较厚、后侧部分较薄。腰前屈时椎间盘前方承重,髓核后移。腰后伸时椎间盘后方负重,髓核前移。在姿势不当的情况下搬、抬重物,使腰椎间盘突然受到不平衡的外力作用,椎间盘后部压力增加,髓核产生强大的反抗性张力,冲破已经发生退变的纤维环,向侧后方突出或脱出,压迫和刺激神经根或马尾神经而引起腰腿痛等症状。

(四)慢性劳损

长时间的弯腰劳动、姿势不良等因素使髓核长期得不到正常的充盈,纤维环营养供应不足,长期腰肌处于紧张状态,肌肉张力升高,影响脊柱内、外力学平衡,椎间盘发生退行性变。此时,腰部受到轻微的外力作用,如弯腰洗脸、咳嗽等,就可以造成椎间盘内压力骤然增高,纤维环破裂,髓核突出,甚至脱出,压迫和刺激神经根或马尾神经,引起相应的症状和体征。

(五)其他因素

腰椎骶化、骶椎腰化、半椎体畸形、小关节畸形、关节突不对称等解剖变异,使下腰椎所受的应力发生改变,影响脊柱内在的力学平衡,导致椎间盘退行性变。此外,风寒湿侵袭致使腰部肌肉、血管收缩,局部血液循环受阻,影响椎间盘的营养供应,使椎间盘发生退行性变,腰肌紧张或痉挛,张力增高,影响脊柱内、外力学平衡,椎间盘内压力增高,可致纤维环破裂、髓核突出。

椎间盘纤维环破裂,髓核突出,压迫和刺激硬膜囊或神经根是引起腰腿痛的根本原因。如未压迫神经根,只是后纵韧带受刺激,则以腰痛为主。如突出物压迫神经根时,则以腿痛为主。坐骨神经由腰 4、5 和骶 1~3 神经根的前支组成。腰 4、5 和腰 5 骶 1 椎间盘突出,多有坐骨神经痛。初起时神经根受到激惹,出现该神经支配区感觉过敏、下肢放射痛、腱反射亢进等;日久突出的椎间盘与神经根、硬膜之间发生粘连,长时间压迫神经根,可致部分神经功能障碍。

四、临床表现

（一）症状

常有外伤或慢性劳损史。绝大部分有腰痛,腰痛可出现在腿痛之前,亦可在腿痛同时或之后出现。疼痛程度差别很大,轻者可坚持工作,但不能从事劳动,重者疼痛难忍,卧床不起,翻身困难。疼痛的性质多为钝痛、刺痛、烧灼痛或刀割样痛。95% 左右的椎间盘突出症发生于腰 4、5 和腰 5 骶 1 椎间隙,多伴有坐骨神经痛,多为逐渐发生,疼痛呈放射性,又称根性放射痛。腰 4、5 椎间盘突出,疼痛多放射到小腿前外侧、足背或蹈趾。腰 5 骶 1 椎间盘突出,疼痛多放射到小腿后外侧、足跟或足背外侧。高位腰椎间盘突出（腰 2、3 或腰 3、4）较少见,约占 5%,出现腹股沟和大腿前内侧疼痛（即股神经痛）。中央型腰椎间盘突出症,常压迫突出平面以下的马尾神经,主要表现为双侧坐骨神经痛、会阴部麻木、大小便功能障碍,男性可出现阳痿,女性可出现尿失禁。咳嗽、喷嚏、排便等腹压增加时腰痛及下肢放射痛加重;活动或劳累后加重,卧床休息后减轻。大部分为一侧下肢放射痛,少数为双侧下肢放射痛,常为一先一后、一轻一重,类似交替现象。严重者可有下肢肌肉萎缩、蹈趾肌力减弱、感觉减退等。少数患者可有蚁行感、发凉等。

（二）专科检查

脊柱腰段生理性前凸减小、消失,甚至反张,脊柱侧弯畸形。髓核突出位于脊神经根的内侧,脊柱向患侧弯,凸向健侧;突出物位于脊神经根的外侧,脊柱向健侧弯,凸向患侧。一侧或双侧骶棘肌痉挛。腰部前屈、后伸活动均可受限。在椎间盘突出间隙相对应的棘突间旁侧有局限性压痛点,并向同侧臀部及下肢坐骨神经分布区放射痛。

因神经根或马尾神经受压而引起神经根或马尾神经功能改变,早期为痛觉过敏,稍后痛觉减退,严重者患肢肌肉萎缩,受累神经根支配肌肉肌力下降,膝或踝反射改变。受累脊神经根分布区可出现感觉过敏、减退或消失。腰 3、4 椎间盘突出者,常出现小腿前内侧感觉减退;腰 4、5 椎间盘突出者,出现小腿前外侧及足背内侧感觉减退;腰 5/ 骶 1 椎间盘突出者,出现小腿后外侧及足外侧感觉减退。70%~75% 的患者出现肌力下降。腰 3、4 椎间盘突出,压迫腰 4 神经根,可出现股四头肌萎缩、伸膝无力;腰 4、5 椎间盘突出,压迫腰 5 神经根,可出现踇趾背伸肌无力,偶有足下垂;腰 5 骶 1 椎间盘突出,压迫骶 1 神经根,可出现足跖屈无力。腰 3、4 椎间盘突出,早期膝反射活跃,之后迅速减弱或消失;腰 4、5 椎间盘突出,常有胫后肌腱反射改变;腰 5 骶 1 椎间盘突出,跟腱反射减弱或消失。如中央型椎间盘突出压迫马尾神经,可出现臀部、大腿外侧、小腿、足部及会阴部感觉减退或消失,膀胱或肛门括约肌无力,跟腱反射或肛门反射减弱或消失。下肢直腿抬高试验阳性,加强试验阳性;仰卧挺腹试验阳性;颈静脉压迫试验阳性。股神经牵拉试验阳性,主要用于检查腰 2/3、腰 3/4 盘突出症。

（三）影像学检查

腰椎 X 线（正侧位片）检查显示腰前凸变小、消失,甚至反张,脊柱侧弯、左右不等宽或前窄后宽及椎间隙变窄等。

腰椎 CT 片能够清晰显示椎间盘突出的部位、大小、形态和神经根、硬脊膜囊受压移位的情况,以及椎板和黄韧带肥厚、小关节增生、椎管及侧隐窝狭窄等。

腰椎 MRI 片可了解椎间盘有无退行性改变,清晰显示椎间盘的部位、大小、形态及神经根、硬脊膜囊受压情况等。

五、诊断要点

1. 有腰部外伤或慢性劳损史,多发于青壮年。

2. 腰痛并向臀部及下肢放射,咳嗽、喷嚏等腹压增加时加重。

3. 脊柱侧凸,患椎棘突旁压痛明显,腰部活动受限。

4. 受累神经根支配区皮肤感觉异常,肌肉萎缩。

5. 下肢直腿抬高试验阳性,加强试验阳性(腰 4、5 和腰 5 骶 1);股神经牵拉试验阳性(腰 3、4);膝跳反射、跟腱反射减弱,趾背伸肌力减弱。

6. 腰椎 X 线(正侧位片)检查显示腰前凸变浅或消失、脊柱侧凸、椎间隙变窄、左右不等宽等。腰椎 CT 或 MRI 检查可清楚显示椎间盘突出的部位、大小、形态和神经根、硬脊膜囊受压移位的情况。

六、治疗方法

（一）常见治疗点（图 10-8~ 图 10-10 ）

1. 足太阳经、足少阳经及督脉上的力敏化腧穴。常见的治疗点:肾俞、气海俞、腰阳关、志室、腰眼、委中、十七椎、风市、阳陵泉、承扶、殷门。

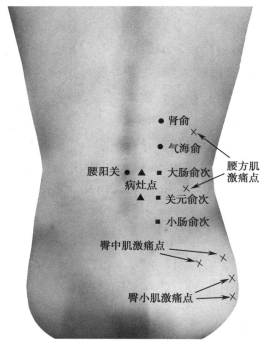

图 10-8　腰椎间盘突出症常见的治疗点（腰部）

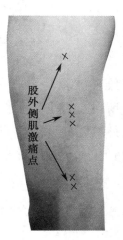

股外侧肌激痛点

图 10-9　腰椎间盘突出症常见的
　　　　治疗点（大腿部）

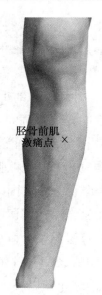

胫骨前肌
激痛点　×

图 10-10　腰椎间盘突出症常见的
　　　　　治疗点（小腿部）

2. 足太阳经筋和足少阳经筋上的筋结点。常见的治疗点：环跳次、大肠俞次、关元俞次、小肠俞次。

3. 腰方肌、股外侧肌、胫骨前肌、臀中肌、臀小肌等相关肌肉的激痛点。

4. 患椎棘突旁。

5. 后表线和功能线上的压痛点（骨性或肌性结节点）。

（二）操作方法

1. 切寻治疗点　切寻患椎棘突旁的压痛点，足太阳经、足少阳经及督脉上的力敏化腧穴，足太阳经筋和足少阳经筋上的筋结点，腰方肌、股外侧肌、胫骨前肌、臀中肌、臀小肌等相关肌肉的激痛点，后表线和功能线上的压痛点。

2. 病损处／病灶点　取患椎棘突旁的病灶（压痛）点，常规消毒，取针两根，双针并刺，快速透皮，直达病灶点；在锁定状态下，行提插、牵抖、摇摆等手法操作，松解局部软组织的粘连、瘢痕、挛缩，然后拔针。

3. 力敏化腧穴、筋结点、激痛点等　取相应的力敏化腧穴、筋结点或激痛点，常规消毒，取针两根，双针并刺，快速透皮，直达治疗点；在锁定状态下,行提插、牵抖、震颤、摇摆等手法操作,松筋解结、疏通经络、活血化瘀、行气止痛、去力敏化或使激痛点灭活,然后拔针。避免伤及神经根、脊髓等。

ER- 腰椎间盘突出症治疗操作视频

(三)针刺原理剖析

腰椎间盘突出症是腰椎间盘发生退行性改变,以及外力作用下导致椎间盘内压力骤然升高,纤维环破裂、髓核组织突出,压迫和刺激神经根或马尾神经所引起的一系列症状和体征。中医学认为本病因肝肾不足、外伤、劳损、外感风寒湿邪等导致腰背部气滞血瘀、经络痹阻而发病,与足太阳经、足少阳经、督脉等有关。

并针疗法通过针刺患椎棘突旁的病灶(压痛)点,松解局部软组织的粘连、瘢痕、挛缩;针刺筋结点和力敏化腧穴,松筋解结、疏通经络、行气活血、消肿止痛以及去力敏化;针刺激痛点,使激痛点灭活,紧绷肌带松弛,局部张力降低,恢复脊柱及周围软组织的力学平衡,改善局部血液循环,加快排出代谢产物,促进炎症因子吸收,减轻局部对神经根及脊髓的压迫和刺激,以缓解疼痛和恢复腰椎活动功能。

七、预防调护

1. 急性发作期应卧硬板床 3 周。

2. 经常变换体位,避免长时间保持于某一固定体位。

3. 弯腰搬物姿势要正确,如应采取屈髋屈膝下蹲方式。

4. 纠正习惯性姿势不良,包括站姿、坐姿等。

5. 佩戴腰围,以保护腰部。

6. 弯腰作业者常做挺胸、伸腰动作。

7. 加强腰背肌锻炼,增强肌肉力量,提高腰椎稳定性。

8. 避免过度劳累,注意劳逸结合。

9. 腰部保暖,避风寒。

八、典型病例

病例一

患者张某,男,32 岁,小学老师,2017 年 6 月 26 日初诊。

主诉:腰痛反复发作2年余,加重伴左下肢放射痛1周。

现病史:患者于2年前不慎扭伤致腰部疼痛、活动受限。自行外用药膏后,腰部疼痛得以缓解,活动正常。此后每逢天气变化或劳累后腰部酸胀、疼痛、活动受限,曾经在当地医院诊断为慢性腰肌劳损,予以药膏外贴、红外线、低频脉冲等处理,症状得以缓解。1周前打喷嚏时突感腰部剧烈疼痛,并向右下肢放射。遂到当地医院求诊,行腰椎CT片检查显示腰4、5椎间盘突出。诊断为腰4、5椎间盘突出症,予以口服营养神经药、外用药膏、腰椎牵引、红外线、低频脉冲等处理,症状稍减轻。就诊时症见:腰部疼痛,右下肢放射痛,腰部活动受限。

查体:腰部肌肉痉挛,脊柱侧弯,腰4、5棘突旁有明显压痛,腰椎活动受限。右下肢直腿抬高试验50°,加强试验阳性;左下肢直腿抬高试验85°,加强试验阴性。

诊断:腰4、5椎间盘突出症。

处理方法:取腰4、5棘突旁的压痛点、大肠俞、关元俞、环跳次以及腰方肌激痛点。采用并针疗法处理,经过第1次治疗后,腰痛及右下肢放射痛有所减轻,右侧下肢直腿抬高试验60°;以后每周2次,连续治疗4周后,腰痛及右下肢放射痛消失,腰部活动正常。随访6个月,未见复发。

病例二

患者罗某,男,53岁,大学老师,2018年3月21日初诊。

主诉:腰痛2年,加重1周。

现病史:患者于2年前劳累后出现腰部疼痛,活动受限。在当地医院诊断为腰肌劳损,予以针灸、推拿、红外线等处理,症状得以缓解。1年前打球时扭伤致腰部疼痛,并向左下肢放射。再次在当地医院求诊,行腰椎MRI检查显示腰4、5椎间盘突出。诊断为腰4、5椎间盘突出症,予以牵引、针灸、理疗、口服消炎镇痛药、营养神经药等处理,症状消失。1周前弯腰搬物时突感腰部疼痛,并放射到左下肢,左小腿前外侧及足背麻木,活动受限。自行外用药膏、药酒外擦等处理,症状未见明显减轻。就诊时症见:腰部疼痛,左下肢放射痛,左小腿前外侧及足背麻木,腰椎活动受限。

查体：腰椎轻度侧弯，腰部肌肉紧张，腰 4、5 棘突旁有明显压痛，活动受限；左侧小腿前外侧及足背部皮肤感觉减弱。左侧下肢直腿抬高试验 45°，加强试验阳性；右下肢直腿抬高试验 80°，加强试验阴性。

诊断：腰 4、5 椎间盘突出症。

处理方法：取腰 4、5 棘突旁的压痛点、肾俞、气海俞、腰阳关、环跳次、关元次，以及腰方肌、臀中肌激痛点。采用并针疗法处理，经过第 1 次治疗后，腰痛及左下肢放射痛减轻，左侧下肢直腿抬高试验 65°。以后每周治疗 2 次，连续 4 周，腰痛及左下肢放射痛消失，活动正常，双侧下肢直腿抬高试验及加强试验均为阴性。随访 6 个月，未见复发。

第六节　腰椎椎管狭窄症

一、概述

腰椎椎管狭窄症，又称腰椎椎管狭窄综合征，是一个症状学诊断，只要具有间歇性跛行的症状，均可诊断为本病。发育性腰椎椎管狭窄、腰椎滑脱、腰椎间盘突出等所导致的间歇性跛行都属于腰椎椎管狭窄症的范畴。本节重点讨论退行性腰椎椎管狭窄症。退行性腰椎椎管狭窄症是指腰椎椎管、神经根管及椎间孔变形或狭窄，并引起脊髓、神经根及马尾神经受压而产生相应的症状。主要表现为腰腿痛和间歇性跛行，严重者可致两下肢无力、括约肌松弛、大小便障碍等。本病是引起腰腿痛的常见原因，属于中医"腰腿痛""痹证"范畴。好发年龄在 40 岁以上，女性多于男性，体力劳动者多见。根据不同的病因，腰椎椎管狭窄症分为原发性和继发性两大类。根据临床症状和狭窄部位，分为中央型椎管狭窄、侧隐窝狭窄和神经根管狭窄三种类型。

二、解剖结构

腰椎骨由前方的椎体、后方的椎弓及与椎弓相连接的突起三部分组成。由椎弓上发出 7 个突起，包括一对上关节突、一对下关节突、一对横突和一个棘突。椎弓由椎弓根和椎弓板构成,椎弓根是连接椎弓与椎体的缩窄部分,椎弓根高度从腰 1~腰 5 逐渐变小,而宽度逐渐增大,其上、下缘各有一个切迹,分别称为椎上切迹和椎下切迹,上下相邻椎骨上、下切迹围成椎间孔,孔内有脊神经根和血管通过。椎弓板是椎弓后方的板状结构。椎体后缘、后关节与椎弓间形成椎孔,所有的椎孔连贯形成椎管,其内有脊髓和脊神经通过。各椎体间有椎间盘连接,椎弓间有椎间关节连接,周围有各韧带连接而形成腰段脊柱。腰椎后关节由上位腰椎的下关节突和下位腰椎的上关节突构成,又称腰椎间关节。

腰椎管为一骨纤维通道,前壁为椎体后面、椎间盘后缘和后纵韧带,两侧为椎弓根和椎间孔,后壁为椎弓板、腰椎后关节和黄韧带。椎管内有硬膜囊,囊外有脂肪组织、血管及从囊内穿出的神经根,囊内在第 2 腰椎以上为脊髓圆锥及神经根,以下为马尾神经。正常人脊髓终止于第 1 腰椎体的下缘,马尾神经起自第 2 腰椎的骶脊髓,一般终止于第 1 骶椎下缘。

侧隐窝是椎管两侧的延伸部,分上、下两部分。侧隐窝上部为骨关节部,前方为椎间盘和椎体上后缘,后方为上关节突冠状部、关节囊、黄韧带和下关节突前缘,外为椎间孔狭窄部,内向硬脊膜开放。侧隐窝下部为骨性部,前方为椎体后面,后方为椎板峡部,内侧为硬膜囊,外侧为椎弓根,外下延续椎间孔内口,呈一扁三角形间隙。侧隐窝内有从硬膜囊内穿出的神经根通过,向外进入椎间孔。腰 1 椎孔以椭圆形为主,基本无侧隐窝;腰 2、3 椎孔以三角形为主,大部分有不明显的侧隐窝;腰4、5 椎孔以三叶草形为主,大部分有明显的侧隐窝。

神经根管,又称神经根通道,是腰神经根自硬膜囊根袖部发出,斜向下至椎间孔外口所穿行的骨纤维管道。由于各腰脊神经发出的水平不同,神经根管的长度与角度也并不一致。在腰段,其前壁为上一椎体和其下方的椎间盘,后壁为上位椎骨的椎弓下切迹,下壁为下位椎骨的椎弓上切迹。

三、病因病理

腰椎椎管狭窄症的病因可分为原发性和继发性两大类。中医学认为先天肾气不足、肾气虚衰和劳役伤肾是其发病的内因,外伤、慢性劳损和感受风寒湿邪是其发病的外因。

原发性多为先天所致,是先天性小椎管、软骨发育不全症、先天性椎弓峡部不连及滑脱、先天性脊柱裂等先天性或发育性因素所引起的腰椎椎管狭窄,造成对硬膜及神经根的牵拉、刺激和压迫,一般早期多没有明显不适症状,中年以后由于腰椎退行性变或外伤因素使腰椎管狭窄加重,压迫和刺激硬膜、神经根及马尾神经,从而引起相应的临床症状。

继发性多为后天所致。其中退变性椎管狭窄是腰椎管狭窄最常见的原因。中年以后,腰椎逐渐发生退变,与个体的体质、职业、劳动强度、创伤等因素有关。随着年龄的增长,椎间盘髓核组织中的含水量减少,椎间盘变性、退化,椎间盘容积缩小,弹性下降,椎间隙高度下降,周围韧带松弛,脊柱内在稳定性下降,椎体间活动度增大,使脊柱生物力学发生改变,导致腰椎后关节紊乱,进而继发腰椎骨质增生、黄韧带肥厚、椎间关节增生或失稳、腰椎滑脱等。如上关节突增生可引起侧隐窝狭窄,下关节突增生可引起中央椎管狭窄。腰椎前屈时,后纵韧带和纤维环绷紧,黄韧带拉直,椎管腔扩大;腰椎后伸时,纤维环松弛,椎间盘膨出,黄韧带皱褶,椎弓板前倾,椎管腔变小,容积减少,椎管内压力增高,使静脉回流不畅,静脉压增加,血流缓慢,造成神经根及马尾神经的血氧水平下降。此时,如进行活动或行走,使神经的缺血、缺氧进一步加重而产生临床症状。如弯腰或休息后,椎骨容量相对增加,椎管内压力减低,静脉回流增加,神经的供血供氧改善,临床症状得以缓解。腰椎间盘突出、腰椎滑脱等其他疾病造成腰椎椎管前后径狭窄,椎管容积变少,使硬膜、神经根或马尾神经受到挤压和刺激,从而引起相应的临床症状。此外,腰椎骨折脱位复位不良、脊柱融合术后、椎板切除术后等由于手术创伤及出血引起的椎管内瘢痕组织增生、粘连,破坏脊柱的稳定性,引起腰椎滑脱,继发腰椎椎管狭窄。

四、临床表现

(一)症状

好发于 40 岁以上的中老年人,起病隐匿,病程缓慢。常有慢性腰痛史。中央型椎管狭窄、侧隐窝狭窄及神经根管狭窄的临床表现并不一致。

中央型椎管狭窄：主要表现为缓发性、持续性的腰痛，间歇性跛行。腰痛之后逐渐出现下肢酸胀、麻木、疼痛及无力，常与体位有关。腰部后伸受限及疼痛，弯腰、下蹲、坐位或屈膝侧卧时症状减轻。双侧神经性间歇性跛行是本病最典型的临床表现，其特点是患者步行数十米或数百米后，出现下肢疼痛、麻木、无力，且渐进性加重，以致步态不稳，不能继续步行，此时坐下或蹲下休息片刻，症状明显缓解或消失，又可继续行走，但行走不远症状又出现，但骑自行车无妨碍。下肢麻木从脚部开始，逐渐向上发展至小腿、大腿及腰骶部。如马尾神经受到压迫，则出现会阴部麻木、刺痛，括约肌无力，大小便功能及性功能障碍等。

侧隐窝狭窄：腰臀部疼痛，并向下肢放射，活动时加重，常有麻木感。如侧隐窝狭窄压迫腰 4 神经根时，放射性疼痛及麻木感位于小腿内侧，压迫腰 5 神经根时，放射性疼痛及麻木感位于小腿外侧及足内侧。

神经根管狭窄：与侧隐窝狭窄的症状大体相同，临床上往往难以鉴别。主要表现为下肢放射痛、麻木、发凉，严重者出现肌肉萎缩、无力。

（二）专科检查

本病的典型特点是症状与体征并不一致，多为症状重、体征轻。脊柱多无畸形，腰椎后伸受限而前屈不受限。下肢感觉、肌力及腱反射等大多正常。下肢直腿抬高试验阴性。背伸试验阳性（患者做腰部后伸动作时下肢麻痛加重即为阳性），是本病的一个重要体征。中央型椎管狭窄严重者常有马鞍区感觉减退、排便及排尿功能障碍等。

侧隐窝狭窄和神经根管狭窄者一般只压迫单侧神经根，故体征较局限，常有明显的腰旁压痛点及腰肌紧张，受压神经支配区皮肤感觉减退，肌力减退，腱反射减弱或消失，下肢直腿抬高试验及加强试验均为阳性。

（三）影像学检查

腰椎 X 线（正侧位片）检查显示椎体前后边缘及后关节骨质增生、椎间隙狭窄、椎板增厚、椎间孔前后径变小或椎体滑脱等改变。

腰椎 CT 片可清晰地显示椎管横断面的骨性结构，对侧隐窝狭窄，黄韧带肥厚，后关节病变以及椎间盘突出情况具有独特的临床价值。

腰椎 MRI 片所观察的范围较 CT 更广，可详细了解腰椎管、侧隐窝以及神经根管狭窄的情况，对本病的诊断和分型有重要价值。

五、诊断要点

1. 好发于中老年人，有慢性腰痛史。

2. 长期腰腿痛、间歇性跛行。

3. 腰部后伸受限及疼痛，前屈不受限。

4. 下肢肌肉萎缩，腱反射减弱，过伸试验阳性。

5. 腰椎 X 线（正侧位片）检查显示椎体边缘骨质增生、椎间隙狭窄、后关节突增生肥大、椎间孔前后径变小。腰椎 CT 或 MRI 片显示椎管矢状径小于 12mm，中央椎管、侧隐窝狭窄，黄韧带肥厚等。

六、治疗方法

（一）常见治疗点（图 10-11~ 图 10-13）

1. 足太阳经、足少阳经及督脉上的力敏化腧穴。常见的治疗点：气海俞、大肠俞、关元俞、环跳、承扶、殷门、委中、肾俞、小肠俞、腰阳关、十七椎、秩边、昆仑、承山。

2. 足太阳经筋和足少阳经筋上的筋结点。常见的治疗点：腰宜次、腰眼次、志室次。

3. 腰方肌、臀中肌、背阔肌、腹内斜肌、腹外斜肌等相关肌肉的激痛点。

4. 患椎棘突间、棘突旁或横突处。

5. 后表线和功能线上的压痛点（骨性或肌性结节点）。

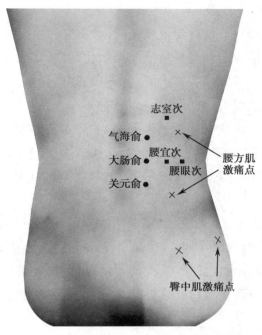

图 10-11 腰椎椎管狭窄症常见治疗点（腰部）

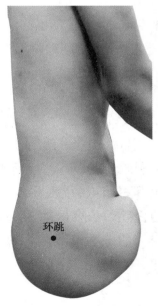

图 10-12 腰椎椎管狭窄症
常见治疗点（臀部）

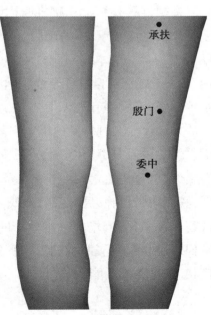

图 10-13 腰椎椎管狭窄症
常见治疗点（下肢部）

（二）操作方法

1. 切寻治疗点　切寻患椎棘突间、棘突旁和横突处的病灶（压痛）点,足太阳经、足少阳经及督脉上的力敏化腧穴,足太阳经筋和足少阳经筋上的筋结点,腰方肌、臀中肌、背阔肌、腹内斜肌、腹外斜肌等相关肌肉的激痛点,后表线和功能线上的压痛点。

2. 病损处/病灶点　取腰椎棘突间、棘突旁或横突处的病灶（压痛）点,常规消毒,取针两根,双针并刺,快速透皮,直达病灶点;在锁定状态下,行提插、牵抖、摇摆等手法操作,松解局部软组织的粘连、瘢痕、挛缩,然后拔针。

3. 力敏化腧穴、筋结点、激痛点　取相应的力敏化腧穴、筋结点或激痛点,常规消毒,取针两根,双针并刺,快速透皮,直达治疗点;在锁定状态下,行提插、牵抖、摇摆、震颤等手法操作,松筋解结、疏通经络、行气活血、消肿止痛、去力敏化或使激痛点灭活,然后拔针。避免伤及神经根、脊髓、血管等。

（三）针刺原理剖析

腰椎椎管狭窄症是腰椎管因骨性或纤维性增生、移位导致一个或多个平面管腔狭窄,压迫硬膜、神经根或马尾神经而产生相应的临床症状。中医学认为本病因肾气亏虚、气血不足,经脉失养,加上风寒湿邪侵袭、外伤、劳损等因素导致经脉闭塞、不通则痛而发病,与足太阳经、足少阳经、督脉等有关。

并针疗法通过针刺患椎棘突间、棘突旁或横突处的病灶点,松解局部软组织的粘连、瘢痕、挛缩;针刺筋结点和力敏化腧穴,松筋解结、通经活络、畅通气血,消肿止痛以及去力敏化;针刺激痛点,使激痛点灭活,紧绷肌带松弛,局部张力降低,恢复脊柱及周围软组织的力学平衡,改善局部微循环,增加毛细血管的通透性,促进炎症因子吸收,减轻神经根水肿,减轻局部对脊髓、脊神经根及马尾神经的压迫和刺激,缓解症状,恢复腰椎功能。

七、预防调护

1. 急性发作期应卧床休息。

2. 纠正习惯性姿势不良，包括坐姿、站姿等。

3. 经常变换体位。

4. 症状较重者可佩戴腰围。

5. 加强腰背肌功能锻炼。

6. 避免过度劳累，注意劳逸结合。

7. 腰部保暖，避风寒。

8. 减少后伸活动。

八、典型病例

病例一

患者史某，男，68 岁，退休干部，2016 年 9 月 6 日初诊。

主诉：下腰痛 5 年，加重伴间歇性跛行 1 年。

现病史：患者于 2011 年开始出现腰骶部酸痛不适，后伸腰部疼痛，当时未引起重视。2012 年 11 月搬重物时突感下腰部剧烈疼痛，腰部后伸功能受限。在当地医院诊断为急性腰扭伤，予以推拿、针灸、口服消炎镇痛药等处理，下腰痛得以缓解。近 1 年来下腰部疼痛逐渐加重，双下肢麻木、乏力，间歇性跛行，行走 500m 左右出现双下肢沉重、乏力，坐下来休息片刻症状可缓解，又可继续行走，并呈渐进性加重。遂到当地医院求诊，行腰椎 X 线正侧位片检查显示腰椎体前后边缘及小关节突增生、椎间隙狭窄；腰椎 CT 检查显示腰 4、5 和腰 5 骶 1 椎间盘突出及腰 5 骶 1 水平椎管狭窄。诊断为腰椎椎管狭窄症，予以口服营养神经药、骶管封闭、外用药膏、红外线等处理，症状未见明显缓解。就诊时症见：下腰痛，间歇性跛行（连续步行约 500m），双下肢麻木，乏力，腰部后伸功能受限。

查体：腰 4、5 及骶 1 棘突旁压痛，腰部后伸功能受限。腰椎过伸试验阳性，双侧下肢直腿抬高试验阴性，加强试验阴性。

诊断：腰椎椎管狭窄症。

处理方法：取腰 4、5 及骶 1 棘突旁的压痛点，肾俞、气海俞、大肠俞、关元俞、小肠俞、腰阳关、十七椎、志室次、腰眼次、殷门次以及腰方肌激痛点。采用并针疗法处理，经过第 1 次治疗后，下腰痛稍减轻；以后每周 2 次,连续治疗 4 周后,下腰痛明显减轻,连续步行可达 800m;连续治疗 8 周,下腰痛消失,连续步行可达 1 500m。随访 6 个月,患者连续行走可达 1 500m,腰部无明显不适感。

病例二

患者蔡某,男,79 岁,退休干部,2018 年 10 月 31 日初诊。

主诉:腰痛伴间歇性跛行 1 年余。

现病史:患者于 1 年前无明显外伤下出现腰部疼痛,间歇性跛行。遂到当地医院求诊,行腰椎 CT 检查显示 L_4~S_1 椎体后缘增生,腰 4、5 椎间盘膨出,左侧隐窝狭窄。诊断为腰椎椎管狭窄症,予以理疗、牵引、推拿、口服营养神经药、口服中成药等处理,症状未见明显减轻。就诊时症见:下腰部疼痛,左侧下肢麻木、疼痛,间歇性跛行(连续步行约 800m)。

查体:腰 4、5 棘突旁压痛,腰椎活动稍受限。腰部过伸试验阳性,右侧下肢直腿抬高试验阴性,左侧下肢直腿抬高试验阳性。

诊断:腰椎椎管狭窄症(侧隐窝狭窄)。

处理方法:取腰 4、5 棘突旁的压痛点,气海俞、大肠俞、关元俞、腰阳关、十七椎、志室次、殷门次以及臀中肌激痛点。采用并针疗法处理,经过第 1 次治疗后,腰痛及左下肢麻木、疼痛稍减轻;以后每周 2 次,治疗 4 周,连续步行可达 1 500m,腰痛及左下肢麻木、疼痛明显减轻;治疗 12 周后,可连续步行 3 000m,腰痛及左下肢麻木、疼痛消失。随访 6 个月,未见复发。

第十一章

下 肢 疾 病

第一节 梨状肌综合征

一、概述

梨状肌综合征,又称梨状肌损伤、梨状肌狭窄综合征,是指由于梨状肌损伤、炎症,压迫或刺激坐骨神经而引起臀部疼痛、活动受限、下肢放射痛、麻木等一系列症状的综合征。本病是引起急慢性坐骨神经痛的常见疾病,属于中医"痹证""筋伤""腰腿痛"等范畴。好发于中老年人。

二、解剖结构

梨状肌是臀肌中较小的肌肉,位于臀区中部,位置较深,呈三角形,起自第2~4骶前孔的外侧,向外经过坐骨大孔出小骨盆,止于股骨大转子,受第1、2骶神经支配。近固定时,使大腿外展、外旋和后伸;远固定时,一侧收缩使骨盆转向同侧,两侧收缩使骨盆后倾。

坐骨神经由第4、5腰神经根和第1~3骶神经根组成,经坐骨大孔穿出骨盆,大多数坐骨神经干经梨状肌下孔出盆腔至臀部,在臀大肌深面,经坐骨结节和股骨大转子之间下行于股二头肌的深面,在腘窝上角处分为胫神经和腓总神经。胫神经沿腘窝正中垂直下降,伴胫后动脉下行,经内踝后方入足底,分为足底内侧神经和足底外侧神经。腓总神经沿腘窝外侧缘下降,绕腓骨颈外侧向前下,分为腓浅神经和腓深神经。坐骨神经支配臀部(闭孔内肌、上下孖肌、股方肌、髋关节)、大腿(大收肌、半腱肌、半膜肌、股二头肌)、小腿和足的全部肌肉,以及支配小腿和足部的皮肤感觉。有少数坐骨神经干由梨状肌的肌腹穿出或上缘穿出;或坐骨神经干在未穿出骨盆之前(梨状肌以上)分支(即坐骨神经高位分支),一支由梨状肌的肌腹穿出,另一支由梨状肌下缘穿出;或坐骨神经高位分支,分别由梨状肌上、下缘穿出。

梨状肌与坐骨大孔上、下缘之间各形成一间隙,分别称为梨状肌上孔和梨状肌下孔。梨状肌上孔位于梨状肌上缘与坐骨大孔上缘之间,穿经此孔的结构自外侧向内侧依次为臀上神经、臀上动脉和臀上静脉。臀上神经从骶丛发出后,出盆腔后分上、下两支,支配臀中肌、臀小肌和阔筋膜张肌后部;臀上动脉发自髂内动脉,出骨盆后分浅、深两支,浅支营养臀大肌,深支营养臀中肌、臀小肌和髋关节;臀上静脉与同名动脉伴行。梨状肌下孔位于梨状肌下缘与坐骨大孔下缘之间,穿经此孔的结构自外侧向内侧依次为坐骨神经、股后皮神经、臀下神经、臀下动脉、臀下静脉、阴部内动脉、阴部内静脉和阴部神经。股后皮神经从骶丛发出后,出盆腔,在臀大肌深面下降至股后区,分布于股后面皮肤;臀下神经支配臀大肌、阔筋膜张肌,以及臀下部皮肤;臀下动脉为髂内动脉前干的分支,营养臀下部和股后上部;阴部内动脉是髂内动脉前干的分支,出梨状肌下孔后,绕坐骨棘及骶棘韧带,经坐骨小孔入坐骨直肠窝,分布于会阴部;阴部内静脉与同名动脉伴行;阴部神经与阴部内动、静脉伴行,支配生殖器及会阴部皮肤。

梨状肌体表投影区为尾骨尖到髂后上棘作一连线,此连线的中点向股骨大转子顶点作一连线,此连线为梨状肌下缘。

三、病因病理

(一)解剖结构变异

在臀部,坐骨神经与梨状肌的位置关系甚为密切,常有变异,如坐骨神经干由梨状肌肌腹或上缘穿出、坐骨神经干高位分支等。1937年Beaton和Anson将坐骨神经与梨状肌之间的解剖变异分为六种类型，并指出坐骨神经异常的解剖结构变异是引起梨状肌综合征的主要原因。

（二）慢性损伤

当坐骨神经的解剖结构发生变异，髋关节外旋、反复下蹲等动作可使梨状肌收缩、紧张，影响局部软组织的力学平衡，使坐骨神经反复受到挤压或牵拉，日久就会导致坐骨神经的慢性损伤，产生坐骨神经痛，严重者出现臀大肌、臀中肌萎缩。

（三）急性外伤

髋部扭闪、髋关节急剧外旋使梨状肌猛然收缩，或髋关节突然内旋使梨状肌受到牵拉，造成梨状肌的急性损伤，影响髋关节周围软组织的力学平衡，肌肉痉挛，肌膜破裂、部分肌束断裂，局部充血、水肿、渗出等无菌性炎症反应，压迫和刺激坐骨神经而产生臀腿痛。如未经及时与合理的治疗，局部形成粘连、挛缩、肥大，使梨状肌上、下孔或肌间隙变窄，挤压和刺激坐骨神经，引起坐骨神经痛。

（四）其他因素

感受风寒所致梨状肌紧张或痉挛，某些臀部肌内注射可使梨状肌变性、纤维挛缩、僵硬，某些妇女由于盆腔炎、卵巢或附件炎等波及梨状肌，髋臼后上部骨折移位或骨痂过量生长，等等，均可造成梨状肌肌间隙或梨状肌上、下孔变窄，或局部炎症，压迫或刺激其间穿过的神经及血管，引起臀腿部疼痛。

四、临床表现

（一）症状

常有臀部外伤、劳损或受凉史。主要表现为臀部疼痛和下肢沿坐骨神经分布区放射性疼痛。咳嗽、喷嚏、大小便等腹压增加时疼痛加重，髋内旋、内收时疼痛加重。严重者臀部有"刀割样"或"灼烧样"疼痛，不能入睡，影响日常生活。患肢不能伸直，自觉下肢短缩，步履跛行。久病患者可出现臀大肌、臀中肌萎缩。少数男性患者可有会阴部麻木、性功能障碍。

（二）专科检查

腰部多无明显压痛,活动不受限。患侧梨状肌部位有深压痛,触及条索状或弥漫性肌束隆起,久病患者可出现臀大肌、臀中肌萎缩。梨状肌紧张试验阳性。下肢直腿抬高试验在小于 60° 时疼痛明显(由于梨状肌被牵紧而压迫刺激坐骨神经所致),而超过 60° 时损伤的梨状肌不再被拉长,疼痛反而减轻;加强试验阴性。

（三）影像学检查

髋关节 X 线(正侧位片)检查未见明显异常。髋关节 MRI 检查可排除结核、转移性恶性肿瘤等。

五、诊断要点

1. 多有外伤、劳损或受凉史,好发于中老年人。

2. 臀部疼痛,严重者患侧臀部呈持续性"刀割样"或"灼烧样"剧烈疼痛,常伴有下肢放射痛,跛行或不能行走。

3. 患侧梨状肌部位有深压痛,触及条索状硬结或弥漫性肌束隆起。

4. 梨状肌紧张试验阳性,患肢直腿抬高在 60° 以内疼痛明显,超过 60° 后疼痛减轻。

六、治疗方法

（一）常见治疗点（图 11-1～ 图 11-3）

1. 足太阳经和足少阳经上的力敏化腧穴。常见的治疗点:居髎、委中、承扶、殷门。

2. 足太阳经筋和足少阳经筋上的筋结点。常见的治疗点:环跳次、秩边次。

3. 梨状肌、臀中肌、臀小肌、臀大肌等相关肌肉的激痛点。

4. 梨状肌的病损点。

5. 后表线上的压痛点(骨性或肌性结节点)。

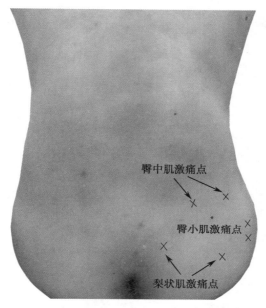

臀中肌激痛点

臀小肌激痛点

梨状肌激痛点

图 11-1　梨状肌综合征常见的治疗点（腰骶部）

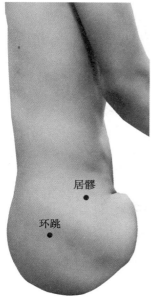

居髎

环跳

图 11-2　梨状肌综合征
常见的治疗点（臀部）

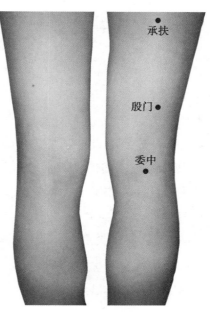

承扶

殷门

委中

图 11-3　梨状肌综合征
常见的治疗点（下肢部）

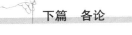
（二）操作方法

1. 切寻治疗点　切寻梨状肌的病损（压痛）点，足太阳经和足少阳经上的力敏化腧穴，足太阳经筋和足少阳经筋上的筋结点，梨状肌、臀中肌、臀小肌、臀大肌等相关肌肉的激痛点，后表线上的压痛点。

2. 病损处/病灶点　取梨状肌的病损（压痛）点，常规消毒，取针两根，双针并刺，快速透皮，直达病灶点，在锁定状态下，行提插、牵抖、摇摆等手法操作，缓解梨状肌痉挛，松解局部软组织的粘连、瘢痕，然后拔针。避免伤及坐骨神经。

3. 力敏化腧穴、筋结点、激痛点等　取相应的力敏化腧穴、筋结点或激痛点，常规消毒，取针两根，双针并刺，快速透皮，直达治疗点；在锁定状态下，行提插、牵抖、摇摆等手法操作，松筋解结、疏通经络、活血化瘀、行气止痛、去力敏化或使激痛点灭活，然后拔针。避免伤及坐骨神经。

（三）针刺原理剖析

梨状肌综合征是由于坐骨神经干的解剖位置变异，以及外伤、劳损、感受风寒等因素导致梨状肌损伤，肌肉痉挛，局部充血、水肿、渗出等无菌性炎症反应，使该肌间隙及梨状肌上、下孔变窄，刺激或挤压其间穿出的坐骨神经而产生臀腿痛。中医学认为本病因外伤、劳损、感受风寒等因素导致臀腿部经脉痹阻、气滞血瘀而发病，与足太阳经和足少阳经有关。

并针疗法通过针刺梨状肌的病损点，缓解梨状肌痉挛，松解局部软组织的粘连、瘢痕；针刺筋结点和力敏化腧穴，疏通经络、行气止痛、活血化瘀以及去力敏化；针刺激痛点，使激痛点灭活，紧绷肌带松弛，局部张力降低，恢复局部软组织的力学平衡，改善局部血液循环，加快排出代谢产物，促进炎症因子吸收，减轻局部对坐骨神经的挤压和刺激，以减轻疼痛和恢复下肢活动功能。

七、预防调护

1. 急性发作期应卧床休息。

2. 避免弯腰或下蹲时间过长。

3. 伤肢保持在外旋外展位,避免髋关节旋转动作。

4. 避免臀部外伤。

5. 待症状缓解以后,加强腰部和髋关节功能锻炼,防止肌肉萎缩。

6. 避风寒,臀部保暖。

八、典型病例

患者张某,男,51 岁,建筑工人,2017 年 3 月 15 日初诊。

主诉:左臀部疼痛 3 个月,加重 4 天。

现病史:患者于 3 个月前劳累后出现左臀部酸胀疼痛,有时放射至左下肢。遂到当地医院求诊,行腰椎 CT 检查未见明显异常;诊断为腰肌劳损,予以口服消炎镇痛药、外用药膏、推拿、红外线等处理,症状得以缓解。4 天前跑步时突感左臀部剧烈疼痛,并放射至左下肢,跛行,自行外用药膏后,症状未见明显缓解。就诊时症见:左臀部剧烈疼痛,并放射至左下肢,跛行。

查体:左臀部有深压痛,梨状肌体表投影区触及索状硬结。梨状肌紧张试验阳性,左下肢直腿抬高试验 60° 以内疼痛明显,抬高超过 60° 疼痛反而减轻,加强试验阴性。

诊断:左侧梨状肌综合征。

治疗:取左侧梨状肌的病损点、委中、环跳次、秩边次以及梨状肌激痛点。采用并针疗法处理,经过第 1 次治疗后,左臀腿痛减轻;以后每周 2 次,连续治疗 2 周后,左臀腿痛消失,行走正常。随访 6 个月,未见复发。

第二节　膝骨关节炎

一、概述

膝骨关节炎是一种以局限性、进行性关节软骨破坏及关节边缘骨质增生为主要病理改变的慢性膝关节疾患。主要表现为膝关节疼痛、肿胀、僵硬、活动受限等。本病是临床上的常见病、多发病,属于中医"膝痹""骨痹"范畴。好发于中老年人,女性多于男性,可单侧发病,亦可双侧发病。

二、解剖结构

膝关节是一个复合关节,由股骨内、外侧髁和胫骨内、外侧髁以及髌骨构成,是人体最大且结构最复杂的关节,属于滑车关节。髌股关节由股骨的髌面和髌骨的关节面构成。胫股关节是由股骨的内、外侧髁与胫骨的内、外侧髁相对构成的椭圆关节。胫股关节内有内侧半月板和外侧半月板,以加深关节窝的深度。半月板由纤维软骨构成,呈半环形,外周较厚,内缘薄锐,上面凹陷,与股骨髁相适应,下面平坦,与胫骨平台相适应。内侧半月板较大,近似 C 形,有前、后两角,前角狭窄,后角宽大而肥厚,前角附着于前交叉韧带附着点髁间嵴的前方;后角附着于胫骨髁间嵴的后方、后交叉韧带附着点的前方。外侧半月板呈环形,近似 O 形,体积较小,中部稍宽,前后端略窄,前角附着于胫骨髁间隆起的前方、前交叉韧带止点的后方,并与股-半月板前韧带相连;后角附着于胫骨髁间隆起的后方、内侧半月板后角附着点的前方,外缘与腘肌相连,并不与腓侧副韧带相连。在两个半月板的前端,常有呈圆索状横行连接的膝横韧带。半月板光滑、质韧、有弹性,具有缓冲两骨面撞击、吸收震荡、散布滑液、增加润滑、减少摩擦、保护关节的作用。关节囊是由纤维结缔组织构成的囊,附着于关节面周围骨膜或软骨膜上,密闭关节腔。关节囊分为内层和外层,外层为纤维膜,限制关节过度活动以稳定关节;内层为滑膜,由光滑、薄而柔润的疏松结缔组织构成,衬贴于纤维膜内面,边缘附着于关节软骨的周缘,包被着关节内除关节软骨、关节唇和关节盘外的所有结构。滑膜富含神经、血管及淋巴管,起分泌滑液和排出废物的作用。滑膜在髌骨上缘的上方,向上突起形成深达 5cm 左右的髌上囊,位于股四头肌腱与股骨体下部之间。在髌骨下方的中线两侧,部分滑膜层突向关节腔,形成一对翼状襞,襞内含有脂肪组织,填充于关节腔的空隙。此外,还有不与关节腔相通的滑液囊,如位于髌韧带与胫骨上端之间的髌下深囊。

膝关节的稳定性主要依靠周围附着的肌肉和韧带来维持。膝关节的前方有强大的髌韧带,后方有腘斜韧带,内侧有内侧副韧带,外侧有外侧副韧带,中间还有前交叉韧带和后交叉韧带相连。髌韧带位于关节囊的前部,肥厚坚韧,为股四头肌腱延续的部分,上方起自髌尖,向下止于胫骨粗隆和胫骨前嵴的上部,其内、外侧缘分别移行于髌内侧支持带和髌外侧支持带,伸膝时髌韧带松弛,屈膝时髌韧带紧张。髌内侧支持带为股内侧肌腱的一部分,起自股内侧肌腱和髌底,沿髌韧带的内侧向下止于胫骨上端的内侧面。髌外侧支持带为股外侧肌腱的一部分,起自股外侧肌腱和髌底,沿髌韧带的外侧向下止于胫骨上端的外侧面。髌内、外侧支持带具有限制髌骨内、外移位的作用。腘斜韧带位于关节囊的后面,呈扁平状,为半膜肌腱的反折部分,起自胫骨内侧髁的后部,沿关节囊后部斜向外上方止于股骨外上髁,以防止膝关节过度前伸。内侧副韧带,又名胫侧副韧带,宽扁而坚韧,位于关节的内侧,上方起自股骨内上髁,向下止于胫骨内侧髁及胫骨体的内侧面,前部与髌内侧支持带愈合,后部与关节囊和内侧半月板愈合。外侧副韧带,又名腓侧副韧带,为索状坚韧的纤维,位于膝关节的外侧,上方起自股骨外上髁,向下止于腓骨小头外侧面的中部,与关节囊之间有疏松结缔组织,与半月板之间有腘肌腱相隔,两者之间并不直接相连。内、外侧副韧带具有加固和限制膝关节过度伸展及外旋的作用。交叉韧带,又称十字韧带,位于膝关节内,分为前交叉韧带和后交叉韧带。前交叉韧带,又名前十字韧带,起自胫骨髁间隆突的前部,斜向后外上方,止于股骨外髁内面的上部,分别与内侧半月板的前端和外侧半月板的前端相愈合,限制胫骨前移。后交叉韧带,又名后十字韧带,起自胫骨髁间隆起的后方,向前上内止于股骨内髁的外面,限制胫骨后移。

膝关节周围的肌肉分为膝关节伸肌群和膝关节屈肌群。膝关节伸肌群包括股四头肌和阔筋膜张肌(辅助)。股四头肌有四个头,股直肌起自髂前下棘和髋臼上缘,股外侧肌起自股骨大转子和股骨嵴外侧唇,股中间肌起自股骨体前外面,股内侧肌起自股骨嵴内侧唇,以上四个头向下汇成股四头肌肌腱附着于髌骨,往下借髌韧带止于胫骨粗隆,受股神经支配,伸膝和屈髋。膝关节屈肌群包括腘绳肌(股二头肌、半腱肌、半膜肌)、鹅足肌(股薄肌、缝匠肌、半腱肌)、腘肌、腓肠肌、跖肌。股二头肌有两个头,长头起自坐骨结节,短头起自股骨嵴外侧唇,以股二头肌肌腱止于腓骨小头,受坐骨神经支配,伸髋、屈膝和使膝关节外旋。半膜肌起自坐骨结节,止于胫骨内侧髁并延续为腘斜韧带附着于关节囊,受坐骨神经支配,伸髋、屈膝和使膝关节内旋。半腱肌位于半膜肌浅表,起自坐骨结节,止于胫骨上端内侧,受坐骨神经支配,伸髋、屈膝和使膝关节内旋。股薄肌位于大腿浅层,以腱膜起自耻骨下支,向下于股骨内上髁平面移行为条索状肌腱,以扇形放散止于胫骨粗隆内侧,受闭孔神经支配,屈膝、使膝关节内旋和髋关节内收。缝匠肌是全身最长的肌肉,呈扁带状,起自髂前上棘下方,斜向内下方,经大腿前面达膝关节内侧,止于胫骨上端内侧面,受股神经支配,屈髋、屈膝和使膝关节内旋。腘肌起自股骨外侧髁外侧面上缘,移行为肌腱后,穿过腘肌腱裂孔,止于胫骨比目鱼肌线以上的骨面(胫骨后侧的三角区域),受胫神经支配,屈膝和使膝关节内旋。腓肠肌有内、外两头,内侧头起自股骨内侧髁上的三角形隆起,外侧头起自股骨外侧髁近侧端,向下与比目鱼肌三头会合(合称小腿三头肌),向下续为跟腱,止于跟骨结节,受胫神经支配,屈膝和足跖屈。跖肌属于退化的肌肉,肌腹短小,肌腱细长,起自股骨外上髁腓肠肌外侧头的上方,行走于小腿后侧腓肠肌与比目鱼肌之间,止于跟骨内缘或附着于跟腱,参与运动的作用并不大。

三、病因病理

膝骨关节炎是一种慢性退行性骨关节病,其病因复杂,发病机制尚未阐明。一般认为本病的发生与年龄、性别、肥胖、营养不良、生活环境、关节创伤、体育运动伤、免疫学因素、遗传因素、骨密度、畸形等因素有关。根据不同的病因,分为原发性和继发性两大类。原发性骨性关节炎好发于中老年人,病因不明,可能与年龄、性别、体质、环境、遗传等因素有关。继发性骨性关节炎可发生于各个年龄阶段,其发病与创伤(膝关节、半月板、交叉韧带等)、缺血性坏死、髋关节发育不良、关节畸形等因素有关。其病理改变是以局限性、进行性关节软骨破坏及关节边缘的骨质增生为主,同时累及软骨下骨、关节囊、滑膜以及周围的肌肉、韧带等膝关节所有的结构,导致软骨下骨硬化或囊性病变、骨质增生、滑膜炎,关节间隙狭窄、畸形等而产生膝关节疼痛、肿胀、僵硬、活动受限等。

膝关节是人体最大的负重关节。随着年龄的增长,在日常生活和工作中膝关节的累积性劳损及周围的肌肉力量下降,关节囊萎缩、变性及纤维化,滑液异常分泌,软骨细胞营养供应不足,关节软骨中的含水量逐渐减少,软骨基质中的蛋白多糖合成下降,蛋白多糖、透明质酸和胶原降解的速度加快,关节软骨弹性降低,容易导致关节软骨磨损或碎裂。

外来暴力、慢性劳损、感受风寒等因素造成膝关节周围的软组织(肌肉、韧带、筋膜等)损伤,局部产生充血、水肿、渗出等无菌性炎症反应,肌肉痉挛,粘连、瘢痕、挛缩等,影响膝关节周围软组织的平衡;长期重体力劳动、肥胖等造成膝关节承受的负荷增加,关节面应力增大;外伤所致膝关节内骨折、脱位、半月板损伤、侧副韧带损伤等,未经及时治疗或处理不当而致膝关节内结构不稳;老年性骨质疏松所引起的膝关节软骨下骨小梁变薄、稀疏,关节软骨的负载能力下降;膝关节内外翻畸形、大骨节病、多发性骨骺发育不良等解剖异常造成下肢力线发生改变等。这些因素均可造成膝关节及周围软组织的力学平衡失调,关节面所承受的应力分布不均衡,产生高应力集中区,导致关节软骨变性、坏死、碎裂、脱落,软骨下骨硬化或囊性病变,关节周缘骨质增生,滑膜增生等,以及周围软组织代谢异常,代谢产物堆积,炎症水肿,从而引起膝关节疼痛、肿胀、僵硬、活动受限。

膝关节化脓性关节炎、结核、类风湿关节炎等其他疾病直接侵犯关节软骨,累及软骨下骨、韧带、肌腱、关节囊、滑膜、肌肉等,造成膝关节的退行性改变,产生膝关节疼痛、肿胀、僵硬、活动受限。

四、临床表现

(一)症状

好发于中老年人,发病缓慢。主要表现为膝关节疼痛、肿胀、僵硬、活动受限、打软腿、关节交锁、摩擦音、肌肉萎缩、畸形等。早期症状为主动伸屈膝关节时引起髌骨下疼痛及摩擦感,被动伸屈时多无症状,在上下楼梯或坐位站起等动作中,会出现髌骨下疼痛、摩擦感、交锁现象。患膝可有僵硬感、怕冷,热敷后减轻,受凉后加重。晨起或坐位站起时膝关节有僵痛或胶滞感,行走片刻后减轻,但行走时间过长又出现症状加重,此现象称为起步痛(或始动痛)。上下楼梯、行走斜坡时膝关节疼痛较明显,而游泳、骑自行车等非负重运动时疼痛不明显,此现象称为负重痛。膝关节长时间处于某一固定体位或夜间睡眠时疼痛,此现象称为休息痛,与下肢静脉回流不畅造成髓腔及关节内压力增高有关。随病情逐渐发展,膝关节疼痛转重,呈持续性,关节主动及被动活动范围逐渐减少,关节不稳感,股四头肌萎缩,严重者出现膝关节强直或畸形(如内翻、外翻、屈曲等)。

（二）专科检查

膝关节周围有压痛,膝关节粗大、肿胀,股四头肌萎缩。膝关节活动受限,严重者出现纤维性或骨性强直、膝内翻或外翻畸形。侧方活动检查可见关节韧带松弛体征。单足站立时可观察到膝关节向外或内侧弯曲现象。浮髌试验阳性,研磨试验阳性。

（三）影像学检查

膝关节 X 线(正侧位片)检查早期多为阴性,偶尔侧位片可见髌骨上下缘有轻度的骨质增生;以后可见关节间隙狭窄、软骨下骨硬化或囊性改变、关节边缘或髁间嵴骨质增生等。

五、诊断要点

1. 年龄≥40 岁。

2. 近 1 个月内反复膝关节痛。

3. 晨僵 <30 分钟。

4. 膝关节活动时有摩擦音或摩擦感。

5. 膝关节 X 线(站立位片或负重位片)检查显示膝关节间隙狭窄、软骨下骨硬化或囊性病变、关节边缘骨赘形成等。

六、治疗方法

（一）常见治疗点（图 11-4、图 11-5）

1. 足三阴经和足三阳经上的力敏化腧穴，以足太阴经、足阳明经、足少阳经为主。常见的治疗点：膝眼、梁丘、血海、伏兔、阳陵泉、委中、犊鼻、风市。

2. 足三阴经筋和足三阳经筋上的筋结点。常见的治疗点：合阳次、委阳次、阴谷次、鹤顶次。

3. 股四头肌、缝匠肌、股二头肌、半腱肌、半膜肌、腓肠肌、腘肌等相关肌肉的激痛点。

4. 鹅足腱滑囊处。

5. 体侧线和螺旋线上的压痛点（骨性或肌性结节点）。

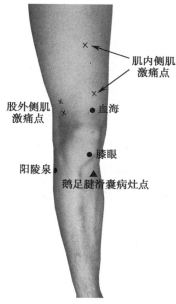

图 11-4　膝骨关节炎常见的
治疗点（膝前侧）

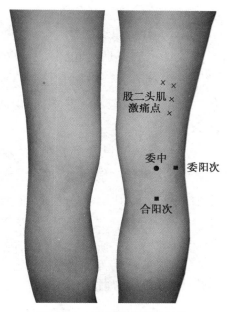

图 11-5　膝骨关节炎常见的
治疗点（膝后侧）

（二）操作方法

1. **切寻治疗点**　切寻患侧鹅足腱滑囊处的压痛点，足三阳经和足三阴经上（以足太阴经、足阳明经、足少阳经为主）的力敏化腧穴，足三阳经筋和足三阴经筋上的筋结点,股四头肌、缝匠肌、股二头肌、半腱肌、半膜肌、腓肠肌、腘肌等相关肌肉的激痛点,体侧线和螺旋线上的压痛点。

2. 病损处/病灶点 取患侧鹅足腱滑囊处的压痛点,常规消毒,取针两根,双针并刺,快速透皮,直达鹅足腱滑囊处;在锁定状态下,行牵抖、提插、摇摆等手法操作,松解局部软组织的粘连、瘢痕、挛缩,然后拔针。

3. 力敏化腧穴、筋结点、激痛点等 取相应的力敏化腧穴、筋结点或激痛点,常规消毒,取针两根,双针并刺,快速透皮,直达治疗点;在锁定状态下,行提插、牵抖、震颤等手法操作,舒经通络、松筋解结、活血化瘀、行气止痛、去力敏化或使激痛点灭活,然后拔针。避免伤及神经、血管。

ER- 膝骨关节炎治疗操作视频

（三）针刺原理剖析

膝骨关节炎是引起膝关节疼痛的主要原因,其发病与膝关节的力学平衡失调有关。中医学认为本病因肝肾不足,外感风、寒、湿、热,外伤、劳损等导致膝部气滞血瘀、痹阻筋脉而发病,与足三阴经和足三阳经有关。

并针疗法通过针刺筋结点和力敏化腧穴,松筋解结、疏通经络、行气止痛、活血化瘀以及去力敏化;针刺病灶点,松解局部软组织的粘连、瘢痕、挛缩;针刺激痛点,使激痛点灭活,紧绷肌带松弛,局部张力降低,恢复膝关节及周围软组织的力学平衡,改善局部血液循环,加快新陈代谢,促进炎症因子吸收,以消炎消肿、缓解疼痛和恢复膝关节功能。

七、预防调护

1. 尽量少进行爬楼梯、登山等活动。

2. 膝部保暖,避风寒。

3. 肥胖者减肥,控制体重,以减轻膝关节的负担。

4. 加强膝关节周围肌肉锻炼（如股四头肌等长收缩等）,增加肌肉的力量,提高关节的稳定性。

5. 适当进行有氧运动,如游泳、步行、骑自行车等,以非负重运动为主,提高膝关节的活动功能。

6. 使用护膝、手杖等辅助工具。

八、典型病例

病例一

患者邱某,女,53 岁,退休工人,2018 年 1 月 24 日初诊。

主诉:双膝关节疼痛、活动受限 3 年,加重 2 周。

现病史:患者于 3 年前开始出现双膝关节酸软疼痛,上下楼梯时疼痛明显,晨起有僵硬感,行走几十步后稍减轻,但久行后又出现疼痛加重。在当地医院诊断为膝骨关节炎,予以口服氨基葡萄糖、针灸、推拿、红外线、中频脉冲等处理,疼痛得以缓解。2 周前爬山后出现膝关节疼痛、肿胀,行走困难。遂到当地医院求诊,行双膝 X 线正侧位片检查显示膝关节退行性改变、关节间隙变窄。诊断为双膝骨性关节炎,予以口服氨基葡萄糖、外用药膏、红外线、中频脉冲等处理,症状改善不明显。就诊时症见:膝关节肿胀、疼痛,行走困难。

查体:双侧膝关节肿胀,髌骨上方及鹅足腱滑囊处有明显压痛,双侧膝关节屈伸活动受限,轻度内翻畸形。研磨试验阳性,挺髌试验阳性。

诊断:双侧膝骨关节炎。

处理方法:取鹅足腱滑囊处、鹤顶、内膝眼、犊鼻、血海次、阴陵泉次、阳陵泉次以及股四头肌激痛点。采用并针疗法处理,经过第 1 次治疗后,双膝关节疼痛有所减轻,活动度稍增大;以后每周 2 次,8 次为 1 个疗程,连续 2 个疗程后,双膝肿痛消失,活动大致正常。随访 6 个月,未见复发。

病例二

患者何某,女,45 岁,个体经商,2018 年 5 月 23 日初诊。

主诉:右膝关节疼痛 1 年余,加重 2 个月。

现病史:患者于 1 年前开始自觉右膝关节酸胀、疼痛不适,上下楼梯时疼痛显著,一直未引起重视。2 个月前劳累后出现右膝关节疼痛加重,稍肿胀,蹲位站起较困难。遂到当地医院求诊,行右侧膝关节X线正侧位片检查显示右膝关节退行性改变。诊断为右侧膝骨关节炎,予以关节腔内注射玻璃酸钠治疗,每周1次,共注射5次,症状稍改善。就诊时症见:右膝关节疼痛,稍肿,蹲位站起较困难。

查体:右膝关节稍肿,关节周围广泛压痛,右膝屈伸活动受限。右侧挺髌试验阳性,右侧研磨试验阳性。

诊断:右膝骨关节炎。

处理方法:取膝眼、梁丘、血海、阴谷次、鹤顶次以及股四头肌激痛点。采用并针疗法处理,经过第1次治疗后,右膝痛减轻,活动范围增大;以后每周2次,8次为1个疗程,连续2个疗程后,右膝肿痛消失,活动自如。随访6个月,未见复发。

第三节　踝关节扭伤

一、概述

踝关节扭伤,又称踝关节扭挫伤、踝关节韧带损伤、踝关节软组织损伤,是指在外力作用下,踝关节骤然向一侧活动并且超过其正常活动度,从而引起踝关节周围软组织(如肌腱、韧带、关节囊等)的撕裂伤。临床表现为踝关节疼痛、肿胀、皮下瘀斑、活动障碍等。本病为临床上常见的运动损伤,属于中医"踝缝伤筋"范畴。可发生于任何年龄,以青壮年较多。根据不同的损伤机制,踝关节扭伤可分为内翻扭伤和外翻扭伤两类,在内翻扭伤中以跖屈内翻扭伤多见。踝关节扭伤后,未经及时治疗或处理不当,可造成踝关节不稳、创伤性关节炎等。

二、解剖结构

踝关节,又名距骨小腿关节,由胫腓骨下端和距骨滑车构成,属于滑车关节。胫骨下端内侧向下的骨突称为内踝,后缘稍向下突出称为后踝,腓骨下端向下突出称为外踝。胫骨的下关节面及内、外踝关节面共同形成的"门"形关节窝即踝穴,其内容纳距骨滑车。胫骨下端的关节面呈凹形,后唇较长,可防止胫骨向前移位。内踝较短,仅覆盖距骨内侧 1/4 的面积;而腓骨下端关节面完全覆盖距骨体外侧(外踝较内踝长而偏后)。距骨之顶面呈鞍状,与胫骨下端的关节面相对应。距骨滑车关节面前宽后窄,当足背屈时,较宽的前部进入踝穴,此时踝关节稳定;当足跖屈时,较窄的后部进入踝穴,距骨关节面与胫、腓骨下端关节面的接触面积减少,使关节腔隙增大、踝关节松动且能做侧方运动,此时踝关节容易发生扭伤。

踝关节周围主要的韧带有内侧副韧带、外侧副韧带和下胫腓韧带。内侧韧带,又称三角韧带、胫侧副韧带,起于内踝,向下呈扇形展开,止于足舟骨、距骨前内侧和跟骨的载距突,其纤维致密、坚强,不易损伤。根据不同的附着点,由前向后分别为距胫前韧带、胫舟韧带、跟胫韧带和距胫后韧带,可限制足的背屈,前部纤维限制足跖屈。外侧副韧带起于外踝,分三束止于距骨前外侧、跟骨外侧和距骨后外侧,其纤维相对薄弱,根据不同的附着点,由前向后分别为距腓前韧带、跟腓韧带和距腓后韧带,可防止小腿骨向前脱位。下胫腓韧带,又称胫腓横韧带,为胫骨与腓骨下端之间的骨间韧带,加深踝穴前、后方,可防止胫腓骨分离及稳定踝关节。踝关节周围的肌肉有小腿前侧群、外侧群和后群。胫骨前肌和胫骨后肌使足内翻,姆长屈肌和趾长屈肌协助足内翻,腓骨长肌和腓骨短肌使足外翻。

三、病因病理

踝关节扭伤甚为常见,占所有运动损伤的 40% 左右。根据不同的损伤机制,分为内翻扭伤和外翻扭伤,内翻扭伤占 85% 左右。

(一)内翻扭伤

内翻扭伤比较常见,以跖屈内翻扭伤多见,与踝关节的解剖特点有关。距骨滑车前宽后窄,当足跖屈时较窄的后部进入踝穴,踝关节松弛且能做侧方活动,此时踝关节的稳定性最差;外踝较内踝长、内侧韧带相对坚强,内翻肌群(胫骨前肌、胫骨后肌)较外翻肌群(腓骨长肌、腓骨短肌、第三腓骨肌)强,这些解剖特点使踝关节容易发生跖屈内翻扭伤。

行走或跑步时踏于不平之地,上下楼梯、走斜坡时不慎失足踩空等,使踝关节突然过度内翻,导致踝关节扭伤,以距腓前韧带、跟腓韧带损伤较多,距腓后韧带损伤相对较少;由于腓骨长肌、腓骨短肌等受到过度牵拉,可引起肌肉损伤,严重扭伤可致撕脱性骨折。

(二)外翻扭伤

外翻扭伤较为少见,占踝关节扭伤的 15% 左右。骑车、踢球等运动中不慎跌倒,上下楼梯、走斜坡时不慎失足踩空等,使踝关节突然过度外翻,导致踝关节内侧副韧带损伤,由于内侧副韧带比较坚强,较少发生,但严重时可致下胫腓韧带撕裂。

四、临床表现

(一)症状

有明显的外伤史。受伤后踝关节立即出现疼痛和肿胀,不能行走或尚可勉强走路,但疼痛加剧。伤后 2、3 日局部可出现皮下瘀斑。初次扭伤时常有关节脱位感。严重者因踝关节肿痛而不能活动。

(二)专科检查

内翻扭伤:在外踝前下方有明显压痛、肿胀,做踝关节内翻动作时外踝前下方剧烈疼痛,踝关节内翻应力试验阳性,提示踝关节不稳。

外翻扭伤:在内踝前下方有明显压痛、肿胀,做踝关节外翻动作时内踝前下方疼痛剧烈,踝关节外翻应力试验阳性,提示踝关节不稳。

(三)影像学检查

踝关节 X 线(正侧位片)检查排除有无骨折、脱位。如怀疑韧带断裂时,应加拍内翻或外翻应力位片,了解踝关节的稳定性。

五、诊断要点

1. 有明显的外伤史。

2. 伤后踝关节肿胀、疼痛、活动障碍,伴有皮下瘀斑。

3. 内翻扭伤时外踝前下方有压痛;外翻扭伤时内踝前下方有压痛。

4. 踝关节 X 线（正侧位片）检查排除有无骨折、脱位。

六、治疗方法

（一）常见治疗点（图 11-6~ 图 11-9）

1. 伤在外踝，取足少阳经、足太阳经及阳跷脉上的力敏化腧穴，常见的治疗点：丘墟、申脉、悬钟、足临泣；伤在内踝，取足太阴经、足少阴经及阴跷脉上的力敏化腧穴，常见的治疗点：商丘、大钟、照海、三阴交。

2. 伤在外踝，取足少阳经筋、足阳明经筋及足太阳经筋上的筋结点，常见的治疗点：昆仑次、解溪次、光明次；伤在内踝，取足太阴经筋和足少阴经筋上的筋结点，常见的治疗点：公孙次、然谷次、太溪次。

3. 伤在外踝，取胫骨前肌、腓骨长肌、腓骨短肌、第三腓骨肌等相关肌肉的激痛点；伤在内踝，取胫骨后肌、腓肠肌、比目鱼肌等相关肌肉的激痛点。

4. 伤在外踝，取踝关节外侧的病损处；伤在内踝，取踝关节内侧的病损处。

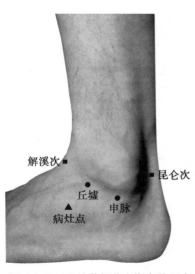

图 11-6　踝关节扭伤（伤在外踝）
常见的治疗点（踝部）

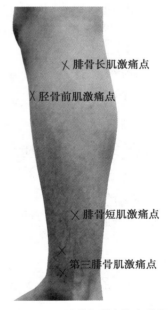

图 11-7　踝关节扭伤（伤在外踝）
常见的治疗点（小腿部）

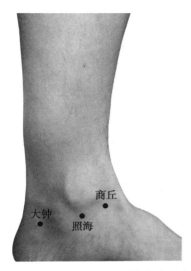

图 11-8 踝关节扭伤（伤在内踝）
常见的治疗点（踝部）

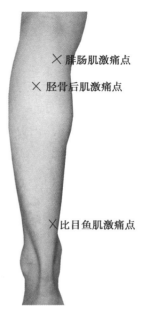

图 11-9 踝关节扭伤（伤在内踝）
常见的治疗点（小腿部）

5. 体侧线和螺旋线上的压痛点（骨性或肌性结节点）。

（二）操作方法

1. 切寻治疗点

伤在外踝：切寻患侧踝关节外侧的病损处，足少阳经、足太阳经及阳跷脉上的力敏化腧穴，足少阳经筋、足阳明经筋及足太阳经筋上的筋结点，胫骨前肌、腓骨长肌、腓骨短肌、第三腓骨肌等相关肌肉的激痛点，体侧线和螺旋线上的压痛点。

伤在内踝：切寻患侧踝关节内侧的病损处，足太阴经、足少阴经及阴跷脉上的力敏化腧穴，足太阴经筋和足少阴经筋上的筋结点，胫骨后肌、腓肠肌、比目鱼肌等相关肌肉的激痛点，体侧线和螺旋线上的压痛点。

2. 病损处/病灶点　取患侧踝关节外侧或内侧的病损处，常规消毒，取针两根，双针并刺，快速透皮，直达病损点；在锁定状态下，行提插、牵抖、摇摆等手法操作，松解局部软组织的痉挛或挛缩，然后拔针。

3. 力敏化腧穴、筋结点、激痛点等　取相应的力敏化腧穴、筋结点或激痛点,常规消毒,取针两根,双针并刺,快速透皮,直达治疗点;在锁定状态下,行提插、牵抖、震颤等手法操作,舒经通络、行气活血、消肿止痛、去力敏化或使激痛点灭活,然后拔针。避免伤及神经、血管。

(三)针刺原理剖析

踝关节扭伤多由于行走、跑跳时不慎失足踩空,使踝关节骤然内翻或外翻而产生踝关节扭伤,肌肉、韧带、关节囊等软组织损伤,局部充血、水肿、渗出等无菌性炎症反应,引起踝部肿胀、疼痛、皮下瘀斑、活动障碍等。中医学认为本病因外力损伤导致踝部气滞血瘀、经脉阻塞而发病。伤在外踝,其发病与足少阳经、足太阳经、阳跷脉等有关;伤在内踝,其发病与足太阴经、足少阴经、阴跷脉等有关。

并针疗法通过针刺踝关节内侧或外侧的病损处,松解局部软组织的痉挛或挛缩;针刺筋结点和力敏化腧穴,松筋解结、疏通经络、行气活血、消肿止痛以及去力敏化;针刺激痛点,使激痛点灭活,紧绷肌带松弛,局部张力降低,恢复踝关节的力学平衡,以缓解疼痛、消除肿胀和恢复踝关节活动功能。

七、预防调护

1. 伤后 48 小时以内应局部冰敷。
2. 急性损伤后使用弹力绷带固定,减轻水肿和疼痛。
3. 抬高患肢,高于心脏。
4. 损伤较重者使用石膏、支具等制动。
5. 忌手法按摩,特殊情况可使用轻手法理筋。
6. 避免踝关节过度活动。
7. 适当休息,注意劳逸结合。
8. 做好运动前的准备活动,适当使用护具。
9. 对反复踝关节扭伤者,建议穿高帮鞋,以保护踝关节。

八、典型病例

病例一

患者李某,男,28 岁,普通职员,2017 年 10 月 18 日初诊。

主诉：扭伤致左踝部肿痛、行走困难2周。

现病史：患者于2周前踢球不慎内翻扭伤，致左踝部肿胀、皮下瘀斑、疼痛、行走困难。遂到当地医院求诊，行左踝X线正侧位片检查，未见明显骨折、脱位。诊断为左踝关节扭伤，予以口服消炎镇痛药、外用药膏等处理，左踝部肿痛稍减轻。就诊时症见：左踝前外侧肿胀、瘀斑，疼痛，行走困难。

体查：左侧外踝前下方肿胀，青紫瘀斑，局部有明显压痛，无骨擦音及异常活动，做踝关节内翻动作时外踝前下方剧痛。

诊断：左侧踝关节扭伤（内翻）。

处理方法：取左侧踝关节外侧的病损处、丘墟、足临泣、阳辅次、解溪次以及腓骨短肌激痛点。采用并针疗法处理，经过第1次治疗后，左踝部疼痛减轻；以后每周2次，连续治疗2周后，左踝部疼痛消失，仍有轻微肿胀，行走自如。随访6个月，左踝无不适，活动正常。

病例二

患者刘某，女，31岁，职员，2018年4月23日初诊。

主诉：扭伤致右踝部肿痛、活动不利1周。

现病史：患者于1周前打羽毛球时不慎内翻扭伤致右侧踝关节疼痛、活动不利。遂到当地医院求诊，行右踝关节X线正侧位片检查未见骨折、脱位。诊断为右踝扭伤，予口服消炎镇痛药、中成药、外用药膏等处理，现右踝部疼痛稍减，瘀肿，活动受限。

体查：右侧踝关节无畸形，局部肿胀，皮下瘀斑，外踝前下方有压痛，踝关节各方向活动均受限，做踝关节内翻动作时外踝前下方剧痛。

诊断：右侧踝关节扭伤（内翻）。

处理方法：取右侧踝关节外侧的病损处、丘墟、申脉、悬钟、昆仑次、解溪次，以及腓骨短肌激痛点。采用并针疗法处理，经过第1次治疗后，右踝部疼痛减轻；以后每周2次，连续治疗2周后，右踝部肿痛基本消失，活动大致正常。随访4个月，右踝部无不适感，活动正常。

第四节　跟　痛　症

一、概述

　　跟痛症,又称跟骨骨刺、跟骨骨膜炎,是指跟骨跖面由于慢性劳损所引起的以疼痛和行走困难为主的病症,常伴有跟骨结节部前缘骨质增生。本病是临床上的常见病、多发病,属于中医"痹证""骨痹"范畴。好发于 40~60 岁的中老年人,男性多于女性,男女之比约为 2∶1,中老年肥胖者多见。

二、解剖结构

　　跟骨是足部最大的骨骼,呈不规则长方形,分前、中、后三部分。前部窄小,后部宽大,向下移行于跟骨结节,内侧突较大,是人体负重的主要部分。足弓是由足部的跗骨、跖骨以及足底的肌腱、韧带共同组成的凸向上方的弓形结构,包括内侧纵弓、外侧纵弓和横弓。足弓具有弹性作用,可以缓冲行走、跳跃时对身体和脑所产生的震荡,同时还可保护足底的血管和神经。内侧纵弓由跟骨、距骨、足舟骨、3 块楔骨和第 1~3 跖骨构成,弓曲度大,弹性好,具有缓冲震荡和保护足底神经、血管的作用,又称弹性足弓。外侧纵弓由跟骨、骰骨及第 4、5 跖骨组成,弓曲度小,弹性差,参与维持身体直立姿势,又称支持足弓。横弓由骰骨、3 块楔骨及第 1~5 跖骨基底部构成。跟骨体的后面呈卵圆形隆起,分上、中、下三部分,上部光滑,中部为跟腱起止点,跟腱止点上方的前、后方均有滑囊存在,下部移行于跟骨结节,踇展肌、趾短屈肌及跟腱膜附着于此。

　　足跟部皮肤是人体皮肤中最厚的部位,皮下组织由弹力纤维和致密发达的脂肪构成,又称脂肪垫、跟垫。跖筋膜呈三角形,后端狭窄,厚度约 2mm,起于跟骨结节内侧突前方,深面与趾短屈肌紧密结合,向前逐渐增宽、变薄,于跖骨头处分成五束,分别伸向 1~5 趾,止于足底前端皮肤和移行于各趾腱鞘。胫神经伴胫后动脉下降,绕过内踝后方,分为足底外侧神经和足底内侧神经；足底内侧神经的肌支支配蹞屈肌、蹞短展肌、趾短屈肌及第1、2蚓状肌，皮支支配足底内侧半和蹞趾至第4趾的相对缘及第4趾内侧面的皮肤；足底外侧神经的肌支支配足底方肌、小趾展肌、小趾短屈肌、全部骨间肌，以及第3、4蚓状肌和蹞收肌，皮支支配足底外侧半和小趾及第4趾外侧面的皮肤。

三、病因病理

跟痛症是多种慢性疾患所引起的足跟部疼痛，与劳损、退变等因素有着密切的关系。常见的病因有跖筋膜炎、跟骨滑囊炎、足跟脂肪垫病变、跟骨骨刺、跟骨高压症、跟骨骨骺炎、跟腱炎等。

（一）跖筋膜炎

一般认为足部的生物力学机制异常是引起跖腱膜炎的根本原因。跖腱膜是维持足纵弓的纤维结构，起于跟骨结节，止于跖骨。长期站立、长途跋涉、肥胖等因素使足底部的肌肉、筋膜受到持续牵拉，影响局部软组织的力学平衡，局部组织充血、水肿、渗出等无菌性炎症反应，跖筋膜退变，日久形成粘连、瘢痕、挛缩、硬化、钙化、骨化等，甚至骨刺形成，引起跟骨跖面疼痛。

跑步、跳跃、高处坠落等因素造成跖筋膜及足底肌的撕裂伤，肌肉痉挛，局部充血、水肿、渗出等无菌性炎症反应，机体启动自我修复机制，形成粘连、瘢痕、挛缩等，压迫和刺激周围神经末梢，产生跟骨跖面疼痛、胀裂感等。

（二）跟骨滑囊炎

足跟部有三个滑囊，位于皮肤与跟腱之间的滑囊为跟腱后滑囊，位于跟腱与跟骨后上角之间的滑囊为跟骨后滑囊，位于跟骨结节下方的滑囊为跟下滑囊。跟骨滑囊炎主要是由于长期持续反复的摩擦和挤压所致，特别是女性经常穿高跟鞋、鞋后帮过硬过紧、活动量过大，使鞋后帮与跟骨结节之间的反复挤压、摩擦，导致跟骨结节处滑囊发生慢性无菌性炎症，滑膜增生、囊壁增厚等，继之产生足跟部肿胀及疼痛。

（三）足跟脂肪垫病变

本病好发于50岁以上。足跟部皮肤厚，皮下组织由与皮肤垂直的纤维将皮肤与跟骨表面相连,形成足跟脂肪纤维垫,富含脂肪。随着年龄的增长,足跟脂肪垫的水分、胶原及弹性逐渐丢失,引起不同程度的退变或萎缩。久站、久行、跟部外伤等因素导致足跟脂肪垫的损伤,局部组织充血、水肿、渗出等无菌性炎症反应,日久形成粘连、瘢痕、纤维化、肥厚等,引起跟骨跖面疼痛。病程较长者,皮肤变软,感觉过敏,足跟脂肪垫萎缩、变薄。

（四）跟骨骨刺

跟骨后端向下突出为跟骨结节,站立时跟骨结节和第1、5跖骨头三点着地,承受全身的重量。跟骨骨刺是跟骨结节处向前延伸的骨赘,其尖端埋于跖筋膜及趾短屈肌腱起点内。跟骨骨刺的形成与慢性劳损引起跟骨周围软组织变性、足部生物力学机制异常等因素有关。长途跋涉、跑步等因素使跖筋膜及趾短屈肌附着处受到持续反复牵拉,引起局部轻微撕裂伤,局部组织充血、水肿、渗出等无菌性炎症反应,导致足部生物力学机制异常,机体启动自我修复和代偿机制,产生粘连、瘢痕、挛缩、硬化、钙化、骨化,最终形成骨刺。大多数的跟骨骨刺属于生理性退变,不产生疼痛,无任何不适症状;只有少数的跟骨骨刺,压迫周围软组织出现不同程度的炎症反应,刺激周围神经末梢而引起跟骨跖面疼痛,与骨刺的大小、方向有关。

（五）跟骨高压症

跟骨主要由海绵样骨松质构成,髓腔内静脉窦很大,而且跟骨位于身体的最低部位,受重力的影响,动脉血容易注入,静脉血回流困难。在正常情况下跟骨内注入的动脉血与回流的静脉血量是平衡的。长期的站立位工作、外伤骨折、老年骨质疏松所引起的跟骨内微小骨折等因素造成跟骨内血流动力学改变,回流障碍,血液瘀滞、骨内压升高,刺激痛觉神经纤维而引起跟痛症。

（六）跟骨骨骺炎

本病又称跟骨骨骺缺血性坏死,是青少年、儿童跟痛症的主要病因,主要与外伤后局部缺血、继发骨骺坏死有关。物理、化学因素亦可诱发本病的发生。

（七）跟腱炎

跟腱是由连接小腿后方肌群与跟骨的带状肌腱纤维组成。张力通过肌肉收缩传递到跟腱,跟腱的横断面较肌肉组织小得多,故跟腱组织承受的单位张力远高于肌肉。爬山、跑步等运动过程中,小腿腓肠肌和跟腱承受了反复过度的牵张力,导致跟腱炎;或突然增加运动的强度和频率,造成局部组织的细微挫伤或撕裂、局部充血、水肿、渗出等无菌性炎症反应,导致跟腱炎。

四、临床表现

（一）症状

慢性发病,多为一侧发病,可有数月或数年的病史。足跟部疼痛,行走加重。早晨睡起后站立时疼痛明显,行走片刻后疼痛减轻,久行或久站后疼痛又出现加重。严重者足跟部肿胀,不敢下地行走,有时疼痛牵扯到小腿后侧。

（二）专科检查

跟骨的跖面和侧面有压痛,一般局部肿胀不明显。跟骨骨刺较大时,可触及骨性隆起。

（三）影像学检查

跟骨 X 线（侧轴位片）检查显示跟骨结节前缘可有骨刺,尖部向前与跖腱膜方向一致。

五、诊断要点

1. 好发于中老年。

2. 跟骨的跖面疼痛。

3. 跟骨的跖面和侧面有压痛,跟骨骨刺较大时,可触及骨性隆起。

4. 跟骨 X 线（侧轴位片）检查显示跟骨结节前缘可有骨刺。

六、治疗方法（图 11-10~ 图 11-11）

（一）常见治疗点

1. 足太阳经、足太阴经及足少阴经上的力敏化腧穴。常见的治疗点：承山、昆仑、太溪、公孙。

2. 足太阳经筋上的筋结点。常见的治疗点：昆仑次、女膝次。

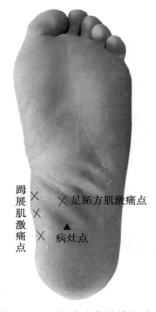

图 11-10　跟痛症常见的治疗点
（足底部）

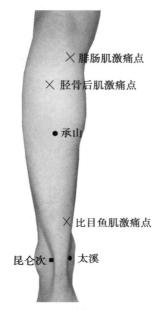

图 11-11　跟痛症常见的治疗点
（小腿后侧）

3. 跖方肌、踇展肌、腓肠肌、比目鱼肌、胫骨后肌等相关肌肉的激痛点。

4. 跟骨结节处。

5. 后表线上的压痛点（骨性或肌性结节点）。

（二）操作方法

1. **切寻治疗点**　切寻患足跟骨结节处的压痛点，足太阳经、足太阴经及足少阴经上的力敏化腧穴，足太阳经筋上的筋结点，跖方肌、踇展肌、腓肠肌、比目鱼肌、胫骨后肌等相关肌肉的激痛点，后表线上的压痛点。

2. **病损处／病灶点**　取患足跟骨结节处的压痛点，常规消毒，取针两根，双针并刺，快速透皮，直达骨面，退出稍许；在锁定状态下，行牵抖、提插、摇摆等手法操作，松解局部软组织的粘连或瘢痕，然后拔针。

3. **力敏化腧穴、筋结点、激痛点等**　取相应的力敏化腧穴、筋结点或激痛点，常规消毒，取针两根，双针并刺，快速透皮，直达治疗点；在锁定状态下,行提插、牵抖、摇摆等手法操作,舒经通络、松筋解结、行气止痛、活血化瘀,去力敏化或使激痛点灭活,然后拔针。

（三）针刺原理剖析

跟痛症是由于跖筋膜炎、跟骨滑囊炎、足跟脂肪垫病变、跟骨骨刺、跟骨高压症、跟骨骨骺炎、跟腱炎等因素所致。中医学认为本病因劳损、外伤等因素导致足跟部经络痹阻、气滞血瘀而发病,与足太阳经、足太阴经、足少阴经等有关。

并针疗法通过针刺跟骨结节处的压痛点,松解局部软组织的粘连或瘢痕;针刺筋结点和力敏化腧穴,疏通经络、松筋解结、行气活血、化瘀止痛以及去力敏化;针刺激痛点,使激痛点灭活,紧绷肌带松弛,局部张力降低,恢复足跟部软组织的力学平衡,改善局部血液循环,加快新陈代谢,促进炎症因子吸收,以消炎、消肿、止痛。

七、预防调护

1. 急性发作期宜休息,减少行走。
2. 避免跑步、跳高、跳远等剧烈运动。
3. 选择合适的鞋子,如运动鞋、软底鞋。
4. 垫充气垫,以减轻压力。
5. 温水泡脚或热敷足跟部。
6. 经常足底按摩。
7. 避风寒,足跟部保暖。

八、典型病例

病例一

患者李某,男,48 岁,企业管理人员,2017 年 8 月 9 日初诊。

主诉:左足跟部疼痛 8 个月,加重 1 周。

现病史:患者于 8 个月前开始感觉左足跟部胀痛不适,睡起后站立时疼痛明显,行走几分钟后疼痛稍减轻,行走过久又出现疼痛加重。遂到当地医院求诊,行跟骨 X 线侧轴位片检查,显示跟骨结节前方有鸟嘴样骨刺。诊断为跟痛症,予以局部封闭、口服消炎止痛药等处理,症状得以缓解。1 周前跑步后突感左跟部剧烈疼痛,行走困难,自行外用药膏后,症状未见明显减轻。就诊时症见:左足跟部剧痛,不敢下地行走。

查体:左跟骨结节下方有明显压痛,皮肤温度正常,踝关节活动正常。

诊断:左侧跟痛症。

处理方法:取跟骨结节下方的压痛点、复溜、太白次以及比目鱼肌激痛点。采用并针疗法处理,经过第 1 次治疗后,左侧跟痛减轻;以后每周 2 次,连续治疗 2 周后,左跟部疼痛消失,行走正常。随访 6 个月,未见复发。

病例二

患者杨某,男,46 岁,工人,2017 年 8 月 5 日初诊。

主诉:右足跟部疼痛半年,加重 2 周。

现病史:患者于半年前开始出现右足跟部疼痛,不能长时间行走。在当地医院诊断为跟痛症,予以局部封闭、外用药膏、红外线等处理,疼痛得以缓解。2 周前感觉右足跟部疼痛,行走困难。再次在当地医院求诊,行右跟骨 X 线侧轴位片检查,显示右侧跟骨骨刺,予以局部封闭、口服消炎镇痛药、外用药膏等处理,此次疗效不佳。就诊时症见:右足跟部疼痛,行走困难。

查体:右侧跟骨结节处有明显压痛,踝关节活动正常。

诊断:右跟痛症。

处理方法:取右侧跟骨结节处的压痛点、复溜以及足底方肌激痛点,采用并针疗法处理,经过第 1 次治疗后,右跟部疼痛减轻;以后每周 2 次,连续治疗 2 周后,右跟痛消失,下地行走自如。随访 6 个月,未见复发。

主要参考文献

1. 谢国平.并针疗法治疗早中期膝骨关节炎疗效观察［J］.山西中医，2019，9（35）：36-37.

2. 陈日新,康明非.腧穴热敏化:艾灸新疗法［M］.北京:人民卫生出版社,2006.

3. David G. Simons，Janet G. Travell，Lois S. Simons.肌筋膜疼痛与功能障碍——激痛点手册［M］.2版.赵冲,田阳春,译.北京:人民军医出版社,2015.

4. Thomas W.Myers.解剖列车——徒手与动作治疗的肌筋膜经线［M］.关玲,周维全,瓮长水,主译.北京:北京科学技术出版社,2016.

5. 胡兴立.双针速效疗法［M］.北京:学苑出版社,1998.

6. 王茵萍.针灸新疗法——靶向针灸治疗［M］.北京:人民卫生出版社,2014.

7. 田纪钧.刃针疗法［M］.北京:人民卫生出版社,2014.

8. 关玲.结构针灸研究丛书:结构针灸刺法经验［M］.北京:人民卫生出版社,2017.

9. 陈幸生.中国芒针疗法［M］.合肥:安徽科学技术出版社,2017.

10. 孙彦奇.异形针刀疗法［M］.北京:人民卫生出版社,2016.

11. 刘农虞,刘恒志.筋针疗法［M］.北京:人民卫生出版社,2016.

12. 朱汉章.针刀医学［M］.北京:中国中医药出版社,2004.

13. 王启才.新针灸学［M］.北京:中医古籍出版社,2008.

14. 韦贵康,王守东,张俐.脊柱相关疾病学［M］.北京:人民卫生出版社,2012.

15. 李义凯,叶淦湖.中国脊柱推拿手法全书［M］.北京:军事医学科学出版社,2005.

    16. 朱兵.系统针灸学——复兴体表医学[M].北京:人民卫生出版社,2015.

    17. 宣蛰人.宣蛰人软组织外科学[M].上海:文汇出版社,2009.

    18. 符仲华.浮针疗法治疗疼痛手册[M].北京:人民卫生出版社,2011.

    19. 刘献祥,尉禹,王志彬,等.骨伤科生物力学[M].北京:北京科学技术出版社,2010.

    20. 胥少汀,葛宝丰,徐印坎.实用骨科学[M].3版.北京:人民军医出版社,2005.